TRAITEMENT DES FRACTURES

PAR

LE MASSAGE

ET LA

MOBILISATION

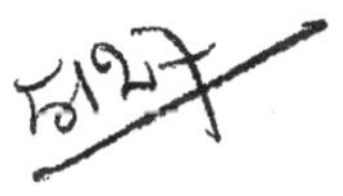

27053. — Imprimerie Lahure, 9, rue de Fleurus, à Paris.

TRAITEMENT DES FRACTURES

PAR

LE MASSAGE

ET LA

MOBILISATION

PAR

Le Dr JUST LUCAS-CHAMPIONNIÈRE,

Chirurgien de l'Hôpital Beaujon,
Membre de l'Académie de Médecine,
Président de la Société de Chirurgie.

AVEC 66 GRAVURES DANS LE TEXTE

Le mouvement c'est la vie.

PARIS

RUEFF ET Cⁱᵉ, ÉDITEURS

106, BOULEVARD SAINT-GERMAIN, 106

1895

Tous droits réservés.

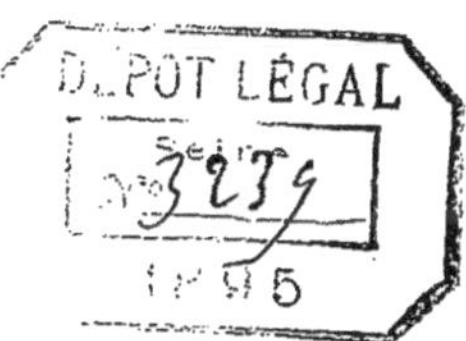

INTRODUCTION

La thérapeutique des fractures, dans la chirurgie moderne, est à peu près exclusivement constituée par les soins de l'immobilisation. La restitution de la forme accomplie et l'immobilisation assurée, le chirurgien attend des efforts de la nature la réparation des membres. Il ne songera à un rôle actif que le jour où la solidité du membre sera obtenue. Même alors il s'occupe, sans grand intérêt, de ce que l'on est convenu d'appeler les suites nécessaires de la fracture.

On peut ajouter qu'au temps présent, où la chirurgie opératoire a subi de si prodigieuses transformations, l'intervention quotidienne du chirurgien dans la thérapeutique ordinaire des fractures s'est effacée de plus en plus.

J'estime qu'il y a lieu de réagir contre cet état de choses, et depuis bien des années j'ai patiemment travaillé à la réforme de cette thérapeutique du rien faire.

L'ouvrage que je présente aujourd'hui au public médical doit paraître à beaucoup de gens une œuvre paradoxale et révolutionnaire. Les principes que j'y expose et les pratiques que je conseille sont contraires, presque partout, aux idées très généralement acceptées et aux enseignements de la chirurgie régulière.

Mes conclusions sont tellement contraires à toutes les idées reçues, qu'il m'a fallu un grand courage et une longue expérience pour mener à bien cette œuvre nouvelle. J'y ai procédé très lentement, très progressivement, ne publiant chacune de mes observations qu'après lui avoir donné la sanction d'une longue expérience publique. J'avais raison de procéder ainsi, parce que je rencontrais une opposition violente fondée sur les principes antiques de la chirurgie et sur les données du raisonnement en apparence le plus irréprochable.

Mais j'avais pour moi l'observation soigneusement répétée. J'abordais la discussion avec de nombreuses et incontestables observations ; et, fort de ces observations, je ne me laissais point décourager par les efforts de mes adversaires. Ceux qui ont suivi la Société de chirurgie depuis dix ans peuvent se souvenir d'un discours professoral de Trélat, exposant avec autorité les grands principes du traitement des fractures auxquels personne n'est en droit de toucher. Il me tançait vertement d'entrer dans une voie nouvelle. Je pus lui répondre qu'étant en possession de nombreuses observations sur les fractures les plus diverses, je ne pouvais réellement accepter ses critiques que le jour où il apporterait des observations contradictoires méthodiquement suivies, et non des développements fondés simplement sur des doctrines vénérables, mais qui pouvaient être sujettes à revision, et même être absolument erronées comme tant de doctrines enseignées par une tradition régulière mais non scientifique, au sens propre du mot.

J'ai eu gain de cause, car si la pratique habituelle de la chirurgie est encore bien loin de celle que je crois utile, indispensable même, pour le bien des blessés, le principe du massage pour certaines fractures est accepté par la chirurgie régulière. On a même modifié, dans une certaine mesure, l'immobilisation à outrance qui était professée et pratiquée un peu partout, il y a peu d'années encore.

Cela ne s'est pas produit sans luttes pendant lesquelles je me suis trouvé en face des dénégations de toutes sortes, des reproches les plus variés. Mais la période est venue où ma pratique et mes preuves ont été admises, et, suivant l'heureuse expression de Chassaignac, le progrès étant accepté, les tentatives de rapt scientifique n'ont pas manqué d'être faites à mes dépens pour confirmer la valeur de mon œuvre et pour affirmer mon succès.

Toutefois les auteurs de ces rapts n'ont pas tous procédé dans le même but. Les uns ont travaillé pour eux-mêmes, les autres ont travaillé pour la chirurgie allemande. Je dois dire que ce n'est pas un auteur allemand qui a fait cette tentative pour montrer la chirurgie allemande en possession ancienne du massage des fractures. Ces affirmations se trouvent bien dans un auteur français, auquel je saurais gré de ses découvertes s'il y avait un seul mot de vrai dans ses allégations.

En ce qui concerne les chirurgiens allemands, il sera bien facile de s'assurer qu'il n'y a rien de vrai, rien de possible. Les chirurgiens allemands ont, avec raison, adopté de bonne heure la pratique des masseurs suédois, qui ne connaissaient en rien le massage des fractures. Pas plus en Allemagne qu'en Suède on ne trouvera, dans la littérature, trace de publication sur ce sujet avant mes propres communications.

Même aujourd'hui, les Allemands qui font actuellement cette campagne si intéressante en faveur des appareils pour permettre la marche aux gens atteints de fracture des membres inférieurs, ne paraissent se soucier que fort peu du massage qui, pour ceux qui savent l'appliquer, donne pourtant des résultats bien autrement rapides et bien autrement sûrs que ces appareils, dans bien des cas.

Dans une des publications les plus récentes et les plus intéressantes sur le massage, résumant toutes les indications et due au Docteur Albert Hoffa de Würzburg (*Technic. der Massage*, 1893), il n'y a rien sur la technique du massage dans les fractures, alors que la technique est bien enseignée pour toutes les autres formes du massage. Ce qui a trait aux fractures est insignifiant et n'a aucune portée en ce qui concerne le traitement des fractures récentes tel que je l'ai pratiqué et conseillé. Cependant, il y a de très claires allusions au massage pour fractures de rotule, le seul pratiqué avant moi.

Or ce petit ouvrage est avant tout un bon résumé de la pratique courante ; et si le massage des fractures était connu et habituel en Allemagne, il y aurait certainement trouvé sa place.

En ce qui concerne les prétentions personnelles d'autres auteurs opérant pour leur compte, il me suffira de faire remarquer qu'il faut croire le public médical singulièrement naïf pour supposer qu'il va accepter qu'un élève quelconque qui n'a jamais été préparé à une œuvre aussi difficile, qui n'a aucune étude ni aucune pratique chirurgicale dans son passé, va trouver du jour au lendemain une chose aussi considérable, *dans son imagi-*

nation, et cela *juste au moment où un chirurgien*, qui travaille la question *depuis plus de vingt ans, en enseigne publiquement* les principes à tout venant après avoir fait, depuis des années, *participer* le public médical aux recherches qu'il poursuivait régulièrement *dans un service ouvert à tous*. Ajoutez que, même à l'heure actuelle, lesdits auteurs ont si peu étudié le massage et la mobilisation des fractures qu'ils ont été hors d'état de l'exposer dans leurs publications, d'ailleurs intéressantes à d'autres points de vue. Je mettrais au défi de pouvoir tirer un parti quelconque du peu qu'ils ont dit du massage des fractures.

Le jugement s'impose aux esprits les moins prévenus. Aussi j'ai pensé qu'il ne valait pas la peine d'élever une discussion quelconque sur ce sujet, mais qu'il ne serait pas inutile de rapporter brièvement les faits qui marquent la genèse de la méthode, et les phases très régulières par lesquelles j'ai dû passer avec les années pour arriver progressivement à démontrer les principes et à instituer une méthode *absolument nouvelle* et *absolument contraire* à *toutes les doctrines* et à *toutes les pratiques* reçues depuis la plus lointaine invention de la chirurgie. Avant même d'exposer ce court historique, je ferai remarquer que l'état actuel de la science chirurgicale qui s'est si rapidement métamorphosée, le progrès moderne qui a emporté tous les principes existants, dans une révolution scientifique inattendue, autorise toutes les hardiesses.

Je montrerai même au cours de cette étude que, jusqu'à un certain point, l'influence du mouvement sur la formation du cal peut être démontrée par les faits qui se rattachent aux progrès de la Chirurgie moderne, de la Chirurgie Antiseptique. Cette relation a été bien faite pour m'encourager à poursuivre mes grandes réformes thérapeutiques.

J'ai été un des premiers à montrer que dans le traitement des fractures compliquées, l'application de la méthode antiseptique primant tout, on était amené à faire subir lors des pansements, au foyer de fracture, des déplacements qui ne nuisaient pas à la réparation, une *petite somme de mouvement* profitant à la *formation du cal* plutôt que de lui nuire.

Dès le début de mes études, il y a de longues années, je me suis occupé de massage. C'est à l'année 1862 que remonte le premier massage que j'aie eu l'occasion de faire dans l'entorse, sous la direction d'un camarade d'études. Cette pratique m'avait si vivement intéressé que pendant mon internat de 1866 à 1869, je n'ai jamais manqué une occasion de l'appliquer, ce qui était facile, la plupart de nos collègues ne connaissant pas cette pratique ou ne s'en souciant guère.

L'influence du mouvement sur la formation du cal m'avait déjà préoccupé, lorsqu'en 1867 j'eus l'occasion d'observer un cas de fracture du radius méconnu chez une femme de soixante-seize ans, guérie dans d'excellentes conditions, la patiente ayant continué à se servir de son membre depuis l'accident. Cette observation me frappa beaucoup, et j'en ai plus tard donné les détails dans une discussion à la Société de chirurgie sur le traitement des fractures du radius. Dès cette époque, je me préoccupai de mobiliser, dans la mesure du possible, les membres chez les sujets atteints de fractures du radius qui venaient à mon observation. J'y employai d'abord divers artifices. Puis, carrément, je proposai de traiter sans immobilisation aucune les cas dans lesquels je ne trouvais que de médiocres déformations.

Je ferai remarquer que je n'ai pas la prétention d'avoir inventé ce traitement de la fracture du radius sans appareil, car s'il n'était guère admis, il avait été proposé à plusieurs reprises. Malgré l'autorité des chirurgiens qui l'avaient recommandé, il n'avait guère été adopté, probablement parce que le sujet avait été insuffisamment étudié avec une démonstration imparfaitement faite.

Vers la même époque, 1868, j'étudiais pour la première

fois à Glascow les applications premières de la chirurgie antiseptique aux fractures compliquées.

Depuis l'année 1874, époque à laquelle je suis devenu chirurgien des hôpitaux, j'ai constamment poursuivi l'étude du mouvement nécessaire dans les fractures articulaires. Je n'ai jamais laissé passer une discussion à la Société de chirurgie, où il fût question de quelque sujet approchant, sans y prendre part. Il serait fastidieux de tout relever dans ces nombreuses discussions, qui me valurent d'être classé par M. Verneuil parmi les ankylophobes incurables. Mais je dois citer entre autres deux très longues communications, l'une du 12 novembre 1879, sur l'immobilisation et la mobilisation des articulations malades, dans laquelle je cite un homme que j'ai soigné à l'hôpital de Lariboisière en 1877, et dont j'ai mobilisé le coude avec succès pour une fracture compliquée de plaie, de l'extrémité inférieure de l'humérus. Je cite également une série d'opérations articulaires suivies de mobilisation immédiate, et je pose en principe la mobilisation pour toutes les fractures articulaires.

Dans une communication sur les fractures articulaires, le 14 et le 24 avril 1880 je signale deux cas de fracture du radius traités sans appareil et sans immobilisation. Les suites furent sans raideur. J'indique les conditions dans lesquelles il ne faut pas immobiliser.

Je fus à cette occasion soutenu par le professeur Guyon, qui rappela que Velpeau enseignait que certaines fractures n'avaient pas besoin d'immobilisation. M. Guyon invoquait des résultats de sa pratique. Nos communications trouvèrent peu d'écho à la Société de chirurgie, où les doctrines de l'immobilisation ont toujours trouvé de fidèles partisans.

Dans la deuxième édition de mon livre sur la chirurgie antiseptique qui parut à la fin de l'année 1879, je consacre un long chapitre au traitement des fractures compliquées de plaie, avec citation d'un bon nombre de cas personnels, et je dis expressément dans ce chapitre :

« Le pansement est évidemment favorable à la réparation de l'os, comme à la réparation des parties molles, car on voit que la *nécessité de l'immobilisation* n'est que *relative*. Évidemment il n'est pas bon que les fragments osseux soient agités de *grands mouvements*. Mais tandis que les auteurs attachent une importance capitale à l'immobilisation d'une fracture compliquée, nous trouvons ici qu'avec *de petits mouvements*, avec un appareil médiocrement immobilisant, la consolidation se fait bien et aucune complication inflammatoire n'en résulte. Ce fait a une valeur réelle pour le traitement de certaines fractures. Même j'ai pris l'habitude, dans les fractures articulaires ou voisines des articulations, de *ne pas immobiliser absolument*, de façon à tâcher de conserver les mouvements articulaires. »

Ces citations, qu'il me serait facile de multiplier, suffisent à montrer l'esprit par lequel était dirigée ma pratique chirurgicale relative aux fractures, lorsque je pris en 1881 le service de l'hôpital Tenon.

A ce moment la chirurgie opératoire dans cet hôpital n'avait pas une grande activité, et j'eus tout le loisir de travailler les questions relatives aux fractures qui y étaient nombreuses, et de m'occuper personnellement avec beaucoup d'exactitude de ce traitement.

Comme je l'ai dit plus loin, les fractures du radius que je mobilisais avec soin depuis longtemps furent les premières sur lesquelles je fis des essais de massage. Pour les fractures du péroné, je fis de premiers essais en 1882, à la suite d'un voyage pendant lequel j'avais eu l'occasion (janvier 1882) de masser moi-même pour une entorse grave de l'articulation tibio-tarsienne la femme d'un confrère. J'avais soupçonné là qu'avec l'entorse manifeste il y avait fracture du péroné sans en être bien assuré. Le très rapide succès et la solidité parfaite du membre m'avaient encouragé aux essais que je fis progressivement en rentrant à Paris, en cherchant les cas analogues.

Cette année-là, en faisant ces essais, j'ai répété à mes élèves et aux assistants de mes leçons un grand nombre de fois le récit de cette observation pour justifier les tentatives que je faisais et pour leur transmettre un peu des convictions qui m'animaient.

Je note en passant qu'il faudrait avoir le désir de faire montre de son ignorance et de son peu de souci du soin des malades pour prétendre que d'emblée on a fait le massage pour une fracture, sans passer par les phases auxquelles je fais allusion. Les préoccupations qui m'ont assailli au cours de ces essais très progressifs sont, je l'estime, seules dignes d'un chirurgien.

Ainsi donc, dans les années 1881, 1882 et 1883 j'ai fait tous ces essais, et j'ai indiqué 1884 comme l'année où j'ai donné à ma méthode sa forme définitive, parce qu'à partir de l'année 1884 j'avais institué le traitement d'une façon absolument régulière. Lorsque j'ai fait ma première communication à la Société de chirurgie, je n'ai voulu indiquer comme observations valables que celles qui avaient été prises depuis cette époque. Mais ces essais qui intéressaient et étonnaient beaucoup les nombreux étrangers venus pour visiter mon service, à la recherche de la véritable doctrine antiseptique, y étaient antérieurement si bien poursuivis et si bien suivis de tous les élèves, que je puis citer, comme un des premiers qui firent le massage dans les fractures des deux os de la jambe, mon ancien élève le Dr Franc, qui fut mon externe en l'année 1883, auquel, à cette époque, j'avais inculqué les principes du massage des fractures.

En 1884, 1885 et 1886 je montrais à tout venant les résultats que j'obtenais de cette méthode bien formulée, et de nombreux confrères ont pu emporter ces principes et cette pratique de mon service. Je n'avais pas encore fait à la Société de chirurgie de grande communication, quoique j'en eusse parlé à tous mes contemporains, parce que j'avais la coquetterie de ne vouloir présenter officiellement ma méthode que lorsque, l'ayant appliquée à toutes les principales fractures, je lui aurais donné une généralisation qui affirmerait la révolution que je voulais opérer dans le traitement des fractures en général. Je ne voulais pas me contenter du radius et du péroné. Je fus averti par mes internes qu'un de ces rapts scientifiques auxquels je faisais allusion plus haut se préparait et tendait à s'affirmer ; et ce fut pour ne pas être dépouillé que je publiai, que je réunis en peu de jours quelques-unes de mes principales observations complètes, relatives à la fracture du péroné et à la fracture du radius, de façon à prendre date à la Société de chirurgie (juin 1886) et à empêcher cette ridicule manifestation.

Il résulte de ce fait que ma communication première ne

contenait que les observations de fracture du péroné et du radius, tandis qu'au cours de la discussion qui suivit et recommença à plusieurs reprises, j'eus l'occasion de citer mes observations faites sur d'autres fractures, et pus montrer alors qu'il ne s'agissait pas d'une intervention accidentelle ou hasardée, mais d'une méthode qui devait révolutionner les grands principes de la chirurgie, au nom desquels, dans un long discours auquel j'ai fait allusion, M. Trélat avait protesté, croyant qu'il ne s'agissait pour nous que d'un début dans une méthode conçue théoriquement et dont il pourrait empêcher le développement. Je pus affirmer alors qu'il s'agissait *d'une méthode* qui avait déjà l'*épreuve du temps et de l'expérience*, et que pour discuter, il fallait m'opposer non des principes, mais des faits. Au cours de cette discussion même, de mes collègues qui avaient été séduits par la pratique nouvelle que je leur avais fait connaître, apportèrent des faits de l'expérience récente à laquelle ils s'étaient déjà livrés.

L'opposition fut d'abord assez vive à la Société de chirurgie; puis, un certain nombre de concessions me furent faites, surtout en ce qui concerne les fractures du péroné et les fractures du radius. Mais cependant, même à l'heure actuelle, beaucoup de nos collègues ont repoussé ou ignorent encore l'intervention dans de nombreuses formes de fractures.

J'ai obtenu plus de crédit parmi mes élèves, et parmi les médecins français et étrangers qui fréquentaient mon service, et j'ai trouvé ainsi de très nombreux imitateurs qui se sont habituellement fait un devoir de faire connaître mes travaux et mes conseils.

Je suis très heureux de rappeler que parmi les premiers médecins qui m'envoyèrent des observations confirmatives des miennes, se trouvaient deux confrères roumains, MM. Clemente et Leonte, qui dès la première heure ont ainsi participé au progrès et donné une nouvelle preuve de l'ardeur que l'on met en leur pays pour tout ce qui est découverte nouvelle.

Mes élèves et mes amis ont publié d'intéressantes observations pour leur propre compte, soit dans la presse, soit dans les sociétés, et moi-même je n'ai cessé de poursuivre la campagne par des leçons pratiques de tous les jours, par des leçons didactiques sur la matière, et par les publications diverses dont j'indique ici les principales.

Discussion sur l'immobilisation et la mobilisation des articulations malades. (Société de chirurgie, 12 novembre 1879.)

Sur les fractures articulaires. (Société de chirurgie, 14 et 21 avril 1880.)

Traitement des fractures du radius et du péroné par le massage. Traitement des fractures para-articulaires simples et compli-

quées de plaie sans immobilisation. Mobilisation et massage. (*Société de chirurgie*, 30 juin, 21 juillet et 4 août 1886.)

Mon premier mémoire contient quatorze observations et les considérations relatives au massage des fractures en général.

Traitement de certaines fractures par le massage. (*Journal de médecine et de chirurgie pratiques*, septembre 1886.)

Massage dans les fractures, deux observations : 1° Observation de fracture du radius droit; 2° du péroné gauche. (*Journal de médecine et de chirurgie pratiques*, février 1887.)

Rapport sur le traitement des fractures par le massage à propos d'une observation de M. Ovion (de Boulogne), intitulée : Fracture de la malléole interne; diastasis péronéo-tibiale; luxation de l'astragale par renversement; réduction; massage; et d'une observation du Docteur Franc (de Sarlat), intitulée : Fracture du tibia au tiers inférieur; massage; marche facile le vingt-cinquième jour. (*Société de chirurgie*, 1ᵉʳ juin 1887.)

Très long rapport où j'établis la valeur du massage dans les fractures de jambe et cite les observations recueillies par mes élèves. Je démontre que les prétendus grands principes de traitement des fractures doivent être modifiés.

Le massage et la mobilisation dans le traitement des fractures. Théorie et pratique, indications, applications à la plupart des fractures. (Extrait du *Journal de médecine et de chirurgie pratiques*, décembre 1889.)

C'est là un traité restreint, mais complet, du massage dans les fractures.

Après avoir fait mes premières publications, après avoir présenté les faits qui m'appartenaient, j'ai voulu savoir dans quelle mesure j'avais pu être précédé dans l'invention de cette méthode nouvelle, puisqu'il n'est rien de nouveau sous le soleil, même en chirurgie. J'ai pu me convaincre alors que la méthode était beaucoup plus nouvelle que ne sont la plupart des découvertes. Le paradoxe de la mobilisation des foyers de fracture n'avait guère tenté d'observateurs; et la confiance des spécialistes dans le massage n'avait pas dépassé le traitement des lésions des parties molles. Les lésions des os et des cartilages paraissaient à tout le monde, même aux plus fanatiques, devoir rester en dehors de leur action.

Sans doute les masseurs avaient massé des sujets atteints de fractures anciennes et ayant conservé de l'enraidissement. Sans doute des rebouteurs massant des régions siège de traumatismes avaient, sans le vouloir, massé après certaines formes de fractures par simple ignorance. Mais, s'ils avaient compris ce qu'ils avaient fait, ils n'auraient pas osé s'en vanter, et personne n'avait conçu la réparation des os au milieu des mouvements intentionnellement provoqués.

Les seuls documents qui montrent que l'on a pu concevoir cette pensée du massage possible dans les fractures récentes, je les ai trouvés dans un mémoire peu connu de M. Bourguet d'Aix, publié en 1873 dans le bulletin de thérapeutique, et que je n'avais jamais lu, où il conseille de faire exécuter des mouvements aux doigts, malgré le placement d'un appareil de fracture du radius, et de faire des tractions sur la main. Il pense même qu'on pourrait masser un peu le membre.

Dans son excellent traité du massage (1884), Norstrom émet cette pensée que certaines fractures pourraient supporter le massage, et puis c'est tout. Rien ne peut faire penser qu'il ait été plus loin dans cette conception, ni qu'il ait fait une tentative quelconque.

Dans les traités du massage autres que celui de Norstrom, comme dans les mémoires que j'ai pu étudier, je n'ai rien trouvé de plus et il faut arriver au massage de la fracture de la rotule proposé par Metzger et Tilanus pour trouver une fracture pour laquelle on ait massé.

A ce sujet, je ferai remarquer qu'il s'agit précisément d'une fracture pour laquelle on ne recherche pas la réparation par cal osseux, qu'il ne s'agit pas du tout là de faits allant contre la doctrine générale de réparation des fractures. La meilleure preuve, du reste, qu'il s'agit de faits pratiquement et théoriquement différents, c'est qu'aujourd'hui c'est précisément une des rares fractures pour lesquelles je ne masse guère.

Non seulement j'estime que la théorie et la pratique du massage dans les fractures constituent bien une *découverte complète et sans antécédents*, mais j'estime qu'au point de vue de la thérapeutique en général, elle peut avoir des conséquences très sérieuses en appelant vivement l'attention sur le massage.

Malgré les affirmations souvent très intéressantes des spécialistes, on néglige beaucoup trop son action thérapeutique, probablement parce qu'on se rend assez mal compte de son action sur la nutrition locale et sur la nutrition générale. Sans vouloir sortir du cadre que je m'étais tracé, j'ai touché un peu aux théories du massage. Je n'ai la prétention pour cela de rien inventer, mais j'ai pensé qu'il fallait bien dire que l'action du massage est très variée, très complète et très complexe. On peut même dire plus : cette action très complexe est inconnue dans son essence. Ceux qui l'étudieront seront fatalement menés à une série de découvertes physiologiques qui seront inséparables de quelques faits de thérapeutique.

La pratique du massage remonte, comme certaines autres formes de thérapeutique, aux époques les plus mystérieuses de l'humanité, et malgré les efforts d'hommes d'une grande valeur et d'une grande expérience, elle est encore dans un état d'enfance tel que les ressources qu'on en tire ne sont rien à côté de celles que l'on en pourrait obtenir. J'espère que ce livre, en montrant la prise de possession par le massage de tout un ensemble de phénomènes de réparation, en montrant la métamorphose complète que le massage peut apporter dans une branche de la chirurgie qui n'en semblait guère susceptible, inspirera d'autres travailleurs pour lui chercher toute la généralisation qu'il mérite.

Le massage mérite mieux qu'une spécialisation étroite. Je ne veux diminuer en rien le mérite de ceux qui, pratiquant uniquement le massage, sont bien situés pour étudier ses ressources nouvelles et multiples. Mais, je l'ai montré, la méthode peut être plus générale, et peut être débarrassée des formules mystérieuses, des manœuvres multiples et troublantes pour passer avec des règles régulières et faciles dans la thérapeutique générale.

Ceux qui me feront l'honneur de lire ce livre verront qu'il n'appartient pas à la catégorie de ceux pour lesquels il est possible d'avoir une collaboration écrite. Il est mon œuvre propre. Il n'y en a pas une ligne que je n'aie dû écrire. Je tiens cependant à remercier ici tous les élèves qui, depuis dix années, m'ont aidé avec tant de dévouement dans la pratique du massage et m'ont permis d'avancer dans les voies de diffusion de cette œuvre. Ces élèves, aujourd'hui en tous points de la France et de l'Étranger, ont déjà contribué à répandre la bonne parole, et je les en remercie.

Je veux remercier aussi tous ceux de mes élèves qui, prenant le massage des fractures comme sujet de thèse ou de mémoires, ont contribué à la diffusion de mes idées.

Je tiens surtout à remercier mon collaborateur plus direct, le docteur Dagron, mon ancien interne et mon aide dévoué, qui a bien voulu exécuter toutes les photographies qui complètent mes descriptions. Elles ne pouvaient être faites que par un homme ayant l'expérience du massage et le talent du photographe. Tout son talent et tout son dévouement ont été consacrés à compléter mes démonstrations.

Un essai de ce genre ne peut avoir la prétention du premier coup d'arriver à la perfection complète. Mais j'ai tout lieu d'espérer que ces figures contribueront à donner à l'enseignement du massage dans les fractures une part de la clarté à laquelle ne peut prétendre complètement la description la plus méthodique et la plus étudiée.

TRAITEMENT DES FRACTURES

PAR LE MASSAGE ET LA MOBILISATION

CHAPITRE PREMIER

PRÉCEPTES ANCIENS DU TRAITEMENT DES FRACTURES QUI DOIVENT ÊTRE ABANDONNÉS.

Pour traiter les fractures par une méthode nouvelle, il ne faut pas se contenter d'adopter la technique du massage et de l'appliquer machinalement en quelque sorte, comme bien des masseurs appliquent, sans grand discernement, le massage à la thérapeutique de toutes les maladies. Le massage apporte dans la thérapeutique des fractures un bouleversement qu'il faut justifier, et dont il faut étudier scientifiquement toutes les conséquences.

Depuis les temps les plus reculés, la chirurgie régulière considère l'immobilisation comme la condition primordiale du traitement des fractures. A cette loi fondamentale de la thérapeutique on ne souffre pas les objections. Cette immobilisation répondrait aux nécessités suivantes :

1° Elle supprime la douleur ;

2° Elle permet de rendre au membre sa forme primitive ;

3° Elle facilite la réparation de la fracture, le recollement de l'os au point brisé ;

4° Elle constitue la meilleure condition du retour du membre à ses fonctions normales ;

5° Elle prévient ou guérit l'inflammation ;

6° L'immobilisation et la restitution de la forme normale sont les conditions les plus favorables pour le retour des fonctions du membre.

Ces préceptes n'ont pas toujours obtenu l'assentiment de tous les observateurs, quoiqu'ils soient acceptés d'une manière presque universelle. Mais les objections timidement faites n'ont obtenu aucun crédit. Ces grandes lois de thérapeutique passent pour inattaquables. Ceux mêmes qui nous font aujourd'hui les plus larges concessions, qui admettent le massage comme un excellent moyen de traitement, conservent le respect de ces données générales, et ne s'y soustraient qu'à regret, en conservant les indications principales et en recourant par un reste d'habitude à tout ce qu'il leur est possible de conserver d'immobilisation.

Cependant, des études qui ont précédé ma pratique du massage comme de l'étude des résultats de cette pratique, on doit conclure que ces préceptes méritent d'être rejetés et remplacés par des préceptes absolument contraires. En les passant rapidement en revue, il est facile de montrer la nécessité de cette révolution.

1° *L'immobilisation supprime la douleur.* — Ce précepte n'est vrai qu'à demi pour la douleur primitive et absolument faux si l'on considère autre chose que la douleur immédiate.

On n'a pu accepter cette donnée pour exacte que parce que la douleur qui succède aux fractures a été très mal étudiée. Dans l'empressement qu'on a mis à secourir le blessé, on a cherché à supprimer au plus vite les secousses douloureuses de l'ébranlement du foyer de fracture, et l'on n'a guère pensé au delà. Il est utile cependant d'étudier plus complètement les douleurs causées par la fracture. Nous pouvons le faire aujourd'hui avec plus de calme qu'on ne le faisait autrefois, puisque, à l'aide des anesthésiques et des hypnotiques les plus puissants, il nous est facile de remédier immédiatement aux poussées les plus aiguës.

Aussitôt donc qu'on regarde les choses un peu attentivement, on constate que les causes des douleurs après une fracture sont très multiples et ne sauraient être dues seulement aux mouvements des extrémités fracturées se déplaçant l'une sur l'autre.

On voit encore qu'aux causes de douleur résultant immédiatement du traumatisme sur les os et sur les parties voisines viendront s'en joindre d'autres qui résulteront des phénomènes consécutifs au traumatisme.

On constate enfin que l'immobilisation n'est que relative, qu'elle reste très variable avec tous les appareils et qu'elle est vraiment incapable de supprimer certains mouvements avec lesquels des douleurs sont renouvelées jusqu'à ce que, le foyer de réparation ayant pris une certaine consistance, l'évolution même du travail de réparation amène la sédation de ces douleurs.

L'immobilisation ne supprime la douleur de la fracture que très incomplètement. Elle en diminue l'acuité et ce n'est que la suite du temps qui éteint la douleur. On peut dire que le sujet immobilisé souffre moins, que ses crises sont plus rares; on ne peut pas dire qu'il ne souffre pas.

Mais, en outre, cette immobilisation, qui atténue seulement la douleur primitive, fait naître un autre genre de douleur, la douleur secondaire. Dans le membre immobilisé, engourdi en quelque sorte, la première mobilisation va éveiller non seulement la douleur du foyer de fracture, mais des douleurs qui ont pour siège d'abord le voisinage de ce foyer, les muscles contus, et, plus loin, les muscles exempts de la contusion, puis toutes les articulations plus ou moins rapprochées du foyer de fracture. Plus l'immobilisation aura duré et plus ces douleurs seront vives, seront tenaces, et demanderont en quelque sorte un traitement spécial pour s'effacer. Les inconvénients de l'immobilisation sont très nombreux, comme nous aurons maintes occasions de le montrer; mais au premier rang de ces inconvénients figurent la conservation et la multiplication des douleurs.

Ainsi la première pensée qui doit venir à un chirurgien attentif devrait être de se demander s'il n'y a pas, en dehors de l'immobilisation, des pratiques qui puissent modifier l'état de sensibilité des régions contuses pour le présent et pour l'avenir. En un mot, son acte thérapeutique premier doit être dirigé contre les causes présentes et futures de ces douleurs, et nous verrons qu'il est absolument armé pour cette thérapeutique.

2° *L'immobilisation permet de rendre au membre sa forme primitive.* — Ce n'est là encore qu'une affirmation d'une vérité très relative. Il y a bien des fractures pour lesquelles la restitution exacte de la forme n'est pas possible à obtenir d'une façon absolue. L'essence de la fracture, la caractéristique de la fracture est précisément alors que les fragments ont changé de forme ou de rapport; et la consolidation ne peut se faire qu'avec une forme nouvelle plus ou moins éloignée de la normale. Pour bien des fractures, radius, péroné, extrémité supérieure de l'humérus et du fémur, fractures articulaires du coude et du genou, l'immobilisation ne rendra pas la forme; et la mobilisation donnera pour cette forme des résultats tout aussi rapprochés ou tout aussi éloignés de la forme normale.

Pour les fractures, les causes qui maintiennent la difformité sont multiples. La première de toutes, c'est l'écrasement et l'engrènement des fragments. Cet écrasement a déterminé une forme nouvelle du squelette. On dit bien que les manœuvres de réduction sont précisément destinées à réparer cette forme du squelette. Mais même en mettant de côté ce que ces manœuvres de réduction peuvent avoir d'intempestif dans bien des cas de difformité médiocre, on ne leur verra de succès que lorsque la difformité est très marquée, lorsque le traumatisme le mérite en quelque sorte. Dans ces cas la différence entre l'état normal et l'état acquis est telle qu'on comprend aisément que, même si une partie de la difformité se maintient, on observera une correction..

Mais si la difformité est petite, le premier intérêt du sujet est qu'on la laisse subsister. Avec elle, la moitié du travail de réparation est acquise.

Mais j'admets qu'on passe outre et que les manœuvres de réduction aient lieu. Immédiatement elles ne corrigent que très imparfaitement la forme. Puis, l'os ayant un point vide, il se fait secondairement dans la région une sorte de rétraction ; les muscles aident l'os à fléchir tout doucement. Il n'y a pas d'appareil tellement rigide qu'ils puissent lutter avec une action aussi limitée. Quand on retire l'appareil on trouve la région avec sa déformation première à peu près identique. Si on veut bien étudier de très près une foule de fractures traitées par des appareils, on constatera le fait très aisément. Le type des fractures pour lesquelles on le constatera est certainement la fracture du radius.

Je le répète, les déformations auxquelles je fais allusion ne sont pas considérables, mais elles sont incontestables et elles subsistent dans une certaine mesure, ou, pour parler plus exactement, elles ne sont pas modifiées utilement par la réduction et la contention rigide.

Il y aurait lieu, en critiquant les prétentions de l'immobilisation à restituer la forme, de rappeler qu'une part très importante de la déformation appartient aux épanchements séreux des gaines et du tissu cellulaire, aux épanchements sanguins mêmes. Dans ces cas, le chirurgien attribue la rectification apparente à son immobilisation, alors qu'elle n'a pu faire que prolonger cette part de déformation dont la disparition rapide presque immédiate était facile à obtenir. Je reviendrai ultérieurement sur ces faits. A partir du moment où un traitement rationnel des fractures deviendra général, personne n'acceptera plus cette prétention de l'appareil à la disparition de cette déformation.

L'immobilisation ne peut jouer ce rôle de restitution que lorsque la mobilité des fragments est telle qu'à chaque instant la déformation soit susceptible de se renouveler ou de s'aggraver, si les fragments ne sont pas retenus dans une position à peu près fixe.

Cependant vous entendez dire tous les jours en parlant d'une fracture qui a laissé des déformations que celles-ci résultent de ce qu'elle a été mal immobilisée. C'est une conversation vulgaire que celle qui traite de la réduction des fractures comme si toutes les fractures étaient justiciables de cette restitution de la forme par l'appareil, et comme si elle était toujours assez avantageuse pour mériter d'être recherchée.

En réalité, pour beaucoup de fractures pour lesquelles les fragments sont peu mobiles, l'immobilisation ne fera pas grand'chose pour la restitution de la forme. Même dans le cas de fractures à grande mobilité fragmentaire, l'immobilisation complète ne donnera en général qu'un rétablissement imparfait de la forme. Toutefois, dans ces cas, cette immobilisation devient une nécessité et ce rétablissement relatif de la forme devient la condition du rétablissement suffisant des fonctions. C'est là tout ce qu'il faut retenir du principe ancien de restitution de la forme par l'immobilisation.

3° *Elle facilite le recollement, la réparation de l'os au point brisé.* — C'est là l'argument capital, celui que nous opposent encore même ceux qui nous font la concession de masser les fractures, en accordant que le massage possède une action favorable sur les épanchements sanguins ou sur les ligaments déchirés, mais en regrettant toujours cette précieuse action favorable de l'immobilisation absolue qu'ils sont obligés d'abandonner.

Or, sur ce point, nombre d'observations anciennes sont en contradiction avec les fameux préceptes. Il y aurait d'abord la longue série des sujets qui depuis l'époque de l'âge de pierre se sont fait des fractures sans être traités et qui ont guéri. C'est un fait banal qu'on observe sur les squelettes appartenant à une époque reculée des os parfaitement réparés. On y pourrait joindre les fractures de toutes sortes observées chez les grands singes et qui ont guéri. Si intelligents et si imitateurs que soient ceux-ci, il est peu probable qu'ils se soient élevés jusqu'à l'art d'immobiliser les fractures. Chez eux, comme chez l'homme de l'âge de pierre, on constate la consolidation des os longs avec des déformations variables, mais avec une remarquable solidité.

De nos jours, du reste, les observations ne manquent pas de sujets qui n'ont pas été plus secourus que ceux de l'âge de pierre et dont les os longs se sont consolidés.

Mais, sans chercher à citer et à interpréter les faits extraordinaires, il est simple d'étudier les faits communs dans lesquels les extrémités d'un os long se soudent malgré le mouvement. Cet exemple est de tous les instants. Dans les suites d'une fracture, ce qui peut faire que les deux extrémités qui bougent ne se soudent pas, ce n'est pas le fait de la mobilité en lui-même, c'est le fait du déplacement. C'est parce que les extrémités s'éloignent l'une de l'autre. C'est même parce que des parties molles s'interposent qu'il n'y a pas de recollement. Ce peut être dans des cas très rares en vertu d'une idiosyncrasie mal connue qni s'oppose à toute sécrétion osseuse; mais ce n'est pas parce que les os remuent.

Toutes les fois en effet que les extrémités osseuses tout en remuant ne s'abandonnent pas, on les voit se souder. Les extrémités d'une côte brisée se consolident si bien malgré le mouvement que, dans certaines opérations, on a toutes les peines du monde à lutter contre une solidification trop rapide, même après perte de substance. La clavicule se répare si bien malgré le mouvement incessant dont les fragments sont animés, et en dépit des prétentions des chirurgiens et des appareils, que la pseudarthrose de la clavicule est fort rare.

Je montrerai, au cours de ce livre, que, pour toutes les fractures articulaires, la mobilisation n'a jamais eu aucun inconvénient; mais je tiens encore, pour ma démonstration, à rappeler que, pour les grands os longs eux-mêmes, ce fait est hors de doute. Ne sait-on pas aujourd'hui qu'il n'y a pas pour les fractures du fémur de traitement supérieur à l'extension; et parmi les appareils d'extension le plus parfait de tous, celui du Dr Hennequin, est celui qui assure la mobilité la plus parfaite aux fragments. Avec cet appareil, à aucun moment de sommeil ou de veille, les fragments ne sont autrement qu'en état de mobilisation constante. Cependant non seulement cet appareil ne retarde pas la consolidation, mais, d'après les observations si consciencieuses de M. Hennequin, la consolidation paraît être obtenue, plus rapidement qu'avec tout autre appareil. (*Journal de médecine et de chirurgie pratiques*, août 1891.)

Il y a plus : bien des chirurgiens ont remarqué que l'immobilisation absolue obtenue, surtout depuis l'emploi des appareils inamovibles, n'était pas favorable à une bonne réparation. On a remarqué que le cal était maigre; certains observateurs ont estimé que cette maigreur du cal était une preuve de la perfection de la réparation qui ne dépassait pas le développement osseux nécessaire à la solidité. Mais les auteurs sages ont estimé que cette maigreur du cal touchait à l'insuffisance. Même pour assurer cet achèvement du cal dans de meilleures conditions on a donné nettement le précepte de mitiger ces immobilisations trop parfaites et de donner un peu de mouvement au membre pour développer son cal et assurer sa solidité.

De mes observations personnelles, de ma pratique de la mobilisation des fractures et de ma pratique du massage, ressort ce fait avec toute évidence qu'une certaine quantité de mouvements est plus favorable à la formation du cal que l'immobilisation absolue.

Dès le début de mes expériences, j'étais si assuré de l'excellence du massage et de la mobilisation à d'autres points de vue, que je ne me serais certainement pas fait de scrupule de perdre un peu de terrain pour la rapidité de la guérison; mais je n'avais même pas ce souci. La masse des faits que j'avais observés me montrait qu'une certaine quantité de mouvement dans un foyer de fracture est plutôt un élément favorable à la rapidité de la réparation du foyer osseux. J'ai très promptement démontré que je pouvais par mes procédés rendre au sujet plus rapidement les fonctions de ses membres pour deux raisons différentes. D'abord le sujet peut se servir de son membre de très bonne heure, quoiqu'il ne soit pas encore consolidé, parce que le massage l'a rendu insensible, parce qu'il ne ressent plus de douleurs dans les mouvements et dans certains efforts. Mais, en outre, on peut voir que les mouvements sont assurés beaucoup plus rapidement, parce que le membre est réellement solide, parce que cette consolidation est obtenue beaucoup plus tôt que par les procédés d'immobilisation.

Je dirai comment, dans la pratique, il faut insister sur les nécessités de ce dosage de la mobilisation. Il ne s'ensuit pas en effet de ce qu'une certaine quantité de mouvements est favorable, que le fonctionnement du membre soit toujours une bonne chose, soit toujours le mode de mouvement qu'il faut rechercher. Il ne faut qu'une certaine quantité de mouvements. Il ne faut pas ces mouvements du membre qui pourraient être cause de déviations nouvelles. Il ne faut même pas les mouvements qui donnent aux fragments trop de déplacement et qui seraient susceptibles d'amener des phénomènes irritatifs. C'est là ce qui fait que, pour les os des membres inférieurs qui soutiennent le poids du corps, il ne faut pas abuser de la fonction, c'est-à-dire de la marche, dès les premiers jours de la fracture ; tandis que les mouvements provoqués par le masseur ou les mouvements de flexion et d'extension du pied exécutés dans la position horizontale n'ont aucun inconvénient. Au contraire, pour les membres supérieurs dont les mouvements s'exécutent sans cette exagération du travail osseux on peut permettre la fonction, c'est-à-dire les mouvements utiles, beaucoup plus tôt que pour le membre inférieur.

Nos observations sur l'homme reçoivent de la pathologie comparée une éclatante confirmation. Un savant vétérinaire, M. Cany, m'a communiqué l'observation suivante qui a été publiée dans mon *Journal de médecine et de chirurgie pratiques*. Chez le chien certaines fractures ne sauraient être traitées par des appareils. Avec eux le chien ne guérit pas et devient un infirme. Si l'on abandonne la fracture à elle-même avec une certaine quantité de mouvements, la fracture guérit au contraire très bien. Toutefois il ne faut pas que ces mouvements dépassent une certaine étendue. Si l'on renferme le chien dans un espace étroit où il ne puisse faire de grands efforts, de grands bonds, la guérison est rapide. Si, au contraire, on le laisse exécuter ces grands bonds ou si on le fait courir prématurément, la consolidation ne s'effectue que dans de très mauvaises conditions et l'on peut dire que le chien ne guérit pas de sa fracture.

Ainsi donc une certaine quantité de mouvements des fragments favorise la formation du cal. Je fais remarquer que je ne parle pas encore là de massage, mais seulement de mouvement; car si le massage favorise la formation du cal, ce n'est pas seulement par ce mouvement bien dosé, mais par des actions beaucoup plus complexes, sur lesquelles je vais revenir plus loin.

Cette constatation est tout à fait paradoxale. Mais elle a

une importance capitale, d'abord pour nous amener à traiter
les fractures sans appareil, puis pour nous amener à leur
faire subir le massage, sans conserver aucune arrière-pensée
sur certains risques dont on nous a menacés tout d'abord.

*4° L'immobilisation constitue la meilleure condition du retour
du membre à ses fonctions normales.* — On sait que non seulement on a présenté l'immobilisation comme une nécessité
du traitement des fractures, mais beaucoup de chirurgiens,
surtout parmi nos contemporains, ont exagéré singulièrement l'innocuité de cette immobilisation et considèrent
encore l'immobilisation sur un membre sain, c'est-à-dire,
indemne d'accidents inflammatoires, comme absolument
exempte d'inconvénients. Même en cas d'accidents inflammatoires des articulations, les inconvénients qu'on observe après les traitements sont pour eux accidents non de
l'immobilisation mais de l'inflammation articulaire. Il y a
plus, si l'on veut bien les croire, l'immobilisation diminue
les inconvénients de l'inflammation. Il résulte de là que
l'immobilisation pour un membre fracturé constituera la
condition la plus favorable pour le retour du membre à ses
fonctions.

Ici nos observations nous démontrent que rien n'est plus
faux que ce précepte. On doit, au contraire, considérer que
*pour un membre qui a subi un traumatisme la condition la
plus fâcheuse, c'est l'immobilité*; que pour le retour des
fonctions d'un membre qui a subi un traumatisme la condition de réparation la plus fâcheuse, c'est l'immobilisation.

Comment concevoir, du reste, qu'il en puisse être autrement, quand on songe aux désordres que cause dans les muscles, dans les articulations et dans les ligaments une immobilisation prolongée? Déjà vingt-quatre ou quarante-huit heures de repos d'un groupe ou de plusieurs groupes musculaires apportent une raideur, une tendance à la douleur dans les contractions des muscles les plus sains. Que sera-ce donc dans des muscles qui sont pleins d'épanchements sanguins, dans les articulations qui sont le siège de suffusions séreuses ou séro-sanglantes, dans le tissu cellulaire qui se tuméfie? Les tendances à la réparation spontanée de ces incidents sont toujours lentes à se produire.

En réalité, on n'a pu célébrer les bienfaits de l'immobilisation qu'en méconnaissant absolument la physiologie des organes du mouvement. Pour eux, *le mouvement c'est la vie*, et l'immobilisation c'est le commencement de la mort. A toutes les causes de destruction apportées par le traumatisme, l'immobilisation en vient joindre une nouvelle et plus puissante. Non seulement cette influence néfaste de l'immobilisation se fait sentir sur la région frappée et sur la région non frappée mais immobilisée ; mais elle se fait encore sentir au loin sur le reste du membre qui n'est pas fixé. Même sur le membre du côté opposé des phénomènes de stase sanguine, longtemps après que l'immobilisation a cessé, semblent témoigner d'une certaine action réflexe retentissant au loin sur l'autre membre et ne pouvant avoir d'autre cause que cette action.

Faut-il admettre par exemple que l'œdème de la jambe opposée, qu'on observe si souvent après le traitement des fractures de jambe, doive être attribué seulement au séjour

au lit? N'est-il pas plus simple d'attribuer les troubles vaso-
moteurs du membre sain à une action réflexe de l'immobilisation de la jambe malade? Le séjour au lit pour des maladies d'un autre ordre, sans immobilisation absolue d'un
membre, est loin de donner les mêmes résultats.

Ceci n'est sans doute qu'une hypothèse discutable; mais
ce qui ne peut être discuté, c'est l'atrophie musculaire du
membre immobilisé, c'est la raideur de l'articulation, c'est
le manque de souplesse des ligaments et des tendons; ce
sont, en un mot, tous les phénomènes qui caractérisent, à
des degrés divers, les immobilisations, selon l'âge des
patients et selon la durée de ces immobilisations. La disparition de ces phénomènes ne saurait se faire rapidement.
Il faut l'œuvre du temps pour rétablir la souplesse et la
vitalité dans ces régions. Sans doute, avec des soins et de la
persévérance, on obtient des résultats favorables; mais on ne
peut méconnaître que bien communément ces résultats
sont insuffisants et que, dans nombre de cas, le retour
définitif à la santé ne se fait jamais.

On croit avoir tout dit quand on affirme que, si longue
que soit une immmobilisation d'articulation, elle ne détermine pas de fusion des surfaces articulaires. Mais cette
observation n'a aucune portée intéressante pour démontrer
que l'immobilisation n'amène pas un état pathologique
nuisible aux mouvements et aux fonctions des membres.
Il est parfaitement inutile que les articulations soient sou-
dées par substance osseuse pour que le membre soit raide
et tout à fait impotent.

C'est en détournant l'attention sur ce phénomène rare ou

presque impossible à observer, qu'on a oublié les autres transformations fatales dues à l'immobilisation. Or ces transformations, infiltrations des ligaments et des tendons, tuméfactions des synoviales, altérations des cartilages, atrophies musculaires, mettent le membre dans une situation qui n'a pas grand'chose à envier à la fusion osseuse des articulations en ce qui concerne les fractures des membres.

Les conséquences de l'immobilisation se voient tous les jours. Elles sont telles qu'on peut avancer que, à partir d'un certain âge, bien des fractures traitées par les méthodes ordinaires *ne permettent jamais un retour complet des fonctions du membre*. On a pris si bien son parti de ce résultat qu'on considère comme satisfaisants tous les cas où le sujet garde seulement quelque chose des fonctions de ce membre, ou ne conserve que des douleurs intermittentes.

Il faut arriver au traitement par le massage et la mobilisation, pour observer d'une façon régulière, habituelle, la réparation de ces fractures avec le retour complet des fonctions.

Si l'on avait tenu un compte suffisant de l'observation et de la physiologie, on aurait dû prévoir ces résultats, puisque, sur un membre parfaitement sain, l'immobilisation même relative, incomplète, diminue l'étendue des mouvements, rend raides les articulations et les muscles, au point que, même avec le travail, le sujet ne pourra jamais leur rendre l'intégrité de leurs mouvements. Ce doit être bien autre chose pour des muscles des ligaments et des articulations qui ont été contus, dans lesquels des épanchements sanguins se sont développés et qui auraient besoin d'un certain excès de vie pour se débarrasser de ces productions pathologiques.

5° *L'immobilité prévient ou guérit l'inflammation.* — C'est là l'expression d'une doctrine qui passe pour indiscutable. Mais en réfléchissant on s'aperçoit bien vite que les fondements de cette doctrine sont faciles à ébranler. En outre, fût-elle reconnue incontestable, elle n'autoriserait pas l'abus de l'immobilisation dans le traitement des fractures.

Nous savons aujourd'hui que le mouvement dans toute région n'a pas la part qu'on lui avait assignée dans la genèse des inflammations. Le rôle primordial reste aux microbes de nombreuses variétés qui tiennent l'inflammation sous leur dépendance. En dehors de l'intervention des microbes, la part du traumatisme dans la genèse de l'inflammation est bien petite.

Nous sommes donc peu disposés *a priori* à redouter le mouvement comme cause d'inflammation dans les membres fracturés. Mais, en outre, pour un observateur attentif, la clinique donne cent preuves pour une de l'innocuité des mouvements. Il n'y a pas un chirurgien qui ne puisse avoir la mémoire pleine de faits de membres fracturés dont le traitement n'avait pas été régulièrement suivi parce que les fractures étaient méconnues ou parce que les circonstances s'opposaient à l'application des moyens habituels de la chirurgie. Et cependant, dans tous les cas, aucun phénomène inflammatoire n'a été observé; il est même arrivé souvent que les chirurgiens aient manifesté leur étonnement de cette absence de réaction et l'aient attribuée à des causes spéciales.

Pour ma part, je vais beaucoup plus loin; et les résultats de mon observation m'ont appris que même l'inflammation installée, même lorsque les microbes ont envahi une région, on aurait tort de compter sur l'immobilisation de cette région pour enrayer les phénomènes inflammatoires. Lorsqu'on dirige les moyens propres à combattre ces inflammations, l'immobilisation est réellement sans grande valeur. Il me serait facile de citer, comme types de ces inflammation microbiennes, les phlegmons et surtout les suppurations des extrémités des membres. Quand, avec les ouvertures suffisantes, on a fait l'antisepsie des régions, l'immobilisation exacte de la région n'est d'aucune utilité pour la guérison. Je dis plus : elle est dangereuse et condamne fatalement le membre à une réparation plus lente et moins satisfaisante.

Qu'on n'aille pas inférer de là cependant que des mouvements quelconques et désordonnés ne seraient pas intempestifs pendant le traitement d'une fracture ouverte ou fermée, aseptique ou ensemencée. Je ne veux dire ici qu'une chose, c'est que l'immobilisation, qui était et reste encore une panacée universelle pour le traitement des fractures, n'en doit pas être une, que les mouvements ne sont pour rien dans l'inflammation des foyers de fracture et que bien des mouvements sont plutôt favorables à leur réparation. Il faut donc rechercher ces mouvements utiles plutôt que condamner sans examen à une immobilité absolue.

Or ce qui peut être préjudiciable dans le mouvement, ce n'est pas la provocation de l'inflammation en vertu du mouvement lui-même, ce serait, lors de certains mouvements pour certaines fractures, la répétition d'un traumatisme dangereux par des déchirures et des contusions nouvelles.

Si l'on suppose une fracture très irrégulière, avec une grande mobilité de fragments, il peut arriver que des mouvements violents de ces fragments viennent déchirer les tissus et même menacer l'intégrité de la peau. Les mouvements seront évidemment nuisibles.

Même dans des conditions moins défavorables, il peut arriver que des fragments, se déplaçant moins, soient disjoints par des mouvements fonctionnels violents, par exemple la marche avec un membre fracturé. De nouveaux épanchements, une tension et un gonflement dangereux du membre pourraient en résulter. Cela prouve tout simplement que les circonstances détermineront une certaine limitation du mouvement utile. Mais cela ne voudra pas dire qu'en lui-même le mouvement soit nuisible même à ce membre fracturé. Ce ne serait que le renouvellement du traumatisme ou l'abus de la fonction qui pourraient avoir quelque relation avec une inflammation éventuelle.

Lorsque les causes de l'inflammation ont agi, lorsque l'inflammation est installée, l'immobilisation peut atténuer les douleurs présentes, mais elle ne diminue pas les phénomènes inflammatoires en eux-mêmes et elle peut aggraver leurs conséquences.

Avant toute réflexion sur la valeur de l'immobilisation

pour prévenir ou guérir l'inflammation, on pouvait déjà songer que, pour les fractures simples, il y avait abus à parler de la nécessité d'immobiliser dans ce but. Les fractures simples ne sont pas des lésions menacées par l'inflammation. L'éventualité d'une invasion microbienne est une éventualité rare et la mobilité de la région n'y saurait guère être intéressée. Mais cette éventualité même étant admise, nous venons de voir que l'argument n'aurait aucune valeur. Au cours de ce travail nous donnerons de nombreux exemples qui prouveront qu'une certaine quantité de mouvements est toujours aussi nécessaire pour la réparation dans les conditions des fractures les plus simples que dans les conditions des fractures les plus compliquées.

6° Le sixième grand principe du traitement des fractures affirmant la nécessité de l'immobilisation peut être présenté de la façon suivante : *L'immobilisation et la restitution de la forme normale sont les conditions les plus favorables pour le retour des fonctions du membre.*

Au premier abord, ce principe semble absolument indiscutable. Et cependant il ne vaut pas mieux que les autres. J'accorde volontiers qu'en certaines circonstances il soit plus facile, par une contention rigoureuse, de conserver à un membre la forme la plus voisine de la normale qu'un redressement immédiat a permis de retrouver. Mais cela est bien loin d'être une conséquence inévitable. Déjà le nombre des fractures avec lesquelles il est impossible de faire une réduction rigoureuse est considérable. Puis souvent la réduction faite ne saurait être maintenue d'une façon absolument exacte, et aucun appareil inamovible ou non, surveillé ou non, ne permet d'affirmer que l'os réparé aura une forme identique à celle de l'os avant la fracture. Du reste, cette immobilisation absolue pas plus que sa prétendue conséquence, le redressement rigoureux du membre, ne représentent les conditions de fonctionnement indispensables.

Le fonctionnement d'un membre n'est pas lié à son retour à la forme normale d'une façon aussi absolue qu'on nous l'affirme sans cesse. Les systèmes musculaires et articulaires permettent une latitude de déformation considérable avec des fonctions excellentes. Le retour du membre au maximum possible de souplesse articulaire, au maximum possible de puissance musculaire est cent fois plus intéressant que la forme exacte du squelette. Tous les jours nous voyons des déviations osseuses importantes qui ne gênent en rien les fonctions. Sans doute il serait ridicule de les rechercher; mais il est bien plus ridicule encore de sacrifier à une rectitude inutile des conditions bien plus essentielles du retour à la fonction.

Si l'on doutait de ce que j'avance, on n'aurait qu'à examiner avec soin nombre de sujets très déformés, à membres très déviés, et qui accomplissent des mouvements complexes, de véritables travaux d'acrobates, parce que leur infériorité les a amenés à un assouplissement articulaire parfait et à une puissance musculaire suffisante. Ils sont la preuve vivante que la valeur physiologique des membres n'est pas l'apanage de la forme parfaite.

Cependant, qu'on parcoure tous les traités de chirurgie, on y verra que, malgré les protestations de nombre

d'observateurs éminents, cette doctrine de la restitution de
l'os à la forme normale domine toute la thérapeutique des
fractures. Pendant la période capitale du traitement de la
fracture, on ne s'occupe que de cette forme. Puis, lorsque
le mal est fait, lorsque par une longue immobilisation on a
détruit la fonction, on se décide à favoriser par tous les
moyens possibles le retour à la fonction, c'est-à-dire que
dans de mauvaises conditions on travaillera à réparer le
mal qu'on a fait.

Une petite quantité de déviation osseuse n'importe en
rien à la réparation des fonctions. C'est là le résultat
d'une observation commune, et l'art véritable consisterait
dans l'appréciation de cette quantité non nuisible. Comme
nous le verrons dans le cours de ce livre, la marge que
nous avons devant nous est assez considérable, et, en pratique, elle nous permet de bouleverser de fond en comble
cette thérapeutique des fractures en prêtant attention avant
tout à la conservation des mouvements des articulations et
à l'intégrité des fonctions musculaires parfaitement compatibles avec une réparation suffisamment régulière du foyer
de la fracture.

CHAPITRE II

PRINCIPES NOUVEAUX DE LA THÉRAPEUTIQUE DES FRACTURES.

Le chapitre précédent n'est qu'une critique rapide des principes anciens de traitement des fractures. Il y a lieu de les remplacer par des principes fermes basés sur l'observation exacte des faits et sur la longue expérience d'une thérapeutique profondément différente de celle admise jusque-là.

Pour établir ces principes nous n'avons pas l'intention de faire table rase ni de la pratique séculaire ni de certaines conquêtes de la chirurgie moderne qui ont rendu de si grands services à la réparation des fractures, en permettant de fixer des fragments dans de meilleures conditions. Quoi qu'on en puisse dire nous continuons à immobiliser certaines fractures, à éviter certaines déformations angulaires, à remédier aux grandes difformités du traumatisme. Il n'en reste pas moins vrai que la thérapeutique des fractures mérite d'être bouleversée de fond en comble et qu'à côté de ces notions banales et si simplistes de l'immobilisation, il faut accepter des notions nouvelles.

Ces notions nouvelles peuvent en quelque sorte être résumées dans les formules suivantes.

1° Une certaine somme de mobilité déterminée par une mobilisation méthodique est favorable à la réparation d'un membre fracturé.

2° Le massage constitue une thérapeutique d'action très complexe ; il contribue à déterminer une mobilisation favorable et par des actions intimes, mal connues encore ou insuffisamment déterminées, apporte des causes multiples de réparation rapide et régulière.

3° Certaines déformations ne déterminant pas de déplacement angulaire, de changement d'axe nuisibles dans les membres, sont plutôt à respecter.

Ces petites déformations, accompagnées soit d'enfoncement des fragments, soit d'engrènement, ne gênent en rien le fonctionnement du membre, et, en voulant y remédier, on introduit des difficultés dans la réparation des membres, sans introduire aucun élément sérieux de succès.

4° Dans l'inflammation d'origine traumatique, comme dans toute inflammation, c'est de l'inoculation septique qu'il faut se préoccuper et non du mouvement.

Les fractures ouvertes peuvent, comme les autres, bénéficier des mouvements provoqués, si l'on a su les mettre à l'abri des inoculations septiques. Partout où la septicité a pu être atteinte ou prévenue, le mouvement est favorable à la réparation.

Pour les fractures empoisonnées comme pour les autres l'immobilité n'est qu'un palliatif, un calmant momentané mais insuffisant.

L'état aseptique et la mobilisation méthodique sont les conditions fondamentales et les plus favorables de la réparation des traumatismes osseux ouverts comme des traumatismes osseux fermés.

LA MOBILISATION DES OS FRACTURÉS.

En tête des nouveaux principes de cette thérapeutique, il y aurait lieu certainement d'inscrire la fameuse formule : *Le mouvement, c'est la vie*. Nous verrons en effet que c'est au mouvement qu'il faut emprunter les perfectionnements de la thérapeutique, que c'est cette notion qui va nous fournir les moyens d'assurer des réparations plus rapides, plus complètes, le retour plus parfait des fonctions des membres et la conservation plus satisfaisante de la santé générale.

LE MOUVEMENT EST NÉCESSAIRE A LA RÉPARATION
DES FOYERS DE FRACTURE.

Lorsqu'une fracture s'est produite dans un membre, il en résulte des désordres assez complexes, qui comprennent les os, les muscles, les tissus fibreux ou tendineux, les articulations. Pour tous les systèmes atteints, la réparation est nécessaire au même titre. Contrairement à ce qu'on a admis jusqu'ici, le mouvement est la condition la plus favorable de la réparation de ces divers systèmes pour lesquels l'immobilisation est la plus mauvaise de toutes les conditions.

Une observation défectueuse a permis d'assurer l'innocuité de l'immobilisation de tous ces systèmes. On pouvait tout au plus, des faits mis en avant, conclure que l'immobilisation n'est pas aussi redoutable que certains auteurs l'avaient craint et l'on a conclu qu'elle était presque sans action nuisible. La vérité, c'est que l'immobilisation est aussi mauvaise pour ces divers systèmes quand ils ont besoin de se réparer, que lorsqu'ils doivent suffire aux besoins de leur vie ordinaire.

On dit que l'articulation immobilisée, même indéfiniment, ne s'ankylose pas. Cela ne veut dire qu'une chose, c'est que cette articulation ne subit pas la fusion osseuse des surfaces articulaires, fusion osseuse dont la réalisation ne saurait être observée dans bien d'autres circonstances, puisque les cas de l'ankylose vraie sont d'une rareté exceptionnelle. Et cependant l'articu'ation longuement immobilisée ne vaut guère mieux que celle qui aurait subi la fusion, car dans la pratique elle ne fonctionne plus, étant le siège d'un enraidissement souvent invincible. La séreuse articulaire perd son poli, les cartilages se dépouillent. En somme, l'articulation immobilisée marche vers sa destruction fonctionnelle.

Les tissus s'infiltrent et perdent leur souplesse.

Les muscles se ramollissent, deviennent friables pour se rompre par la suite en une multitude de points (courbature musculaire). Mais surtout ils subissent une atrophie plus ou moins rapide et irrémédiable.

Dans ces divers systèmes l'action perturbatrice de l'immobilisation est aggravée par certaines circonstances, par la moindre vitalité du sujet, par les progrès de l'âge ou par certains états généraux. Pour tous ces systèmes l'immobilisation s'aggrave des accumulations des déchets organiques qui créent un encombrement local et général, c'est-à-dire des accidents locaux, et détermine des altérations plus ou moins graves de la santé générale du sujet.

Au contraire, une certaine quantité de mouvement qui entretient les phénomènes indispensables à la vie de ces systèmes est encore favorable à leur réparation. Je ne fais pas de doute, pour ma part, que pour eux le mouvement n'entraîne cette double conséquence de la réparation plus rapide en ce qui concerne le retour à une constitution normale et ce retour plus rapide du membre à la fonction, troublé surtout parce qu'on avait abandonné complètement le mouvement.

Ces propositions sont aisément démontrées par l'observation de tous les jours, quand dans une pratique régulière on bannit cette crainte de la mobilisation et lorsqu'on imprime habituellement à tous les organes de la locomotion déchirés ou contus tous les mouvements compatibles avec la douleur. Je pourrais citer par exemple la luxation de l'épaule que je fais suivre de mobilisation le quatrième jour après la réduction.

Mais, en outre, dans certaines opérations modernes on peut voir en quelque sorte les phénomènes de réparation se produire sous les yeux, on peut toucher des muscles contus et altérés, imprimer et laisser faire les mouvements, et observer que la réparation des lésions dont on a anatomiquement constaté la présence se fait dans les meilleures conditions.

Pour l'exemple le plus remarquable, je puis citer l'opération faite pour la fracture de rotule où l'on constate, *de visu,* des lésions de tous les éléments de l'appareil locomoteur, synoviale, cartilage, os, tendons, muscles.

Or, aussitôt que la rotule a été suturée, le tendon du triceps étant ainsi réinséré, les contractions reparaissent dans la cuisse; le membre n'étant pas immobilisé, des mouvements d'amplitude médiocre se font immédiatement.

Mais, il y a plus, dès le dixième jour, après avoir largement mobilisé tous les jours précédents, je restitue *la fonction*, je fais marcher le sujet. La rotule est solide, de par le fil d'argent, mais elle n'est pas réparée encore, et à si courte échéance les muscles et les tendons ne sont pas réparés davantage, il est impossible de l'admettre. Cependant le mouvement qu'on permet et qu'on provoque ne gêne pas la réparation. Il n'y a ni douleur ni défaut de fonction qui puissent faire constater de troubles dans la réparation.

Les circonstances sont évidemment très favorables pour faire constater que le mouvement est favorable à cette réparation des organes locomoteurs, parce que l'incision a amené la détente qui fait disparaître la douleur, et toutes les conditions satisfaisantes pour la réparation des muscles et des tendons et de l'article lui-même viennent s'ajouter au mouvement qui favorise la restitution de ces parties à l'état normal.

Si l'opération de la suture de rotule est la plus propice à la constatation de ces faits, on peut les constater encore dans nombre d'autres opérations faites sur l'appareil locomoteur, alors qu'on les fait suivre à courte échéance de mouvements provoqués et spontanés, ou simplement lorsque, après les traumatismes ouverts, on ne met pas d'appareil immobilisateur, comme je le dirai plus loin.

Or dans toutes ces opérations, comme je l'ai montré pour la luxation de l'épaule, pour les résections de l'épaule, du coude, du poignet, pour l'ablation des os du tarse[1], etc., etc., les mêmes faits sont constatés constamment et ces mouvements provoqués *avant toute réparation* favorisent cette réparation, car on constate par la suite sur les membres une souplesse des muscles, une disparition de tout empâtement articulaire et péri-articulaire, une liberté de mouvement, inconnues après toutes les méthodes opératoires qui ont été accompagnées d'immobilisation parfaite ou imparfaite.

Il est impossible, après avoir scrupuleusement observé ces faits, de ne pas conclure que, lors du traumatisme des fractures, toutes les parties molles constituantes de l'appareil locomoteur et intéressées dans le traumatisme ont besoin pour se réparer d'une mobilité déterminée avec méthode. Ce serait émettre une vérité de La Palisse que d'ajouter que cette mobilisation ne doit pas être quelconque, mais doit être dosée, mesurée, étudiée avec soin.

LE MOUVEMENT EST NÉCESSAIRE A LA FORMATION DU CAL COMME A LA RÉPARATION DES LÉSIONS DES PARTIES MOLLES.

A propos du traitement des traumatismes des membres, en laissant de côté les articulations dans la thérapeutique desquelles l'immobilisation joue encore un rôle si prépon-

1. Traitement du pied bot varus équin par l'ablation de la plupart des os du tarse. (Académie de Médecine, juin 1895.)

dérant, on ferait encore admettre cette nécessité du mouvement pour les muscles, pour les tendons, pour les synoviales. Mais, pour l'os, pour la formation du cal osseux, est-il possible de démontrer que l'immobilisation ne soit pas la condition la plus parfaite de réparation?

Eh bien, ici encore il faudra en prendre son parti, il faut reconnaître qu'une certaine quantité de mouvement favorise la réparation.

Comme je l'ai dit plus haut, nous savons, par l'histoire de bien des fractures, que la réparation de certains os fracturés se fait avec une grande rapidité malgré la grande mobilité de ces os. Les côtes se réparent avec une grande rapidité, même avec un cal exubérant; la clavicule nous donne très rapidement un cal et un cal volumineux. Le fémur traité par l'extension continue, c'est-à-dire avec des extrémités brisées constamment en mouvement, donne un cal d'une grande perfection.

Mais il y a plus : on peut voir sur un membre qu'on a immobilisé avec grande rigueur que le cal se forme mal. Il est maigre, de peu de développement. Pour ne pas mettre en doute l'efficacité incontestable, paraissait-il, des appareils exactement contentifs, on a admis que dans ces cas le cal n'est pas exubérant, parce qu'il est le cal exactement nécessaire; on en a obtenu juste ce qu'il faut sans l'exubérance qui serait maladive. Mais cette appréciation est mauvaise. Ce n'est en réalité qu'un cal maigre et indigent. Un bon cal veut un certain débordement, un certain excès de production osseuse. En effet, ces cals maigres très souvent sont incapables de suffire, et lorsqu'on a tiré le membre de l'appareil, on est tenu de lui donner une certaine liberté pour permettre, par le mouvement, au cal de grossir et d'obtenir les dimensions et la consistance suffisantes. Dans ces cas non seulement le cal devient plus dense, plus consistant, mais il grossit, déborde, devient appréciable à la main. Que fait-on dans ces cas, si ce n'est accorder une certaine dose de mouvement pour favoriser la réparation osseuse?

Or cette vérité éclate à chaque instant quand, ainsi que je le fais depuis plus de vingt ans, on introduit dans le traitement des fractures la dose la plus élevée possible de mouvement. On voit alors que lors de ces fractures, dans les membres fracturés mobilisés prématurément, non seulement le cal se forme quand même, mais ce cal se forme plus vite et il se forme plus solide. On arrive alors à pouvoir permettre le fonctionnement du membre dans des conditions d'incroyable rapidité. Et je ne parle ici que de la mobilisation, que du mouvement appliqué aux extrémités des os fracturés; car le massage viendra ajouter aux phénomènes de la réparation une action d'un autre ordre qui les complète singulièrement.

L'expérience quotidienne de la mobilisation prématurée des fractures ne m'a pas fait voir un échec, pas fait voir un cas de ces pseudarthroses dont on menace des os mobilisés, mais toujours la solidité plus rapide et mieux établie.

IL Y A UNE DOSE DE MOUVEMENT UTILE.

Quelle est la dose du mouvement utile? Quelle est la dose du mouvement supportable pour la réparation osseuse? Quelle serait enfin la dose du mouvement nuisible pour la réparation osseuse et pour l'avenir des fonctions du membre? Telles sont les questions assez délicates à résoudre par une réponse théorique et fort heureusement plus faciles à résoudre en étudiant la pratique.

On conçoit que, suivant les circonstances de la fracture et la nature des os fracturés, ces doses de mouvement possible doivent singulièrement varier. L'expérience montre assez vite au chirurgien ces nombreuses variations.

On peut dire d'abord d'une manière générale que, le mouvement n'étant pas par lui-même mauvais pour la production osseuse, on peut admettre comme mouvements possibles tous ceux qui n'amèneront pas de nouveaux changements dans les rapports des os.

Il est bien certain, par exemple, que si les mouvements devaient déterminer une déformation nouvelle et plus grave, il y aurait lieu de les empêcher.

Si cette même mobilité des fragments doit aussi déterminer à tout instant des traumatismes nouveaux, on doit encore l'éviter. Qu'on suppose, par exemple, que des extrémités osseuses très aiguës menacent de déchirer des tissus, d'ouvrir des vaisseaux, de compromettre l'intégrité de la peau. Dans ces cas, il faudra, de toute évidence, recourir à une certaine immobilisation, si l'on veut assurer une guérison sans accidents. Les fractures de la partie moyenne des diaphyses sont particulièrement susceptibles de donner des conditions semblables.

L'extrême mobilité des fragments osseux ou l'étendue considérable des déplacements susceptibles de se reproduire constitueront donc des contre-indications à l'emploi de la mobilisation et du massage, au moins comme traitement immédiat.

Je fais tout de suite cette réserve du traitement immédiat, car la pratique du massage et de la mobilisation nous apprendra très rapidement que la quantité de consolidation nécessaire pour nous assurer contre les déformations secondaires, contre les tendances à un sérieux déplacement, est obtenue beaucoup plus rapidement que nous ne l'admettions généralement avec tous nos classiques, et que ce traitement avec mobilisation, retardé de quelques jours pour les nécessités premières du traitement, peut être bientôt repris pour les fractures les plus mobiles avec les meilleures chances de succès.

Certaines conditions du foyer de fracture particulièrement graves, des épanchements sanguins énormes avec altérations de la peau, peuvent encore gêner l'opérateur. Toutes les fois qu'on ne sera pas sûr d'une résistance suffisante de la peau, toutes les fois qu'on pourra redouter un éclatement du foyer distendu, devant mener à quelque chance d'infection de foyer, il sera de toute évidence qu'il est nécessaire de s'abstenir.

Ces réserves, je le fais remarquer tout de suite, ont trait à des cas exceptionnels, et, dans la généralité des cas de fractures, on trouve des dispositions inverses, ce qui nous permet de rappeler que le traitement est applicable à l'ensemble des cas.

IMPORTANCE DU MASSAGE VERS LES EXTRÉMITÉS ÉPIPHYSAIRES.

Dans toutes les régions, même dans celles où l'os est naturellement mobile, on doit reconnaître les bienfaits du massage et de la mobilisation. Mais, dans certaines régions, ces bienfaits sont bien plus manifestes encore et l'on peut les considérer comme le terrain propre et favorable à ces pratiques. Toutes les extrémités épiphysaires sont dans ces conditions. Ici tout est réuni pour rendre ces interventions favorables. Dans les cas les plus nombreux, les déformations sont peu accentuées, les extrémités osseuses sont retenues par des ligaments ou bien il y a des fractures par pénétration. Il arrive même que la déformation ne nécessite aucun effort de réduction sous peine d'aller à un échec, ou de créer une situation pire que celle qui est déterminée par le traumatisme.

Dans ces régions, l'action du massage et de la mobilisation est probablement favorisée par l'extrême vascularité. Si les épanchements sanguins sont plus communs et plus étendus, leur résorption peut être tout particulièrement rapide et complète, lorsqu'on n'a pas recours à la thérapeutique intempestive, qui, depuis tant de siècles, avait pour résultat de ralentir ces phénomènes de résorption.

En outre, ces régions, plus que toutes autres, appellent ce traitement et la mobilité, car elles souffrent d'une façon

toute spéciale de l'immobilisation. Les articulations s'enrai-
dissent, les fonctions sont compromises à courte échéance et
de façon définitive. La pratique nouvelle donne des résultats
si complets, si rapides, permet si bien le retour aux fonctions régulières qu'elle introduit dans la thérapeutique
chirurgicale des résultats inconnus jusque-là.

LE MOUVEMENT EST SOUVENT NÉCESSAIRE EN DEHORS
DE TOUTE FONCTION DU MEMBRE.

Le massage et la mobilisation déterminent dans les os des
mouvements favorables, disons-nous, à la réparation osseuse.
Faut-il confondre ces mouvements provoqués avec les mouvements spontanés du membre, et ajouter que les mouvements fonctionnels seront utiles à la réparation? En un
mot, faut-il, dans ce dosage du mouvement dont j'ai parlé,
permettre au sujet d'employer ses membres fracturés dans
le but de favoriser la réparation osseuse? Ici je dirai immédiatement non, du moins en ce qui concerne le début du
traitement. Si, comme je l'ai déjà plusieurs fois affirmé, ces
mouvements utiles demandent un dosage nécessaire, il y
aurait imprudence à compter sur la fonction pour effectuer
ce dosage.

En ce qui concerne le membre inférieur, par exemple, la
fonction demande non seulement une mobilisation des os,
mais un excès de travail de résistance de la colonne osseuse
qui est incompatible avec l'interruption dans la continuité,
alors que cette interruption permettrait très bien beaucoup
de mouvements provoqués non nuisibles. Aussi, au membre

inférieur, la fonction ne doit pas être autorisée aux premiers instants du traitement. Cette fonction peut être permise infiniment plus vite qu'avec les anciens modes de traitement, parce que la solidité de la région est acquise beaucoup plus vite. Mais la fonction n'est pas un bon agent de traitement, de provocation de mouvements utiles. Il faut au chirurgien, pour l'autoriser et la mesurer, beaucoup de tact dans les premiers temps.

Au membre supérieur, la fonction qui ne comporte pas nécessairement des efforts de soutien du poids du corps demande évidemment un développement de puissance un peu moindre, et les chances de déplacement intempestif sont également moindres. Mais ici même il faut encore faire un choix parmi les mouvements à permettre, si l'on veut qu'ils contribuent à favoriser la réparation. Tous les mouvements qui ne déterminent que le transport du membre peuvent être utilisés. Tous les mouvements qui y ajoutent un effort, une pesée pour porter un objet ou pour appuyer le membre, devront être interdits au début. Toutefois, ici la période de privation des fonctions du membre est toujours infiniment plus courte que pour le membre inférieur.

Pour le membre supérieur comme pour le membre inférieur, avec les mouvements thérapeutiques la rapidité de réparation est extraordinaire. La solidité relative, suffisante, des extrémités osseuses fracturées, bouleverse toutes les notions que nous avions eues sur ce sujet, et leur thérapeutique est tellement simplifiée, que nous n'osons pas toujours profiter assez promptement de cette rapidité de réparation. Obsédés par la pensée qu'après une fracture il faut laisser passer une longue période avant d'utiliser le membre, nous ne permettons pas la fonction aussi vite que nous le devrions. Nous avons cependant réussi à obtenir des fonctions très rapides, mais en les surveillant de façon à ne pas laisser l'abus se produire.

LE MOUVEMENT EST UTILE DÈS LE DÉBUT DU TRAITEMENT.

Ce mouvement qui rend de si grands services dans cette thérapeutique a-t-il une époque favorable? Faut-il attendre pour le produire que certaines modifications soient déjà survenues dans le foyer de la fracture? Ce mouvement est immédiatement bon. S'il a le massage pour base, il est absolument inutile d'attendre pour le provoquer. Le seul obstacle à sa production, c'est la douleur. Mais son utilité immédiate n'est pas contestable. Aussi le plus tôt notre thérapeutique pourra être employée, le plus vite ses effets seront acquis, et le plus promptement le retour des fonctions normales du membre pourra être obtenu. J'en citerai des exemples bien frappants au cours de ce livre, et ce sera encore une différence établie entre ma pratique et celles qui ont été greffées sur la mienne, que cette action immédiate après le traumatisme.

Cette nécessité immédiate du mouvement ressort très claire de toutes les considérations que j'ai émises plus haut, car si le mouvement est réellement favorable, il est bien inutile de permettre aux muscles et aux tissus fibreux même pour très peu de jours ce repos absolu si favorable aux empâtements et aux enraidissements; ce serait laisser installer un certain état pathologique qu'il faudra ensuite détruire. Ce serait laisser prolonger inutilement le traitement.

Mais, sauf des cas exceptionnels, anesthésie par l'ivresse et certaine insensibilité rare, la douleur arrête dans la provocation du mouvement qu'il serait utile de provoquer ou de conseiller. Heureusement le massage est là qui permet à la fois de préparer la condition d'anesthésie du foyer dans laquelle les mouvements ne déterminent plus de douleur, et de donner en quelque sorte la formule des premiers mouvements; ce sont les manœuvres du massage elles-mêmes qui détermineront ces mouvements. Cette observation simple permet de comprendre comment mouvements provoqués et massage dans le traitement immédiat des fractures sont des conditions qui s'associent d'une façon si intime, qu'il est impossible de les séparer et que leur étude doit être simultanée en quelque sorte.

LE MASSAGE EST LE MOYEN FONDAMENTAL DU TRAITEMENT DES FRACTURES.

La nécessité et la pratique des mouvements doivent dominer la thérapeutique des fractures, et j'oppose volontiers cette doctrine à la doctrine de l'immobilisation. Mais si, dans mes essais les plus anciens, j'ai employé d'abord les mouvements provoqués, depuis nombre d'années je ne sépare pas la pratique des mouvements provoqués de celle du massage; et je considère *le massage* comme l'élément indispensable de la thérapeutique des fractures en disant, à l'inverse de la plupart de ceux même qui ont accueilli le massage dans une certaine mesure, *le massage est la véritable thérapeutique des fractures en général*. On doit admettre que malheureusement certaines fractures ont de telles dispositions qu'on ne peut les y soumettre ; mais il faut les considérer comme des exceptions fâcheuses et admettre que le massage doit être appliqué toutes les fois qu'il est possible, c'est-à-dire dans la très grande généralité des cas.

Ce mot de massage appliqué aux fractures a créé dès le début quelques confusions regrettables qui ne sont pas de mon fait, car je me dois cette justice que dès le début j'ai déterminé les conditions du massage qui me paraissaient propres à assurer la thérapeutique des fractures. Mais, d'une part, un certain nombre de chirurgiens qui n'avaient du massage que des idées assez vagues se sont imaginé que cette pratique paradoxale ne pouvait être que très limitée, brutale, imprudente, et ne l'ont admise, comme telle, que dans des cas très exceptionels. D'autre part, des masseurs de profession ont voulu imiter ma pratique, les uns sans l'étudier, les autres sans beaucoup réfléchir, et quelques-uns avec la prétention de l'avoir inventée. La pauvreté de leurs résultats était la meilleure preuve de leur incompétence. Leur pratique est restée singulièrement réduite, tandis que ceux qui m'ont fait l'honneur d'étudier ma méthode, ma thérapeutique sérieuse des fractures, ont pu aisément, qu'ils fussent masseurs ou non, constater toute l'étendue de ce champ nouveau de la thérapeutique et tout l'avenir du massage.

Il ne suffit pas en effet d'affirmer qu'on peut et qu'on doit masser les membres fracturés.

Qui dit massage ne dit pas pratiques uniformes, d'abord parce que les éléments du massage sont assez variés, puis parce que les applications du massage étant infiniment diverses, il faut, pour agir scientifiquement, avec sécurité, déterminer avec grand soin les moindres manœuvres, les moindres détails de l'intervention. Cela est vrai de toutes les formes et de toutes les applications du massage, et cette observation donne le secret de bien des contradictions des observateurs, dont les uns obtiennent d'excellents résultats là où d'autres échouent simplement, parce qu'ils se livrent à des pratiques tout à fait différentes.

Or la première faute d'interprétation en ce qui concerne *ma méthode* a été la suivante : *Avant moi, on n'a jamais massé les fractures récentes.* Je puis l'affirmer pour avoir, comme je l'ai dit dans ma préface, recherché avec le plus grand soin les moindres vestiges de cette pratique appliquée aux fractures récentes. Mais on avait bien fréquemment massé des membres depuis longtemps fracturés, immobilisés avec articulations enraidies, muscles atrophiés, ligaments infiltrés. Or le massage, dans ces cas-là, donnait de bons résultats. Mais il comportait une certaine violence d'action, une certaine brutalité, qu'on rencontre comme élément nécessaire dans certaines pratiques de massage. La première pensée de ceux qui ont appris que je massais les membres fracturés a donc été qu'il s'agissait de manœuvres analogues, et comme certaines fractures même récentes peuvent exceptionnellement subir, même avec avantage, de semblables violences, on en a conclu que c'était la thérapeutique que j'inaugurais.

Pour donner une idée de la réalité des faits que j'avance,
je pourrais rappeler que l'un des masseurs de profession qui
ont le mieux cherché à me dépouiller déclare que ces pratiques du massage ne peuvent être exécutées que par un
sujet grand, fort et vigoureux. Ce sont ces masseurs grands,
forts et vigoureux qu'il a vus en Allemagne masser les membres atteints de fracture. Celui-ci cherche à me dépouiller
avec désintéressement pour lui-même, car c'est pour
l'étranger qu'il parle. De la réalité du fait qu'il avance, il
n'existe aucune preuve ni dans la littérature, ni dans la
pratique, et les chirurgiens allemands ont été aussi étonnés
que mes compatriotes quand j'ai fait connaître ma pratique.
En Suède, la terre classique du massage, à laquelle l'Allemagne a emprunté avec raison ses excellentes pratiques de
massage, on ne connaissait pas davantage le massage des
fractures.

Mais on voit que le mot de massage avait éveillé immédiatement la pensée de violence chez ceux qui ne pouvaient
connaître que très imparfaitement la question.

La malaxation méthodique qui constitue le massage se
compose de mouvements, de manœuvres très variés et nous
nous perdrions sans nécessité dans la nomenclature des
traités spéciaux, effleurages, pétrissages, tapotements, pincements, etc. Il sera pour nous beaucoup plus simple de
déterminer avec soin les mouvements nécessaires et utiles
pour le résultat thérapeutique, d'autant plus qu'ils se rédui-
sent à des mouvements peu nombreux, peu variés, mais qui
doivent être exécutés avec une douceur et un soin toujours
soutenus.

Il restera donc bien entendu que le massage tel que je l'applique aux fractures est un massage spécial, ou du moins une forme spéciale du massage appropriée aux circonstances particulièrement difficiles où les manœuvres doivent être faites. Dans ce livre, comme dans toutes mes publications précédentes, je décrirai ces manœuvres dans leurs moindres détails. Mais, avant de donner cette description de technique pour faire apprécier plus nettement l'importance de ces détails, je déterminerai, pour le massage comme pour les mouvements provoqués, quel est le but à poursuivre, quel est le résultat à demander.

DISPARITION DE LA DOULEUR.

La première action du massage est sans contredit la disparition de la douleur. C'est le premier but à poursuivre et c'est pour obtenir ce résultat que j'ai massé tout d'abord. Les douleurs ressenties dans les membres fracturés ayant bien des analogies avec celles qu'on rencontre dans toutes les contusions, entorses, déchirures de ligaments pour lesquelles le massage fait merveille, cet espoir était naturel. Or le premier résultat du massage dans les fractures c'est la disparition de la douleur. Et si le massage a été bien fait, cette disparition définitive de la douleur doit avoir été obtenue sans provoquer aucune douleur au moment des manœuvres.

Cette disparition de la douleur est si notable qu'avec elle on voit reparaître la fonction du membre. On sait que la disparition de la fonction qui peut être due au manque de résistance de la colonne de soutien est, lors des fractures, due surtout à la douleur qui accompagne les moindres mouvements. Aussi cette douleur disparue les mouvements redeviennent souvent possibles.

Lors du traitement par le massage, on se trouve très rapidement dans la nécessité d'interdire les mouvements intempestifs que les malades seraient capables de faire, puisque la douleur ne les en garde plus. Par contre, comme nous aurons souvent à le noter, nous pouvons prescrire des mouvements modérés qui n'ont pas d'inconvénients et qui sont utiles pour conserver la souplesse du membre et la rectitude de la fonction.

Cette disparition de la douleur sous l'influence du massage reste très difficile à expliquer. Sans doute elle peut résulter de causes multiples, la disparition des exsudats, la détente dans les tissus distendus. Mais elle résulte aussi certainement de quelque action sur les nerfs, action rapide, presque immédiate, contribuant puissamment aux phénomènes de réparation.

Nous verrons que l'action du massage se traduit par des modifications histologiques des nerfs et nous ne serons plus surpris de constater encore les modifications profondes de la douleur des phénomènes spéciaux d'excitation de la vitalité des membres.

DIMINUTION DE VOLUME DU MEMBRE; ASSOUPLISSEMENT.

En même temps que la disparition de la douleur, on observe une détente du membre très remarquable. Le membre fracturé d'ordinaire est tendu, œdémateux, avec augmentation progressive de ces accidents pendant la première quinzaine. Si le massage intervient, on remarque qu'après chaque séance de massage la tension du membre a diminué. Cette tension reparaît bien un peu dans l'intervalle de temps qui s'écoule jusqu'à la séance suivante. Mais si les séances se suivent d'assez près, l'œdème disparaît plus ou moins complètement bien avant la période où, avec les traitements ordinaires, il commencerait seulement à diminuer. Et pour l'avenir l'œdème secondaire de la fracture sera bien loin d'être aussi fréquent qu'il est toujours dans la chirurgie ordinaire. Personne n'ignore que les œdèmes secondaires constituent un des phénomènes les plus pénibles des suites des fractures, non seulement au membre inférieur, mais même souvent au membre supérieur. Or l'œdème secondaire devient infiniment rare surtout si chez les sujets âgés, les plus disposés à l'œdème, on a la précaution de prolonger les séances de massage après que la guérison de la fracture est à peu près obtenue.

Sous l'influence du massage, les indurations qui appartiennent aux tissus fibreux et aux muscles disparaissent, les cordes constituées par les tendons ou par les muscles indurés s'assouplissent et disparaissent.

Ces phénomènes qui n'attirent guère l'attention d'ordinaire, parce qu'on est tout entier à la surveillance du foyer osseux de la fracture, deviennent très manifestes quand on masse. Ils donnent même des indications, car, dans les régions restant dures et douloureuses, la main du masseur doit insister sur les cordes et les indurations.

Les articulations, qui avaient déjà quelque peine à fonctionner, cessent d'être enraidies et les mouvements en sont singulièrement facilités.

Cette souplesse dans les régions fracturées frappent grandement tous ceux qui ont l'expérience du traitement des fractures ; à elle seule elle pourrait déjà rendre compte des différences immenses que fait voir la méthode nouvelle.

RÉSORPTION ET MARCHE DES ECCHYMOSES.

La marche des ecchymoses est essentiellement caractéristique. Elle est d'une rapidité inconnue avant le massage. On voit la coloration ecchymotique s'avancer hors la région fracturée avec une rapidité extrême, et l'on a le témoignage que les épanchements sanguins se résorbent et disparaissent de la région.

Cette marche des ecchymoses mérite qu'on s'y arrête, puisque les auteurs attachent déjà de l'importance à la marche spontanée des ecchymoses. On remarquera d'abord que la rapidité d'évolution de la coloration des ecchymoses est singulièrement augmentée. On a indiqué le cycle fatal de ces colorations qui fait passer par le rouge, le bleu, le jaune, le vert, les régions atteintes de contusions violentes et où se trouvent les os rompus.

La résorption du sang étant plus rapide, dès le deuxième et le troisième jour on constate ces modifications de couleur. L'apparition du sang sous la peau est presque immédiate, et témoigne du phénomène incontestable de sa diffusion rapide dans le tissu cellulaire.

En outre, le sens même de la marche de l'ecchymose qui marche rapidement vers la racine du membre indique au masseur le sens général de son action nécessaire.

En effet, si l'action sur le sang épanché n'est pas la seule action à chercher, au moins est-elle une action capitale à obtenir. Aussi cette marche des ecchymoses n'est pas un phénomène banal à négliger. Les pressions du massage devront toujours suivre le sens qui est favorable à cette progression. Le sens des pressions n'est pas indifférent. Il y a encore d'autres raisons pour faire suivre aux pressions la direction de l'axe du membre, en remontant vers la racine; mais il faut certainement tenir compte de cette nécessité à propos de la marche du sang épanché dans les espaces cellulaires.

Cette marche de l'ecchymose montre comment on élargit rapidement le champ de la résorption des éléments épanchés et devenus inutiles. Elle montre comment cette résorption se fait immédiatement en quelque sorte et mécaniquement, puisque les tissus s'amollissent, s'assouplissent sous le doigt, en même temps que la masse épanchée s'allonge, s'étale et va plus loin en quelque sorte, dans une région saine où les vaisseaux la résorbent avec une extrême activité.

Or cette marche des ecchymoses, qui caractérise l'action du massage utile, donne aussi, dans une certaine mesure, l'indication des progrès obtenus dans la réparation du membre.

Ce sont des résultats obtenus parallèlement, et vous pouvez être assuré, en constatant la marche rapide de l'ecchymose et sa disparition prématurée, que le phénomène de réparation et de reconstitution de l'os a marché simultanément.

Dans l'épanchement, dans le gonflement qui suit les fractures, il se produit certainement un double phénomène conformément aux observations très anciennes. Il y a un épanchement interstitiel primitif accompagnant et favorisant la résorption des masses inutiles. Il y a un épanchement secondaire réparateur ou pour mieux dire une prolifération se produisant dans la région débarrassée du premier épanchement.

Or la première partie de ce travail de préparation étant singulièrement accélérée, le travail de réparation est déjà par cela seul de beaucoup accéléré, ce que nous constaterons sans cesse pour toutes les périodes de la réparation des fractures traitées par le massage.

INFLUENCE SUR LA PEAU.

La peau elle-même change d'aspect. On sait que, sur les membres fracturés et maintenus dans les appareils, la peau prend mauvais aspect, devient rugueuse et raide. Après le massage elle redevient souple, sa sensibilité renaît parfaite, et l'on peut affirmer que ses fonctions si importantes se font dans d'excellentes conditions.

Les modifications de la peau sous l'influence du massage ont au début moins appelé mon attention, mais j'ai vu que, pour constituer une circonstance accessoire du traitement, elles n'en déterminaient pas moins des circonstances très favorables. On en sera très frappé pour les fractures dont le foyer est superficiel. Il y a même dans ces cas un danger à propos de la peau, car le masseur doit prendre garde d'introduire quelque lésion nouvelle de cette peau.

Mais, cette réserve faite, on constatera que le massage prévient pour l'avenir une des complications les plus désagréables des fractures : cette raideur de la peau, cette absence de souplesse, qui constitue souvent dans la région donnée une adhérence aux parties profondes et qui, lors des premiers temps des fractures, donne une sensation très analogue à celles de certaines adhérences fibreuses qui succèdent aux foyers de suppuration. Les adhérences disparaissent d'ordinaire à la longue, quoique très lentement chez certains sujets.

Or, chez le sujet massé, elles n'ont pas le temps de se développer ; car si le gonflement, ou la tendance au gonflement et à l'infiltration de la région, ne disparaît pas d'emblée, au moins ces phénomènes s'éffacent définitivement dans les séances successives. On ne les voit pas *traîner*, qu'on me passe l'expression, après la guérison de la fracture ; et la souplesse de la peau et du tissu cellulaire sous-cutané caractérise les régions où les fractures ont été massées d'une façon bien régulière et surtout ont été massées immédiatement.

VITALITÉ DES MEMBRES.

Enfin, sous l'influence du massage, le retour de l'activité vitale dans le membre est rapide et satisfaisant. Le membre qui fonctionne à nouveau depuis la fracture est rapidement dans des conditions voisines de la normale, et nous n'observons pas ces troubles indéfinis de la vitalité du membre qui ont de tout temps fait le désespoir des chirurgiens et surtout des patients qui avaient subi le traumatisme osseux.

Les troubles de la vitalité des membres sont encore le gonflement secondaire, l'œdème, la tension des veines, la sensation pénible de lourdeur des membres. Ce sont encore certaines lésions de la peau qui s'excorie ou devient le siège d'éruptions diverses. Tous ces phénomènes marquent des troubles de la vitalité du membre supérieur, et surtout du membre inférieur en relation surtout avec l'immobilisation beaucoup plus qu'avec le traumatisme lui-même. Aussi, dans la plupart des cas de traitement par le massage, on n'a même pas à les voir se dissiper plus rapidement; on n'a même pas eu à les voir s'établir. On n'aurait pu les voir débuter que pour les cas où le massage a été assez retardé pour que certains inconvénients de l'immobilisation ou du défaut d'immobilisation aient déjà été installés.

Or, cette vitalité plus grande des membres massés, qui se traduit par des phénomènes multiples bien manifestes, caractérise précisément la méthode, et nous verrons qu'elle prend sa source dans certains phénomènes intimes les uns connus, les autres inconnus, sur lesquels il est utile d'insister.

ACTION INTIME DU MASSAGE.

Tous ces phénomènes que nous fait constater la clinique doivent avoir leur source dans les modifications élémentaires apportées par l'action du massage. On admet généralement que l'action favorable du massage résulte surtout d'une action mécanique sur les épanchements sanguins et sur les exsudats. Cette action est incontestable, et la meilleure preuve en serait trouvée dans cette observation des ecchymoses que j'ai signalée ainsi que dans l'assouplissement du membre œdématié. Je suis convaincu en effet que, surtout au début, cette résorption des éléments sanguins issus des vaisseaux et formant corps étrangers est extrêmement favorisée par le massage. Mais je crois aussi que le bienfait du massage est beaucoup plus complet et beaucoup plus complexe, et qu'on aurait tort de le comparer à celui qui peut être obtenu d'un peu de compression par une bande élastique, ainsi qu'on a voulu le faire à la Société de chirurgie.

ACTION ÉLÉMENTAIRE DU MASSAGE. — ÉLÉMENTS MUSCULAIRES. — ÉLÉMENTS NERVEUX. — ÉLÉMENTS OSSEUX. — EXCITATION PHYSIOLOGIQUE.

Comme je l'ai dit, la réparation musculaire est le complément indispensable de la réparation osseuse et elle paraît favorisée à un haut degré par les manœuvres du massage. Le retour de l'activité musculaire se fait avec une rapidité incroyable, et l'on voit les muscles recouvrer sans encombre l'intégrité de leurs fonctions. Or les masseurs ont de tout temps noté l'action favorable du massage sur la restitution des muscles altérés, et le massage paraît même donner dans l'atrophie musculaire des résultats très supérieurs à ceux de l'électricité.

Des recherches très curieuses de chirurgie expérimentale

ont été faites par M. Castex sur des muscles contus, et il a démontré d'une façon péremptoire que les muscles contus et massés se réparaient avec une rapidité beaucoup plus grande que les muscles contus et non massés. Les études histologiques qu'il a faites et les dessins qu'il a donnés sur ce sujet ne laissaient aucun doute à cet égard.

Le travail de M. Castex, publié dans les *Archives générales de médecine*, 1891 (*Étude clinique et expérimentale sur le massage*), mérite qu'on s'y arrête. Nous devons même regretter qu'il n'ait pas attiré l'attention plus vivement, non seulement parce qu'il est très original, mais parce qu'il a conduit l'auteur à des observations du plus haut intérêt pour l'étude pathologique des traumatismes et surtout pour leur thérapeutique. Il démontre anatomiquement, on pourrait presque dire mathématiquement, des faits d'une portée considérable dans l'étude de la réparation des tissus.

Ses expériences ont consisté à déterminer sur de grands chiens des traumatismes par contusion avec écrasement, avec épanchements sanguins. Puis il a livré les uns à la réparation spontanée et pour les autres il a pratiqué un massage immédiat. Les animaux ont été sacrifiés environ six mois après le traumatisme de façon à bien déterminer la nature et la persistance des lésions observées.

Les résultats des examens histologiques qui ont été pratiqués par M. Toupet et Ch. Rémy sont reproduits par des figures très suggestives, sur lesquelles il suffit de jeter un coup d'œil pour être éclairé.

Les résultats observés concernent les éléments musculaires et les éléments nerveux.

ÉLÉMENTS MUSCULAIRES.

En examinant les muscles non massés, on constate que le muscle est divisé en faisceaux secondaires très nettement séparés les uns des autres.

Le tissu conjonctif qui les sépare est un tissu lâche formé de fibres très fines renfermant très peu de vaisseaux, excepté au niveau de certaines grosses travées où l'on voit des branches artérielles accompagnées de leur deux veines. Ces travées interfasciculaires dans certaines régions du muscle sont presque aussi larges que les faisceaux musculaires.

A un fort grossissement, on voit entre chaque fibre un nombre assez considérable de noyaux assez minces allongés, et l'on peut en compter de sept à huit autour de chacune des fibres. Ces noyaux semblent faire partie de la gaine de la fibre musculaire. Outre les noyaux minces et allongés, on voit encore çà et là certaines traînées conjonctives à noyaux ovalaires avec quelques fibres extrêmement fines.

Les artères qu'on trouve dans les grosses travées fibreuses ont conservé leurs membranes internes et moyennes intactes, mais l'externe est épaissie et environnée d'une zone fibreuse dense.

Dans d'autres points on trouve encore le tissu conjonctif épaissi avec hémorrhagies interstitielles très intenses dans le tissu cellulaire péri-musculaire c'est-à-dire que les deux périmysiums externe et interne sont infiltrés de sang ainsi que les fascia périmusculaires.

En résumé, abstraction faite de la grosseur des fibres

musculaires dont il est difficile d'apprécier les variations de volume, ce muscle semble envahi par des travées fibreuses qui dissèquent les faisceaux et les séparent beaucoup plus nettement qu'à l'état normal. Cette sorte de sclérose atteint également le système artériel.

Sur le muscle massé les apparences sont tout autres. Dès l'abord, le muscle paraît normal. Les gros faisceaux principaux sont encore séparés par des travées fibreuses mais il n'existe plus de travées secondaires dissociant les faisceaux comme dans le muscle non massé. On ne voit pas non plus autour des branches artérielles la zone scléreuse si prononcée dans le muscle non massé. Quant aux fibres musculaires, elles sont dans leur ensemble plus volumineuses. On ne voit pas non plus d'épanchements sanguins.

En examinant les deux figures ci-jointes qui permettent de comparer le muscle non massé (fig. 1) et le muscle massé (fig. 2), on constate parfaitement cet amoindrissement de la fibre musculaire avec augmentation de fibre conjonctive des espaces blancs interfibrillaires.

En somme, le muscle traumatisé massé retrouve sa constitution normale.

Le muscle non massé présente les lésions suivantes :

a. Dissociation en fibrilles de la fibre musculaire marquée par des stries longitudinales très évidentes;

b. Une hyperplasie, quelquefois un simple épaississement du tissu conjonctif annexe dans ses diverses parties;

c. Par places une augmentation du nombre des noyaux annexés au tissu conjonctif;

d. Des hémorrhagies interstitielles;

e. Un engorgement des vaisseaux sanguins avec hyperplasie conjonctive de leur paroi adventice ;

f. Le sarcolemme est intact en général. Sur une seule

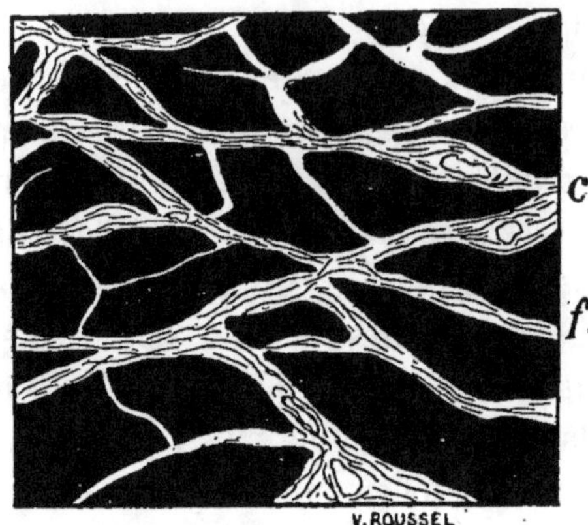

Fig. 1. — Muscle non massé. — Éléments musculaires séparés par des travées fibreuses blanches[1].

préparation, on voyait une multiplication de ses noyaux traduisant un peu de myosite interstitielle.

NERFS ET VAISSEAUX.

On constate que le tissu conjonctif s'est hyperplasié autour de petits vaisseaux. C'est leur couche externe qui s'est hypertrophiée presque exclusivement. Autour de ces petits vaisseaux existe un certain nombre de cellules plates du

---

1. Nous devons les quatre figures ci-jointes à l'obligeance du Dr Castex. Elles sont tirées de sa très intéressante *Étude clinique et expérimentale sur le massage.* Voir *Archives générales de médecine,* 1891.

tissu conjonctif à noyau très apparent qui donnent à l'épaississement total une apparence concentrique.

Mais c'est surtout sur l'élément nerveux que portent les modifications intéressantes.

Sur une coupe transversale, le tissu conjonctif forme des enveloppes superposées autour du périnèvre.. A l'intérieur

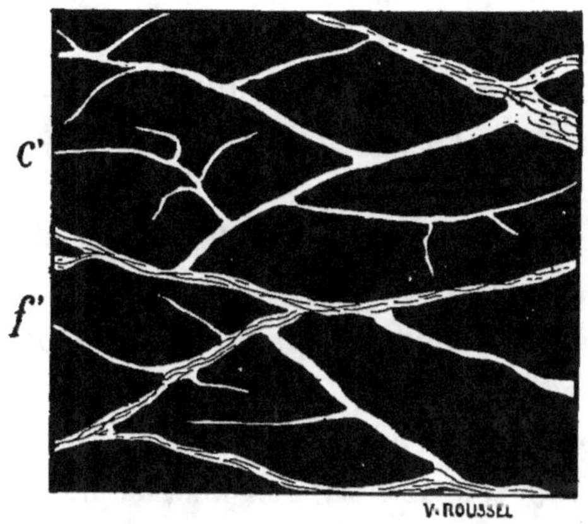

Fig. 2. — Muscle massé. — Éléments musculaires séparés par des nervures conjonctives beaucoup plus minces que dans l'autre figure.

du périnèvre se trouvent des amas d'une substance blanchâtre. Il en existe jusqu'à cinq dans une même enveloppe, comprimant l'élément nerveux.

Sur une coupe longitudinale, on voit que ces amas sont des bandes qui divisent le nerf en faisceaux. Il semble que ce soit le tissu conjonctif qui est autour des vaisseaux du nerf qui se soit développé à l'intérieur du périnèvre. Celui-ci étant extensible, les fibres nerveuses sont comprimées.

Les noyaux de la gaine de Schwan ne paraissent pas multipliés. L'altération des cylindres-axes est considérable, puisque, sur une coupe transversale, nous trouvons que la moitié de la surface circonscrite par le périnèvre est remplie par la néoplasie péri-vasculaire. Le tissu conjonctif, qui est autour du périnèvre et qui est épaissi, est riche en noyaux. Le périnèvre est au moins trois fois plus épais dans le côté non massé que dans le côté massé.

En somme, périnèvre épaissi.

Les petits vaisseaux qui sont au milieu des éléments nerveux contenus dans ce périnèvre sont le siège d'une hyperplasie périphérique.

C'est la lésion qui est la plus évidente : *périnévrite, névrite interstitielle et compression des tubes nerveux.*

Tout est *normal*, au contraire, dans les vaisseaux et les nerfs du côté *massé*.

Les figures 3 et 4 ne sont pas moins démonstratives que les précédentes : d'un côté le nerf non massé aplati avec le tissu conjonctif enserrant des éléments nerveux réduits de volume, avec périnèvre très épaissi et dépôts de néoformation au-dessous de cette gaine ayant refoulé et comprimé les tubes nerveux (fig. 3); de l'autre, nerf traumatisé et massé avec tous ses éléments normaux, avec son aspect normal (fig. 4).

Tels sont les faits si nettement démontrés par M. Castex, qui a bien voulu nous autoriser à reproduire les figures de son intéressant mémoire.

Il y a lieu de conclure que le massage favorise non seulement l'évacuation de la région, mais favorise aussi la rapidité et la perfection de sa réparation. On conçoit, après ces

réflexions, qu'il n'y ait plus lieu d'être surpris de la grande
rapidité que donnent à la restitution des fonctions les ma-

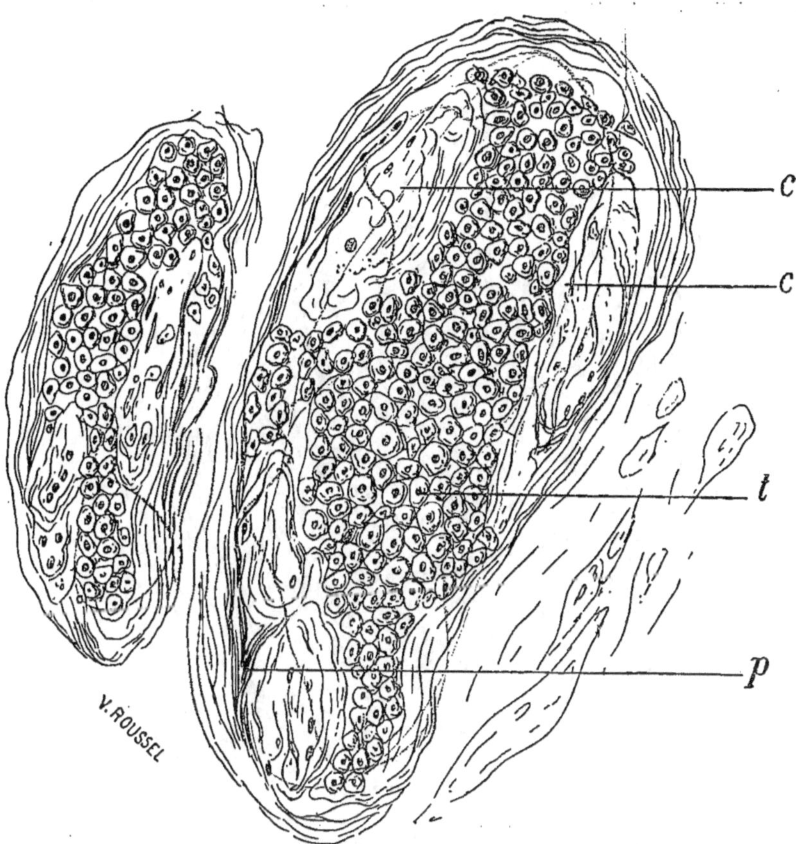

Fig. 3. — Nerf non massé ; *p*, périnèvre épaissi ; *c c*, éléments nerveux atrophiés ;
l, éléments réduits de volume.

nœuvres du massage introduites dans le traitement des
fractures.

Ce qui est vrai de la réparation des muscles, des nerfs et

de toutes les parties molles en général, est bien plus vrai encore de la réparation osseuse. On aurait pu croire au début que le masseur, dans le but de conserver la souplesse

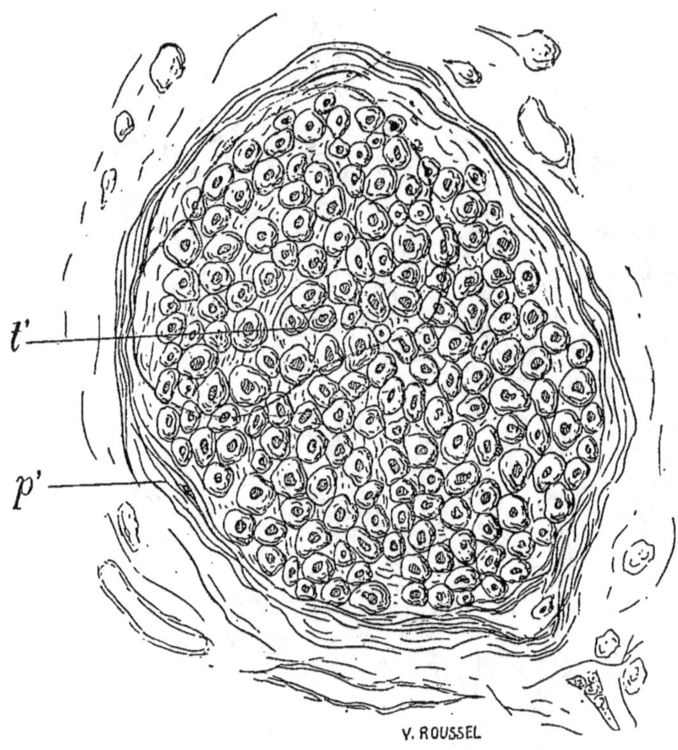

Fig. 4. — Nerf massé ; p', périnèvre normal ; l', éléments nerveux normaux.

des muscles et la liberté des articulations, sacrifiait un peu de la rapidité de réparation du foyer osseux de la fracture. Il n'en est rien. Sous l'influence des manœuvres de massage, l'accélération du phénomène de la réparation osseuse,

de la formation même du cal, est tout à fait remarquable.
Le cal devient gros, fort, solide; cela ne veut pas dire qu'il
devient difforme. Au contraire, le cal qui se produit ainsi
hâtivement est parfaitement régulier. Mais surtout il est
suffisamment puissant, il ne présente aucun accident, et je ne
me rappelle pas avoir vu de ramollissement ni de retard
dans la formation du cal même dans de mauvaises conditions. Il y aurait exagération à ne voir là que le résultat de
la disparition rapide des caillots et des exsudats. Il y a là
un phénomène propre, dû aux manœuvres et se traduisant
par une vitalité plus parfaite du membre fracturé.

Sans doute il serait désirable qu'un travail expérimental
analogue à celui de M. Castex eût fait constater l'influence
du massage sur la réparation osseuse. Mais, en attendant
cette vérification expérimentale, l'observation clinique nous
serait déjà bien démonstrative.

ACTION SPÉCIALE SUR LA VITALITÉ DES MEMBRES.

C'est cette vitalité nouvelle, cette activité vitale plus parfaite du membre qui nous frappe et qui nous conduit à
admettre que l'action du massage est bien plus profonde
que beaucoup d'observateurs ne l'ont admis jusqu'à présent.
Pour quiconque a étudié le massage dans ses actions multiples, l'action sur la vie du sujet et sur la nutrition locale
est considérable. On a cherché, pour expliquer ces résultats,
la détermination d'une action électrique. Certains auteurs,

comme MM. Chazaram et Dècle[1], puis M. Mervy, ont vu là des phénomènes de production d'un fluide spécial comparable ou assimilable au fluide électrique. M. Mervy admet que ce fluide peut charger les fibres musculaires et provoquer leur régénération.

L'examen des théories de ces auteurs demanderait une étude théorique très étendue qui ne saurait trouver sa place ici. Mais il y a certains faits qui peuvent être rappelés avec avantage, d'autant plus qu'on doit toujours les avoir en mémoire, si l'on veut tirer du massage tout ce qu'il peut donner après les traumatismes.

M. Mervy par exemple relève deux faits, qui sont incontestables quand on les recherche avec soin. Sur des muscles qui ont été massés très superficiellement, qui ont subi presque des passes magnétiques, en appliquant les extrémités digitales sur les extrémités du muscle vers ses points d'insertion, on détermine des contractions comme on le ferait avec des excitateurs électriques. Sur les muscles atrophiés surtout cette excitation devient très sensible; et la répétition de cette action accroît rapidement le volume du muscle. Or c'est là un phénomène facile à constater dans nombre de circonstances. On peut ne pas admettre l'explication du fait, à savoir qu'il se produit parce que l'opérateur charge le muscle d'un courant musculaire à lui propre, mais il faut toujours bien constater le fait.

Parmi les autres phénomènes sur lesquels M. Mervy appelle l'attention, citons encore l'action réflexe du massage sur le

---

1. *Découverte de la polarité humaine. Les courants de la polarité dans l'aimant et dans le corps humain.*

membre du côté opposé qui n'est pas massé. C'est encore une action qui paraît bien évidente en certaines circonstances.

M. Mervy m'a montré un sujet fort curieux chez lequel il existait une arthrite chronique des deux genoux. Or le massage d'un seul genou avait été suivi de la guérison des deux articulations.

Ce fait peut ne pas se répéter constamment malgré des conditions en apparence identiques, mais on peut cependant le retrouver dans beaucoup de cas; et, quand on réfléchit aux nombreuses altérations des articulations qui se produisent sous l'influence d'états morbides des centres nerveux et des nerfs, on conçoit que le massage qui agit sur les nerfs directement et indirectement sur les centres nerveux ait une importance capitale sur l'entretien et sur la régénération de l'appareil locomoteur.

En ce qui concerne la régénération des muscles il suffit d'avoir été témoin des faits auxquels je viens de faire allusion, pour rester très convaincu et pour reproduire soi-même un résultat thérapeutique identique dans nombre de circonstances, et en particulier dans les cas où le traumatisme a été la cause directe ou indirecte des altérations musculaires.

Je ne veux ni adopter une théorie nouvelle ni donner une explication quelconque des faits. Mais je constate que sur les membres fracturés, dans les régions massées, l'activité vitale a considérablement augmenté. Non seulement la douleur a disparu dans des conditions extraordinairement frappantes, mais la vie s'y est promptement manifestée et le phénomène qui nous intéresse le plus s'est produit avec une extraordinaire perfection. Cette perfection de la formation du cal non seulement n'a pas été en raison directe de la violence des manœuvres employées, mais en raison directe de la douceur et de l'insensibilité obtenue. C'est avec des manœuvres prolongées que la douleur a disparu, et c'est avec des manœuvres prolongées que la formation du cal s'est bien faite. Comme pour la production de tous les phénomènes nerveux, une sorte d'entraînement a été favorable. Les manœuvres ont dû être faites avec régularité et patience, comme si l'excitation douce et répétée des troncs nerveux avait déterminé un état d'excitation artificielle de ceux-ci, amenant avec elle le développement secondaire d'une vie exagérée dans les tissus dominés par ces groupes ou troncs nerveux. L'excitation, du reste, était une excitation essentiellement périphérique, puisqu'elle portait à la fois sur la peau, sur les muscles, sur les os et les articulations sans être dirigée d'une façon directe sur un tronc nerveux déterminé.

Si l'on admet, comme je le fais, cette action sur la nutrition par excitation du système nerveux, on s'explique dans une certaine mesure ce qui reste mystérieux dans l'action du massage. Je dois dire, du reste, que ce mystère tient à une cause entre toutes : au défaut d'études de la physiologie du massage. Ce défaut tient, dans beaucoup de cas, à ce que ceux qui l'ont étudié se sont beaucoup plus occupés de la question pratique que de la question théorique ; ils ont accepté empiriquement les bienfaits du massage, mais n'ont pas cherché à étudier le mode d'action intime des manœuvres.

Cela tient aussi à ce que ces bienfaits du massage étant dans une large mesure inconnus ou contestés par la chirurgie régulière, les études scientifiques ont été infiniment plus difficiles ici que dans beaucoup d'autres circonstances. Justement pour les fractures les bénéfices obtenus étant très considérables et nécessitant une action complexe sur les os et sur les tissus qui les entourent, nous trouvons un champ particulièrement favorable pour l'étude des phénomènes élémentaires de la nutrition, et ce ne sera pas une des moindres conséquences de la pratique du massage des fractures, d'avoir introduit dans la théorie du massage des éléments permettant d'apprécier à leur réelle valeur les phénomènes, les transformations considérables de la nutrition du membre introduites par le massage.

CHAPITRE III

PRATIQUE DU MASSAGE.

Tandis que dans mes publications précédentes j'ai toujours commencé par une étude des faits pouvant justifier le massage, j'ai admis cette fois le massage nécessaire et j'ai indiqué de prime abord quel était le but qu'il poursuit; parce que mon expérience est assez étendue, assez longue, pour me permettre de donner sur le sujet de véritables aphorismes, pour formuler les termes mêmes d'une théorie. L'exposé des manœuvres du massage n'en sera ensuite que plus facile et plus complet.

Si l'action du massage, si son influence sur la nutrition des tissus a pu être et reste encore mystérieuse, sa pratique n'a rien que de simple et de facile. Tout en reconnaissant les qualités d'expériences et de tact de certains spécialistes, je suis convaincu que les manœuvres dont je m'occupe sont accessibles à tous ceux qui voudront les pratiquer avec discrétion, avec patience et avec l'exactitude suffisante. J'ai même fait remarquer bien des fois que les manœuvres que je recommande étant plus douces, plus mesurées que celles qu'on est accoutumé de rechercher dans le massage en général, elles ont plus de chances d'être exécutées par un nouvel adepte docile que par un masseur expérimenté, plus soucieux de ne pas renoncer à ses habitudes. C'est la raison pour laquelle sans doute j'ai trouvé parmi les jeunes élèves une foule de collaborateurs précieux que j'ai employés sans relâche depuis neuf années, et dont un grand nombre ont depuis appliqué mes principes pour leur compte au grand bénéfice de leurs clients et ont trouvé dans ces manœuvres bien suivies de grands éléments de succès.

C'est aussi la raison pour laquelle je conseille au médecin de pratiquer d'abord lui-même le massage. Puis, lorsqu'il a fait les premières séances, lorsqu'il a bien déterminé les nécessités du cas, il peut faire continuer ce massage par un aide expérimenté s'il en a un sous la main. Si cet aide n'existe pas pour lui, il peut en former un extemporanément en quelque sorte avec n'importe quel sujet intelligent et dévoué pourvu qu'il soit docile. J'ai procédé de la sorte et fait procéder nombre de fois dans des cas même difficiles, à la condition toutefois que la surveillance du malade ait été conservée bien complète par le médecin.

La pratique du massage pour les fractures ne saurait être uniforme à cause de la grande variété des cas. Puis le massage ne doit pas être constitué seulement par les manœuvres de malaxation méthodique. Il comprend également l'ensemble des mouvements provoqués, qui ont, pour moi, d'abord précédé la pratique du massage et qui m'y ont conduit. Cette association intime constitue une des difficultés de la manœuvre ; et la mesure du mouvement demande beaucoup de tact et d'intelligence.

Quelles que soient ces difficultés, il faut, par dessus tout et avant toutes choses insister sur ce fait que ces manœuvres devront toujours être douces et dirigées de telle sorte qu'elles amènent sans douleur la tolérance nécessaire.

L'anesthésie de la région par le massage est une condition primordiale du succès, et l'on peut affirmer que ceux qui n'ont obtenu les résultats du massage qu'en provoquant des *douleurs* intempestives, n'ont pas connu la thérapeutique nécessaire.

S'ils ont réussi malgré cela, c'est que la méthode est si efficace qu'elle peut donner des succès même dans de mauvaises conditions. Mais on peut assurer alors qu'ils n'en ont pas tiré tout le bénéfice possible, et qu'ils se sont exposés inutilement à des accidents évitables sans compter les douleurs qu'ils ne devaient pas au malade et que par ignorance ils lui ont infligées.

Conditions diverses du massage.

Je divise en quatre classes les applications du massage aux fractures :

1° *Massage immédiat et continué.* — C'est la manière la plus parfaite d'appliquer la méthode. C'est ainsi qu'on pratique le massage dans les fractures qui sont susceptibles de peu de déplacement secondaire ou dont le déplacement gêne peu les fonctions. Les fractures du radius et du péroné sont les types les plus caractéristiques de ces fractures. Ce sont, d'une manière plus générale, celles qui occupent le voisinage des articulations. Presque toutes les fractures para-articulaires ont des formes très propres à ce traitement.

Un des premiers résultats de mes recherches sur l'importance du mouvement pendant la réparation des fractures a été de me démontrer l'inutilité de l'immobilisation dans la plupart des fractures de cet ordre. Il était bien naturel de conclure que si l'immobilisation ne leur était pas indispensable, le massage leur serait extrêmement favorable et pourrait leur être appliqué d'emblée, soit dans les meilleures conditions. Aussi faut-il ajouter aux fractures du radius et du péroné les fractures partielles du coude, celles du col de l'humérus, certaines fractures des condyles du fémur, les fractures sus-malléollaires, lorsqu'elles n'ont pas de tendance au déplacement. C'est, en effet, cette tendance au déplacement qui doit arrêter ou modérer pour toutes les manœuvres immédiates.

2° *Massage immédiat suivi d'application d'appareil.* — Dans les mêmes fractures, lorsque la tendance au déplacement est trop grande, on fera un excellent massage *en massant le membre avant de le mettre dans l'appareil.* Cette pratique est tout particuliérement bonne pour les fractures du poignet avec grande mobilité, pour les fractures sus-malléollaires. Je l'ai beaucoup appliquée aux cas de fracture de l'extrémité supérieure de l'humérus où il existe une tendance au déplacement; même dans les fractures les plus mobiles, celles de la partie moyenne de la jambe, même celles du fémur, on en obtient les meilleurs résultats

3° *Massage mixte, placement d'un appareil inamovible et massage intermittent.* — Pour une troisième classe de frac-

ture on ajoute à l'application d'un appareil la pratique suivante : *l'appareil placé est retiré au bout de deux ou trois
jours, puis un massage méthodique est pratiqué, l'appareil est
remis et on le retire chaque jour.* Ceci ne peut être fait que
pour des fractures où la mobilité n'ait qu'une tendance
médiocre à se produire, pour la jambe, pour le bras, surtout pour l'avant-bras; nous avons eu d'excellentes occasions
d'appliquer ces méthodes.

4° *Immobilisation exacte suivi du massage après commencement de consolidation.* — L'immobilité absolue est nécessaire
pendant quelque temps.

Il s'agit de ces cas où la mobilité des fragments est très
grande immédiatement, et pour lesquels néanmoins la
mobilisation très rapide est une nécessité et présente les plus
grands avantages. Pour ces cas, l'artifice consiste à *immobiliser absolument les fragments pendant quelques jours. Très
rapidement, il existe une somme de soudure osseuse suffisante
pour permettre de retirer l'appareil pour pratiquer le massage.*
Dans les cas où au début cette mobilité était extrême, on est
obligé, pendant un certain temps encore, de remettre l'appareil après la séance de massage. Mais dans beaucoup de cas,
peu de jours ont suffi pour donner à la soudure assez de
solidité pour qu'on puisse procéder au massage, et ne
plus remettre ensuite qu'un appareil de contention très peu
important, et permettre au sujet de faire lui-même certains mouvements qui sont un adjuvant excellent de la
méthode.

Dans cette quatrième classe, il faut placer surtout certaines
des fractures de l'extrémité supérieure de l'humérus et de

l'extrémité inférieure du même os, qui présentent trop de
mobilité pour être soumis au massage immédiat qui, dans
tous les cas où il est possible, donne des résultats si bril-
lants. Mais même dans ces derniers cas moins favorables,
les suites sont infiniment plus satisfaisantes que celles
qu'on avait observées jusqu'ici et, si l'on veut désormais, on
ne verra plus guère de gens qui, après ces fractures, restent
des infirmes ou au moins n'ont plus qu'un membre supérieur dont les services sont absoluments imparfaits. On peut
encore traiter de cette façon des fractures avec fragments
osseux infiniment plus mobiles, certaines fractures de la
partie moyenne de l'humérus ou de la partie moyenne de
la jambe.

Manœuvres du massage.

Quelle que soit la variété de la fracture soumise au traitement, un certain nombre de manœuvres diverses, utiles
pour des propriétés différentes, doivent être pratiquées
méthodiquement.

On remarquera d'abord qu'il existe une certaine complexité de l'ensemble des mouvements thérapeutiques à
faire subir à une région fracturée. Pour obtenir une action
utile sans dommage, il faut en établir l'ordre et la succession
régulière. Tous les mouvements à déterminer ne sont pas
seulement ceux propres au massage tel qu'il est compris
généralement; un certain nombre de mouvements appartiennent à des modes de mobilisation des os, qui précèdent

ou qui suivent les manœuvres proprement dites de massage. La méthode suivant laquelle ces mouvements se succèdent reste de grande importance.

Il faut reconnaître trois groupes de mouvements très différents employés pour le massage d'une fracture :

1° Mouvements d'exploration ; 2° mouvements et pratiques de massage proprement dits ; 3° mouvements provoqués dans les articulations voisines et compromises par la fracture et même dans certaines articulations éloignées.

1° MOUVEMENTS D'EXPLORATION

Les premiers mouvements à imprimer au foyer de la fracture sont ceux qu'on détermine dans le foyer de la fracture pour constater la fracture et ses conditions diverses. C'est en déterminant des mouvements dans le foyer qu'on peut apprécier la somme des déplacements possibles.

Il y aurait lieu dans cette exploration première de tenir compte de certaines données qu'on a laissées de côté assez volontiers jusqu'ici.

Il y a lieu, lors de ces premières recherches, de déterminer le moins de douleur possible. Ce n'est pas l'amplitude des mouvements provoqués qui donne des notions exactes sur la fracture, et les déplacements angulaires n'ont jamais besoin d'être portés à l'extrême pour donner des renseignements utiles.

Les enfoncements de fragments qui ne sont pas accompagnés de déplacements graves devant être respectés avec soin, les grandes pressions au bout des leviers sont tout à fait intempestives.

En donnant à la main qui manie le foyer de la fracture un mouvement régulier, en exerçant des pressions dans le sens des fibres des groupes musculaires, on détermine des pressions très douces, qui peuvent être considérées comme un commencement de massage et qui permettent d'explorer même profondément sans souffrance.

Au rebours de ce qui se fait communément, il faut explorer le foyer de la fracture d'abord bien fixée, toucher du doigt l'augmentation de volume, constatée par la vue, puis, par des mouvements, donner les modifications de forme (déplacements) qui peuvent être déterminées.

Il est bien rare que toutes ces manœuvres ne puissent être accomplies avec la douceur suffisante pour n'être que très peu douloureuses. Une seule sera pénible et il faudra la garder pour la fin de l'exploration, la limitation du foyer de fracture par la pression qui donne une notion nécessaire et dont l'élément principal est la douleur.

Cette manœuvre doit être courte et discrète, et le malade doit être prévenu que dans les manœuvres de massage elle sera rigoureusement évitée. Son but principal était précisément de déterminer la zone dangereuse à toucher.

Une bonne méthode d'exploration des membres fracturés étant introduite donnera sans doute une excellente occasion de faire disparaître des habitudes médicales la recherche de *la crépitation* qui est l'occasion de tant de tortures pour les malheureux patients.

On a tant dit et répété qu'elle constitue le seul signe

certain de fracture qu'elle devient presque le seul recherché par bien des chirurgiens et naturellement par tous les élèves qui passent ainsi sur le foyer de la fracture.

Dans l'immense majorité des cas, c'est un signe absolument inutile à rechercher. Souvent au cours d'exploration discrète, il se présente de lui-même; et, s'il est difficile à constater, c'est qu'il est dangereux de le provoquer.

Tous les signes des fractures doivent avoir été passés en revue quand on arrive à celui-ci, qui doit se rencontrer de lui-même dans le seul ébranlement direct du foyer qui soit permis à la fin de l'exploration pour la constatation de la fracture.

Lorsque la fracture est constatée, on doit chercher quels sont les mouvements possibles à imprimer au membre sans douleur; il faut voir dans quelle mesure les articulations voisines de la fracture peuvent encore être mobilisées, quelles sont les régions qui peuvent être pressées ou frôlées sans douleur. Toute cette exploration sera faite sur le membre immobilisé; le foyer de la fracture doit être maintenu dans la main, ce qui est le meilleur moyen de savoir dans quelle mesure on l'ébranle. Nous l'appuyons aussi souvent sur un coussin de sable pour cette manœuvre.

On conçoit que ces manœuvres premières sont celles qui vont nous guider dans l'intensité de l'effort à permettre au masseur. Nous verrons dans quelle mesure le foyer de fracture pourrait être exposé à des accidents. Enfin nous nous rendrons compte dans une certaine mesure de la rapidité avec laquelle le massage restituera des mouvements normaux.

On peut considérer les mouvements que nous venons d'indiquer comme la véritable préparation au massage.

C'est au cours de ces manœuvres que le chirurgien doit déterminer *la région à masser*. Il ne faut pas en effet considérer seulement comme région à masser le *voisinage immédiat* de la fracture. Les effets immédiats et secondaires du traumatisme s'étendent à une distance considérable du foyer. Pour avoir un bénéfice complet du massage il faut également l'étendre à une *région considérable* autour du foyer de la fracture. Les premiers mouvements pratiqués lors de ce premier examen seront fort utiles pour déterminer les limites du traumatisme, les conditions du foyer et les points qui peuvent immédiatement supporter le massage, comme ceux qui auraient besoin d'être ménagés dans les premières manœuvres. Mais toujours elles devront être portées le plus bas et le plus haut possible au-dessous et au-dessus du foyer.

2° MASSAGE PROPREMENT DIT.

Supposons que les manœuvres précédentes ont été faites avec toute la douceur désirable. Le foyer de la fracture a été bien exploré et bien déterminé. C'est là un point capital, car ce foyer *ne doit pas être l'objet de pressions directes*. C'est là la première faute commise par la plupart des médecins qui nous ont emprunté notre méthode. Elle est l'origine de douleurs plus ou moins vives et quelquefois de retards dans la consolidation du cal.

L'œil et la main du chirurgien ayant bien déterminé les

régions à éviter, quelles seront les manœuvres que nous allons faire subir aux régions du voisinage ?

Ne vous perdez pas dans l'effrayante nomenclature des manœuvres du massage indiquées par les traités spéciaux : effleurage, pétrissage, tapotements, pincements, etc. Je ne veux pas contester qu'il n'y ait moyen de les utiliser dans d'autres applications du massage, mais, en ce qui concerne les fractures, il n'y a pas lieu de sortir d'une série de mouvements assez simples.

Le massage se compose d'une série de pressions exercées avec les doigts ou la main tout entière, foulant devant elle des parties molles en déprimant soit des masses épaisses, soit des bandes musculaires étroites, suivant la profondeur à laquelle doit parvenir l'effet de la pression.

Il doit surtout être représenté par une suite de pressions, de frottements très répétés suivant autant que possible la direction des fibres musculaires et dans le sens dn cours du sang veineux. Les mouvements dans le sens opposé peuvent être faits, mais doivent être particulièrement doux.

Il faut, avant toute chose, bien fixer le membre à masser et surtout bien immobiliser la région de la fracture. Si le sujet est dans son lit, le mieux est de placer son membre bien appuyé sur des coussins durs, et, dans mon service hospitalier, je me sers pour cet usage de coussins de sable qui constituent le plus solide point d'appui. Il importe en effet au plus haut point que la région fracturée soit bien immobilisée pour que la série des pressions que nous allons faire ne l'ébranle pas.

On peut, pour les extrémités des membres, poignet ou

pied, trouver un excellent plan d'immobilisation sur une table, et surtout sur le genou. Mes élèves utilisent beaucoup le genou.

Les pressions doivent toujours être faites directement avec la main et perpendiculairement à l'axe du membre. Cette sorte de pression combinée avec le glissement de la main suivant la direction du membre constitue l'essence du massage.

Cette marche, ce glissement de la main doit *toujours être* conduit *selon l'axe du membre et en suivant la direction du cours du sang veineux*. Les pressions qui suivent cette direction sont surtout celles qui semblent vraiment efficaces. Tout en suivant cette direction du cours du sang veineux, il faut s'attacher à suivre avec la main qui presse les tendons et les muscles sur lesquels doit se porter une partie de l'effort des pressions. Il arrive souvent qu'il soit utile de contourner, d'envelopper ainsi le groupe musculaire avec les doigts.

Rien n'est plus facile que de suivre cette ligne générale que j'ai tout d'abord recommandée. Cependant j'ai vu bien des fois pratiquer ce massage en sens inverse que j'appelle familièrement massage à rebrousse-poil. Il faut le proscrire d'une manière générale et surtout au début, car il est très douloureux d'abord, puis il est réellement dangereux. Il est excessivement facile de s'en rendre compte si on l'a subi au bain où il est très employé. Pour un individu parfaitement sain, sur des régions peu sensibles, il est extrêmement désagréable; il est absolument inutile. Mais pour la fracture, comme il tiraille les muscles et les tendons, comme il ébranle les os, il faut le défendre avant toutes choses.

Il est probable que cet écueil est plus difficile à éviter qu'on ne pourrait le croire au premier abord, car on a toutes les peines du monde à empêcher ces pratiques par les gens qui ont appris à masser. Je l'ai vu, entre autres cas, très répété dans le traitement de l'entorse, où cette manœuvre n'est pas beaucoup plus utile que pour les fractures, mais est aussi très douloureuse. Cela peut tenir non seulement à ce que les masseurs l'enseignent, mais aussi à ce qu'elle procède d'un mouvement très naturel qui a pour but de revenir sur les parties pressées, massées en changeant le sens des pressions. D'une manière générale il ne faut pas s'y laisser aller. Cette manœuvre ne trouverait son indication que chez un sujet guéri depuis longtemps chez lequel il n'y a plus de douleurs possibles par l'ébranlement violent des parties et chez lequel un reste de raideur autorise à beaucoup varier les mouvements imprimés aux muscles et les pressions exercées sur les articulations. Mais de telles pratiques ressortissent plutôt du massage violent, et je n'ai voulu en aucune façon m'en occuper ici pour pouvoir insister plus particulièrement sur le massage dans sa forme douce, légère, indispensable au traitement des fractures.

Le mode principal suivant lequel peuvent être employées *les pressions longitudinales* consiste à déprimer avec un ou plusieurs doigts, avec une main ou les deux mains associées, une partie de la périphérie du membre, à pénétrer en quelque sorte entre les muscles, en les chassant devant soi, et en conduisant la pression profonde mesurée sans secousses, en ne cessant la pression que lorsqu'on a beaucoup dépassé la région à masser. Dans ces pressions, on peut mettre une variété infinie en évitant toujours leur action directe sur le foyer de fracture. Les doigts qui fouillent le membre doivent contourner ce foyer et s'en tenir d'autant plus éloignés que les fragments ont plus de mobilité. Ils peuvent s'en rapprocher davantage, lorsque le foyer est solidement engréné, ou lorsque la consolidation est avancée; mais ils ne doivent jamais appuyer directement sur lui.

Ces pressions longitudinales qui pénètrent profondément, en quelque sorte dans la profondeur du membre constituent l'essence du massage, et ce sont celles qui seront utilisées. Elles doivent être faites à des degrés d'énergie très variables, suivant les époques de la fracture, et suivant les variétés. Mais, en outre, elles peuvent être précédées ou suivies de pressions d'ordre différent plus générales, ou suivant des modes déterminés par les autres conditions du foyer à atteindre.

Une deuxième manière de faire des pressions longitudinales sur le membre est constituée par l'ensemble de pressions larges, mais superficielles. Les manœuvres que je désigne sous le nom de *pressions en bracelet* ici en donnent le type le plus parfait. Les pressions sont exercées avec toute la main enveloppant le membre. Le foyer de la fracture est bien fixé. Dans sa marche ascendante, la main qui enveloppe ou bien évite tout à fait le foyer de la fracture, ou bien cesse de presser au moment ou elle passe sur ce foyer.

Ces pressions en bracelet donnent un mouvement très facile à mesurer et qui peut être répété en quelque sorte indéfiniment. Ceci est un point d'une grande importance puisque la répétition de la même pression joue un rôle capital dans l'exécution d'un massage utile.

Contrairement aux pressions faites avec le pouce ou avec l'extrémité des doigts, cette forme du massage reste fatalement un peu superficielle. Elle ne peut servir à fouiller les espaces intermusculaires et la profondeur des tissus. Elle peut être utilisée pour le massage à toutes les époques du traitement, et surtout pour terminer les séances, ce qui fait alors qu'elle peut se faire avec une certaine force.

Mais, en agissant avec douceur, elle est surtout utile au début et lorsqu'il s'agit de préparer la région à supporter des pressions plus profondes et plus énergiques. Pratiquée avec douceur, elle jouera un grand rôle dans l'insensibilisation de la région. Nous avons donné dans nos figures de nombreux exemples de ce mode du massage, et il sera facile de se rendre compte de la manière de procéder. Pour y réussir, il faut se rappeler avant tout que la fixation du foyer doit être assez efficace pour que la main enveloppant toute ou à peu près toute la périphérie du membre ne l'ébranle pas, puis aussi, que la régularité des pressions est indispensable à l'accomplissement d'un bon massage.

Autant que possible, ces pressions en bracelet doivent commencer, beaucoup au-dessous du foyer de fracture, et ne s'arrêter que beaucoup au delà.

Elles répondent ainsi à cette indication toujours la même dans tout le cours de ces traitements, c'est que les manœuvres de massage, comme les mouvements provoqués, ne doivent pas seulement comprendre la région exacte de la fracture, mais une région considérable au-dessus et au-dessous.

En dehors de ces *pressions directes et perpendiculaires* aux muscles promenées suivant l'axe du membre, je n'emploie guère qu'un seul ordre autre de mouvement : des *pressions circulaires sur place*, une sorte de *mouvement de meule* exécuté avec la paume de la main. Il faut l'employer partout où il y a une tuméfaction particulièrement développée, des gonflements tendineux faisant saillie, un épanchement de sang bien isolé. Ce mouvement est surtout destiné à écraser ledit épanchement, à chasser l'épanchement accumulé. Aussi ne faut-il jamais manquer, après l'avoir exécuté, de le faire suivre des pressions longitudinales dont je parlais tout à l'heure et qui compléteront son action en permettant de refouler vers la racine du membre tous les produits qui sont destinés à être emportés par la circulation. Les pressions longitudinales qui doivent terminer toute séance de massage doivent être faites largement sur une partie de la périphérie du membre bien immobilisée et saisie en quelque sorte en masse avec les mains.

Parties de la main utilisées pour le massage. — Quelles parties de la main doivent être utilisées pour ces manœuvres? C'est d'abord le *pouce* qui peut produire des pressions énergiques et les diriger avec une grande précision. Le pouce doit être l'agent le plus employé dans cette sorte de massage. Soit qu'on utilise seulement l'extrémité de sa surface palmaire, soit qu'on emploie la surface palmaire suivant toute sa longueur. Aucune autre partie de la main ne suit aussi bien le mouvement imprimé dans une direction constante. Si le membre est encore très douloureux, comme au début du massage, on emploie un seul pouce, celui de la main droite. La main gauche est employée pendant ce temps à fixer assez solidement la partie blessée pour qu'aucun mouvement communiqué intempestif ne vienne rendre les manœuvres douloureuses. Si la douleur est déjà diminuée, si le membre est très parfaitement fixé, on emploiera les *deux pouces* simultanément, ou successivement, ce qui activera la manœuvre et permettra une action beaucoup plus énergique. Tandis qu'au commencement de la manœuvre la promenade du pouce sur la région doit être courte, lorsque le sujet s'habitue, lorsque la sensibilité est bien éteinte, les pouces peuvent faire sur le membre de grandes allongées.

Pour avoir une action plus grossière, plus énergique, on peut employer ensuite la *face palmaire des quatre doigts* réunis et même la paume de la main. Mais ce sont là des manœuvres complémentaires en quelque sorte et qui ne doivent intervenir que lorsque le plus important et le plus difficile de la besogne a déjà été fait avec les manœuvres plus délicates du pouce.

La série de figures montrera les conditions dans lesquelles les manœuvres peuvent être appliquées aux principales variétés de fractures.

Les pressions larges de *toute la main* ou les pressions circulaires avec *une* ou *deux* mains tout entières peuvent être faites avec une extrême délicatesse et graduées selon tous les degrés imaginables.

Les *pressions circulaires sur le membre avec saccades*, même

en les faisant bien exactement suivant le cours du sang
veineux, ne sont pas de grande ressource, je les pratique
peu et ne les conseille pas aux gens peu expérimentés. Elles
ébranlent trop le membre et sont parfaitement remplacées
par une succession patiente de pressions moins larges et
moins énergiques.

A plus forte raison, je repousse absolument *le pétrissage*
proprement dit, qui constitue une manœuvre trop violente,
qui ébranle trop, même un foyer de fracture déjà accoutumé aux manœuvres du massage. Du reste, on peut remarquer, en passant, que le pétrissage qui forme l'essence du
massage pratiqué dans certaines villes d'eaux, où il tire une
indication très nette de la saturation des tissus à modifier
violemment, est une manœuvre brutale qui mérite à peine
le nom de massage. On la confond beaucoup trop avec l'ensemble des manœuvres délicates précises, qui doivent constituer l'essence du massage digne de ce nom.

Cette remarque est nécessaire à faire, car trop de gens
se représentent à tort le massage ainsi fait; ils ne connais-
sent pas d'autres pratiques, et s'étonnent alors assez légiti-
mement qu'on lui confie certaines œuvres délicates. L'art
du massage doit être beaucoup plus parfait que nous ne le
voyons tous les jours entre les mains des rebouteurs ou des
garçons de bain qui n'ont reçu aucune éducation spéciale.
S'il fallait confier le massage des fractures à ces messieurs
qui sont trop souvent les représentants attitrés du massage,
je serais le premier à conseiller de renoncer aux bienfaits du massage et de s'en tenir aux vieux procédés de
traitement des fractures qui feraient courir moins de

risque aux blessés que la brutalité de certains opérateurs.

Quelle que soit la forme de pression adoptée pour le massage, la répétition patiente, identique d'un même mouvement joue un rôle capital. N'oublions pas que, en cherchant à établir une théorie des effets du massage, nous avons dit, d'une part, que le sens régulier des pressions devait aider le cheminement des parties à résorber ; mais nous avons ajouté d'autre part que le massage agissait sur la vitalité du membre, qu'il déterminait une excitation nerveuse périphérique. Or, toutes les fois que ces excitations du système nerveux doivent être déterminées, c'est leur répétition patiente et régulière, déterminant une sorte d'entraînement, d'accoutumance des parties, qui mène à la production la plus parfaite des phénomènes voulus.

A cet égard le massage participe certainement de l'action dite magnétique, de l'hypnotisme, de toutes les expériences dans lesquelles une influence nerveuse périphérique doit être exercée. Le massage des fractures doit adopter les formes les plus délicates du massage, de celles pratiquées par certains praticiens très en renom, aux qualités manuelles desquelles on attache beaucoup d'importance avec juste raison. Leur influence tient, pour une très large part, à ce que leurs manœuvres sont douces, progressives et se reproduisent avec une inexorable régularité, sans à-coup, et se répètent indéfiniment sur le même point jusqu'à l'obtention du résultat nécessaire.

DESCRIPTION DES FIGURES
MONTRANT LES MANŒUVRES DE MASSAGE.

J'ai donné toutes les indications générales nécessaires à la pratique des manœuvres de massage, et, pour chaque fracture en particulier, j'insisterai sur chacun de ces mouvements que la pratique m'a appris être efficaces et sans inconvénients.

Au point de vue des généralités, il me reste à bien préciser certaines conditions du massage ; et je vais citer des exemples, en présentant un certain nombre de figures qui rendront ma démonstration plus précise et plus facile à comprendre.

Fixation ou immobilisation du membre ou de la région massée.

En règle générale, le membre à masser doit être immobilisé et présenter une sorte de plan ou de surface résistante, pour les pressions qu'il doit subir au cours des manœuvres du massage.

L'importance de la fixation du membre varie avec la mobilité des fragments, leur disposition au déplacement, ou la situation plus ou moins profonde des fragments, ajoutons aussi l'époque, la phase de la réparation, parce que, à mesure que la consolidation s'établit, les nécessités de fixation diminuent.

POINT D'APPUI SUR LE COUSSIN[1].

Ce sera sur un coussin ou sur la surface du lit que le point d'appui sera pris le plus communément. Voyez, par exemple, sur la figure 5 ci-contre, pour le massage d'une fracture du radius, tout l'avant-bras reposant sur un coussin. Cet appui sur le coussin assure à la fois une surface qui défend contre la mobilité l'ébranlement des fragments, et un point de résistance pour des manœuvres énergiques.

Dans cette figure, qui a trait au massage pour fracture du radius, on voit que le coude du patient est fortement appuyé sur le coussin placé sur la table. On sent qu'il est impossible qu'il recule. L'avant-bras entier est pris sur le coussin déprimé en gouttière, le tout donne un solide point d'appui pour les deux mains qui massent.

---

1. On notera que dans toutes les figures nous avons montré l'opérateur avec ses bras couverts et ses manchettes. Cela était indispensable pour la clarté de beaucoup de figures, mais n'est pas conforme à la réalité. Les manches doivent être relevées sur les avant-bras aussi libres que possible.

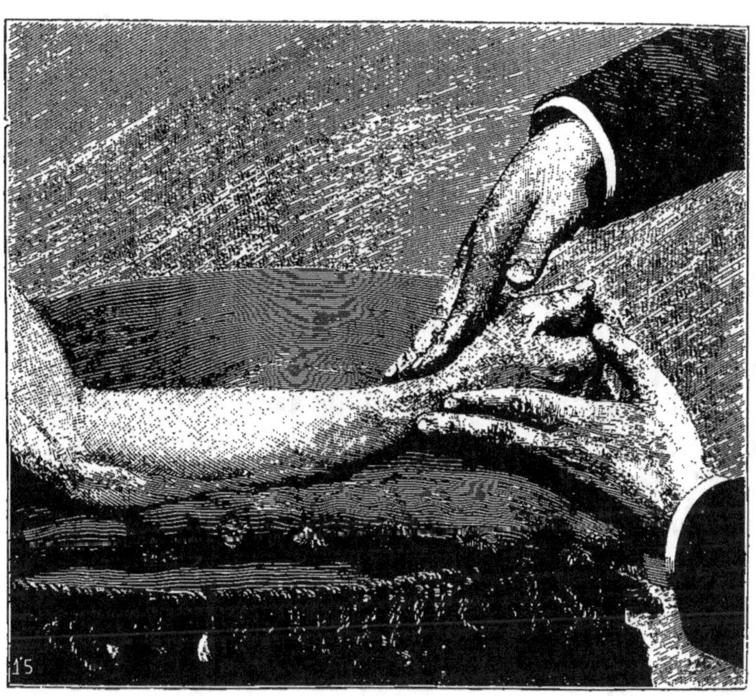

Fig. 5. — Fracture du radius.

Massage sur le coussin avec la face palmaire des doigts réunis.

POINT D'APPUI SUR LE COUSSIN.

On peut voir encore cet usage du coussin bien étudié dans la figure 6, où l'opérateur masse pour une fracture bimalléolaire, pour laquelle il est également besoin d'éviter le déplacement des fragments et d'exercer une action énergique.

L'usage du coussin est surtout utile dans les premières manœuvres, alors que la douleur est vive, parce qu'il rend plus modérées les chances de déplacement du membre. On conçoit, en examinant les figures, qu'il élargit beaucoup le plan d'appui pour le membre, le plan de résistance aux mains qui massent. La planche ci-contre montre bien la manière dont le membre peut être largement et efficacement soutenu. Le pied est enveloppé en quelque sorte dans le coussin creux en gouttière.

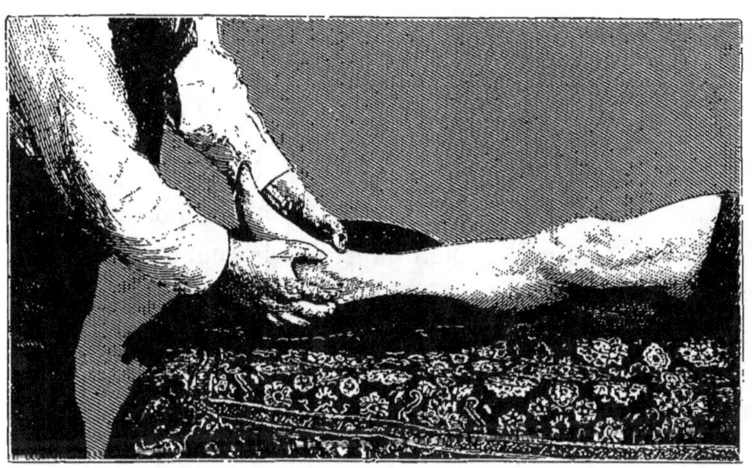

Fig. 6. — Fracture bimalléolaire.

Appui sur le coussin, massage avec les pouces de la région antérieure
de l'articulation tibio-tarsienne.

FIXATION SUR LE GENOU.

Un mode de fixation très pratique permettant de longues manœuvres sans trop de fatigue pour l'opérateur et avec un plan très résistant, c'est l'appui de la région à masser sur le genou de l'opérateur assis.

Voici par exemple, figure 7, appui sur le genou pour une fracture du radius. Le plan offert par le genou est très résistant, le massage avec les deux pouces avec un soutien puissant permet une action énergique.

Le grand avantage de cet appui, avantage qui ressort bien nettement de la figure, c'est qu'il est tout à fait à la portée de l'opérateur, à l'aise pour un massage très prolongé. Puis l'opérateur étant lui-même l'appui, mesure avec une grande perfection la force qu'il déploie, les résistances qu'il éprouve. Ce mode d'appui, qu'on ne peut toujours employer tout à fait au début, est bientôt un des plus commodes dans le massage des extrémités.

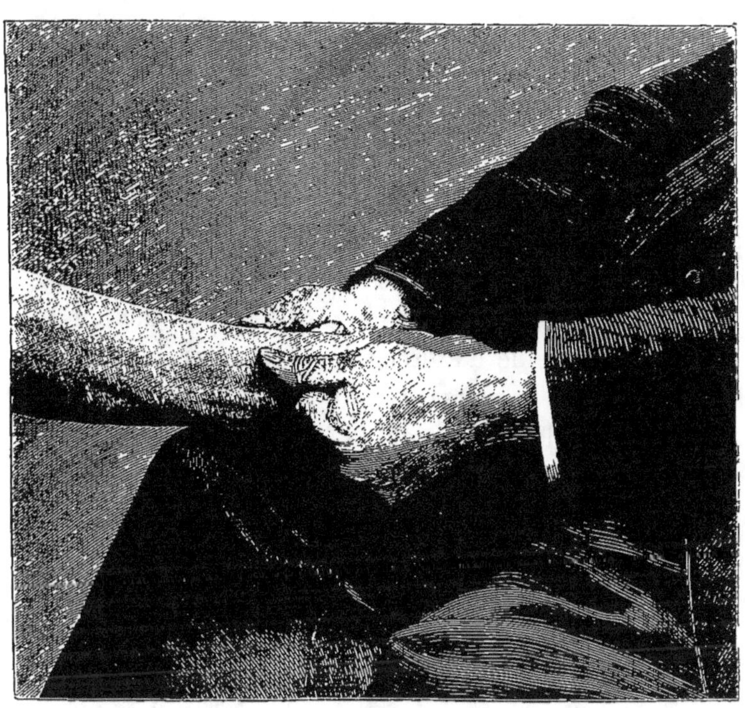

Fig. 7. — Fracture du radius.

Massage avec les deux pouces, le point d'appui étant pris sur le genou.

FIXATION SUR LE GENOU.

Un autre exemple se rencontre, figure 8, dans le massage pour fracture du péroné. Dans ce cas, comme dans le précédent, il faut admettre que la région a cessé d'être douloureuse et qu'il est loisible d'exercer de fortes pressions. Ces formes d'appui pour le massage sont rarement utilisables aux premiers jours de l'opération.

J'ai fait représenter cet autre exemple de massage sur le genou précisément, pour montrer que bien que la forme du membre soit très différente, bien que le plan d'appui du pied soit tout à fait différent, le genou peut donner une grande solidité avec beaucoup de commodité pour le masseur.

En regardant la figure, on se rend fort bien compte de la facilité qu'il y a de placer le pied sur le genou, plus en avant ou plus en arrière, suivant les régions qui sont comprises dans les pressions.

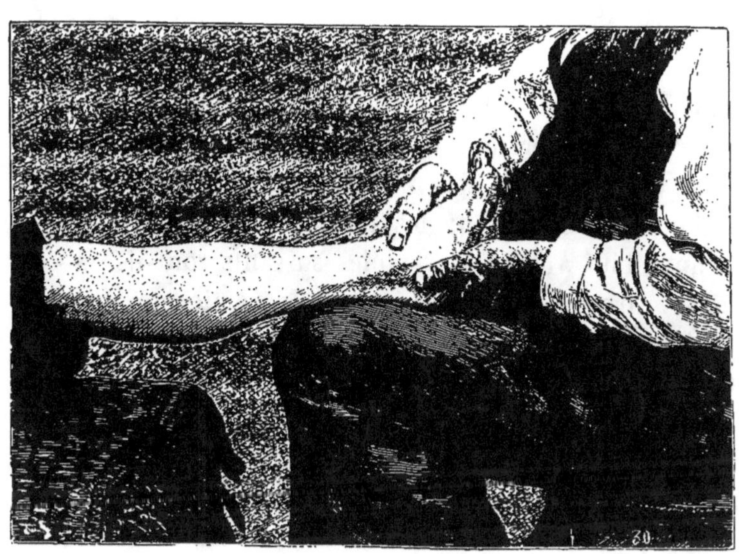

Fig. 8. — Fracture du péroné.

Massage avec les deux pouces, le point d'appui étant pris sur le genou de l'opérateur.

APPUI DANS LA MAIN DE L'OPÉRATEUR.

Le mode d'appui le plus délicat est certainement celui dans la main de l'opérateur. En cas de grande mobilité des fragments, c'est celui qui sera indispensable, c'est celui qui est de toute nécessité pour les fractures très mobiles et surtout au début. Aussi les exemples suivants sont-ils empruntés à la fracture de l'humérus, à la partie moyenne. Voici la figure 9, dans laquelle la main gauche en gouttière reçoit le membre, tandis que les doigts joints de la main droite massent en avant.

On doit noter, en examinant cette figure, que la main gauche qui soutient le membre l'enveloppe en quelque sorte. Mais, en même temps qu'elle le soutient, elle reçoit les pressions transmises à travers le membre. Les deux mains s'associent donc pour permettre d'apprécier le sens et l'intensité des pressions dans de semblables manœuvres. Tout ce qui peut agir sur le foyer de la fracture est admirablement ressenti et mesuré.

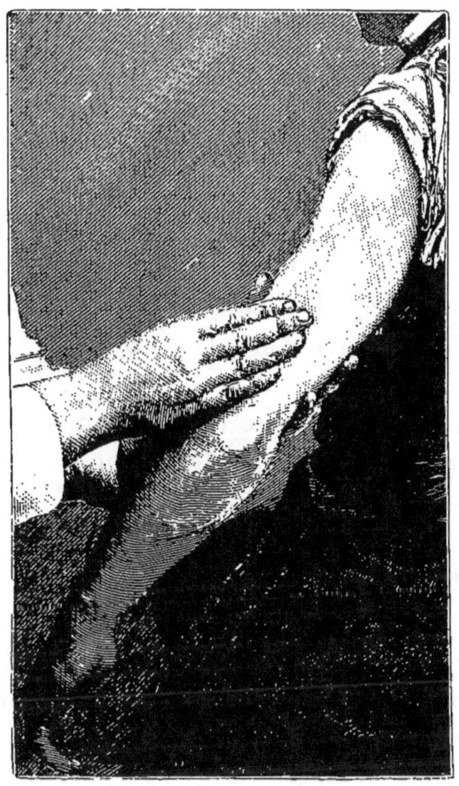

Fig. 9. — Fracture de la partie moyenne de l'humérus.

Massage de la main droite
avec appui dans la main gauche de l'opérateur.

APPUI DANS LA MAIN DE L'OPÉRATEUR.

On trouve un autre exemple de cette manière de faire dans la figure 10, dans laquelle la main droite reçoit le coude tandis que la main gauche masse avec l'extrémité des doigts.

Pour toutes les fractures avec tendance au mouvement fragmentaire et avec douleurs, ce mode d'appui est très supérieur à l'appui direct sur le coussin et le lit.

Cette figure, qui montre le coude reçu dans la main droite tandis que la gauche masse, montre précisément comme la main creusée peut s'adapter à la partie du membre blessé. On voit que l'appui est large et que la main qui soutient pourra, par toute sa périphérie, embrasser le membre, suivant les nécessités de douleur ou de tendance au déplacement.

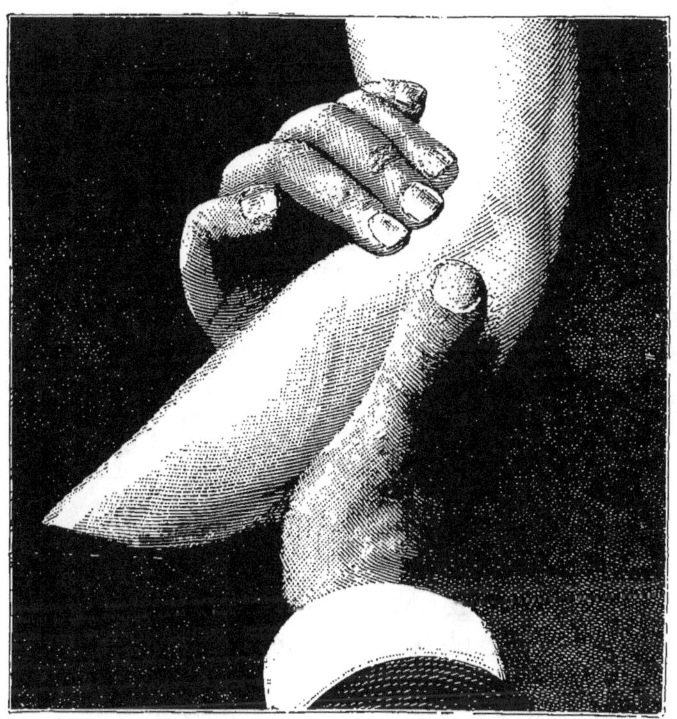

Fig. 10. — Fracture du coude.

Massage avec l'extrémité des doigts de la main gauche, le coude étant fixé
sur la main droite.

FIXATION DU MEMBRE APPUYÉ OU NON, MAINTENU PAR DES TRACTIONS.

Fixation du levier brisé par un aide ou par l'opérateur. — Lorsque l'appui ne peut être pris sur une surface solide ou même cet appui étant pris, lorsque la tendance au déplacement des fragments peut être évitée par le maintien du membre ou même par des tractions sur le membre, il y a lieu de recourir soit à un aide, soit à un mouvement spécial du masseur pour opérer cette fixation.

FIXATION PAR UN AIDE.

Voici, par exemple, figure 11, l'immobilisation faite par les deux mains d'un aide qui tient le membre en bonne position tandis que l'opérateur, les deux mains libres, masse avec les pouces, pour une fracture de l'humérus à la partie supérieure.

On conçoit ici qu'il n'y ait aucun appui possible, ou du moins que l'appui difficile dans la position couchée est impossible dans la position verticale. L'immobilisation du fragment inférieur, le tronc faisant une sorte de plan de résistance permet aux manœuvres de massage de s'effectuer sans ébranlement du foyer.

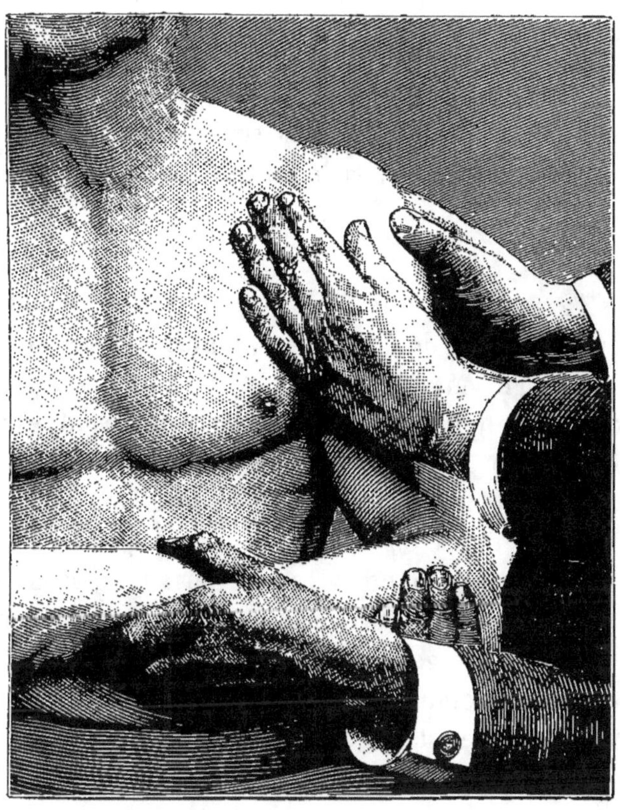

Fig. 11. — Fracture de l'extrémité supérieure de l'humérus.
Un aide fixe le coude en le maintenant et le tirant en bas.

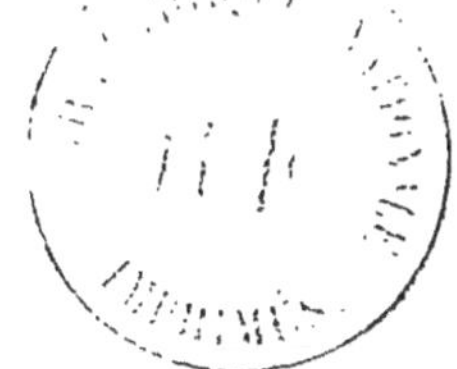

FIXATION DU MEMBRE PAR TRACTION SIMPLE EXÉCUTÉE
PAR L'OPÉRATEUR LUI-MÊME.

La figure 12 montre d'une façon très typique le coude fixé par la main gauche de l'opérateur, tandis que les manœuvres de massage sont faites par la main droite.

Cette fixation est faite pour une fracture du coude. La traction exercée par la main qui pèse peut être considérable, lorsque le membre est bien anesthésié. Dans ce cas, la main droite qui masse en remontant n'en a que plus de force pour exécuter ses manœuvres. En variant le sens et l'intensité des tractions on varie la puissance de pression développée par le massage.

On voit bien ici comment la fixation est opérée, comment elle donne la résistance. Mais on conçoit aussi comment on peut modifier le sens de ces tractions.

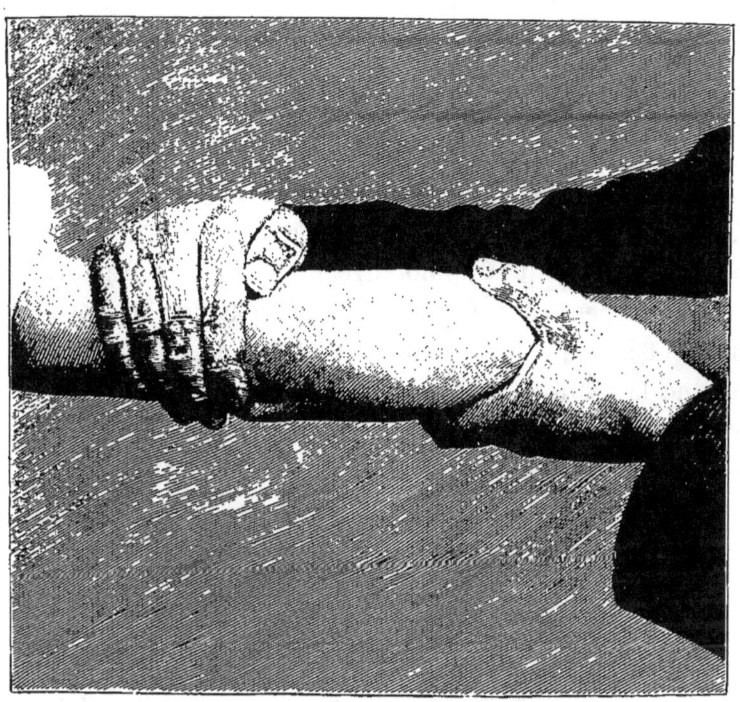

Fig. 12. — Fracture du coude.

La main gauche de l'opérateur fixe l'avant-bras par traction, tandis que la main droite fait un massage en bracelet.

FIXATION PAR TRACTION COMBINÉE AVEC L'APPUI SUR LE COUSSIN.

Il n'est pas mauvais d'ajouter à l'exemple précédent l'exemple suivant, figure 13, où il s'agit d'une fracture à moindre déplacement et à moindre mobilité : la fracture du radius. On peut constater que la main gauche de l'opérateur tient la main fixée en bonne situation par traction, tandis que la main droite masse la région du radius.

Ici on peut remarquer que la fixation par traction est combinée avec la fixation sur le coussin. On peut toujours, en effet, compléter son appui de la sorte, et le masseur doit faire appel à toute son ingéniosité pour combiner ou employer successivement tous les modes de fixation du membre.

Ces différents exemples des modes de fixation de la région à masser se rapportent ou à des fractures avec mobilité très marquée, ou bien aux toutes premières séances de massages très rapprochées de l'époque du traumatisme.

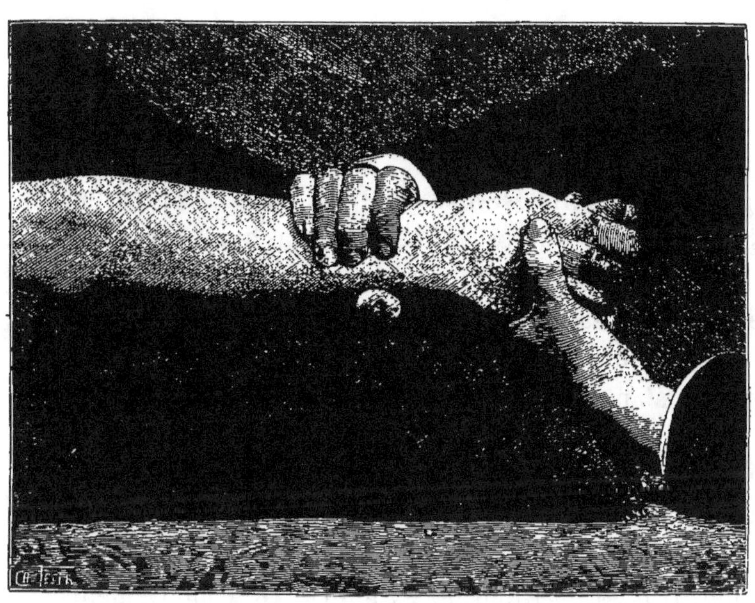

Fig. 13. — Fracture du radius.

Fixation par la main gauche de l'opérateur et massage en bracelet.

FIXATION PAR LE POIDS DU MEMBRE.

Lorsque la mobilité est médiocre ou lorsque les premiers jours sont passés, il arrive en bien des cas que le poids du membre suspendu suffise à fixer la région.

L'exemple en est donné dans la figure 14, dans laquelle, pour une fracture de l'extrémité supérieure de l'humérus, le membre étant pendant ; l'opérateur masse énergiquement avec les pouces.

On conçoit très bien, en examinant cette figure, les conditions qui peuvent rendre inutile toute fixation. Si la masse du membre est telle que son poids la maintienne en bonne situation, il n'y a pas lieu de s'inquiéter des mouvements que ces pressions déterminent. Ce ne seront que de petits mouvements interfragmentaires sans inconvénient.

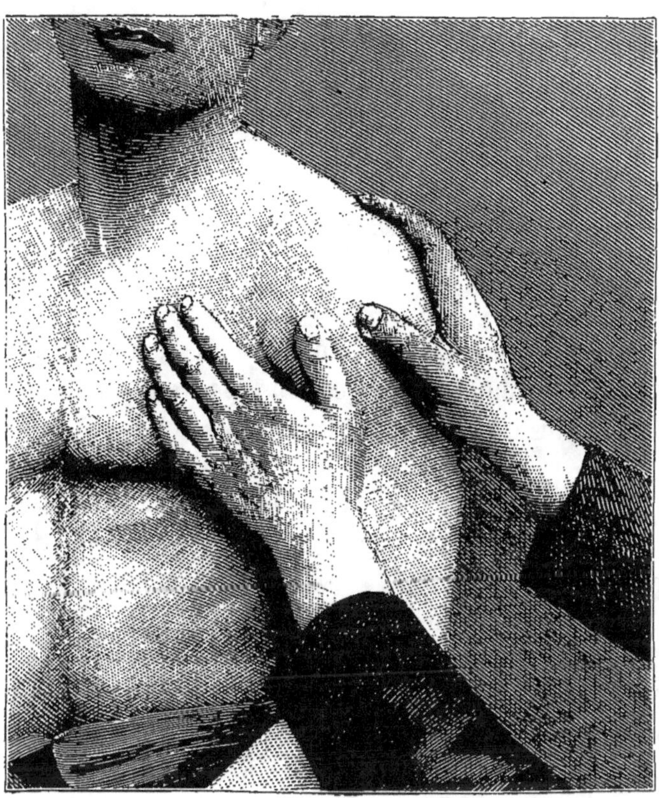

Fig. 14. — Fracture de l'humérus au tiers supérieur.

Le bras tombe et l'opérateur masse avec la paume des mains et les pouces
sans autre fixation.

Détails des manœuvres.

DU MASSAGE EN BRACELET.

Les principaux éléments des manœuvres de massage, les mouvements, déplacements et pressions, peuvent être analysés et représentés de la façon suivante :

Les manœuvres *larges circulaires en bracelet* sont montrées d'une façon typique dans la figure 15, pour le massage de la fracture du radius.

On peut voir ici la main enveloppant la presque totalité du membre. Lorsque la main enveloppe ainsi le membre ce peut être tantôt le bord cubital (comme ici) qui frotte et appuie directement sur le membre, tantôt le bord radial. Dans ce dernier cas (voir les fractures du coude) le pouce sert aussi à envelopper le membre et à appuyer.

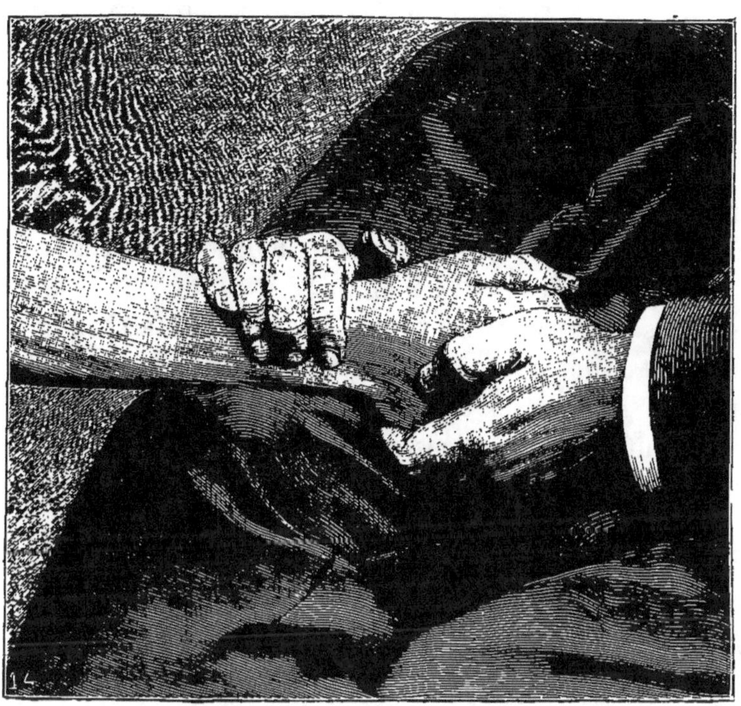

Fig. 15. — Fracture du radius.

La paume de la main et la surface palmaire des doigts enveloppent l'avant-bras
et massent circulairement ou en bracelet.

MASSAGE AVEC LES DEUX POUCES.

L'emploi *des deux pouces* associés est facile à observer dans la figure 16. On les voit en quelque sorte tourner autour du radius pour fouiller les parties molles.

Lorsque les deux pouces sont ainsi associés, ils marchent parallèlement à quelque distance l'un de l'autre, pour se soutenir l'un l'autre. On conçoit que les tissus intermédiaires ressentent les pressions. Les pressions sont étroites si, comme dans cette figure, le pouce marche suivant son axe, ou larges, si sa marche est perpendiculaire à son axe. La marche simultanée des deux pouces donne un des moyens les plus précieux de *fouiller* les parties molles; elle est l'agent de pressions profondes et puissantes à réserver pour les séances où l'anesthésie est bien obtenue et le mouvement peu redoutable.

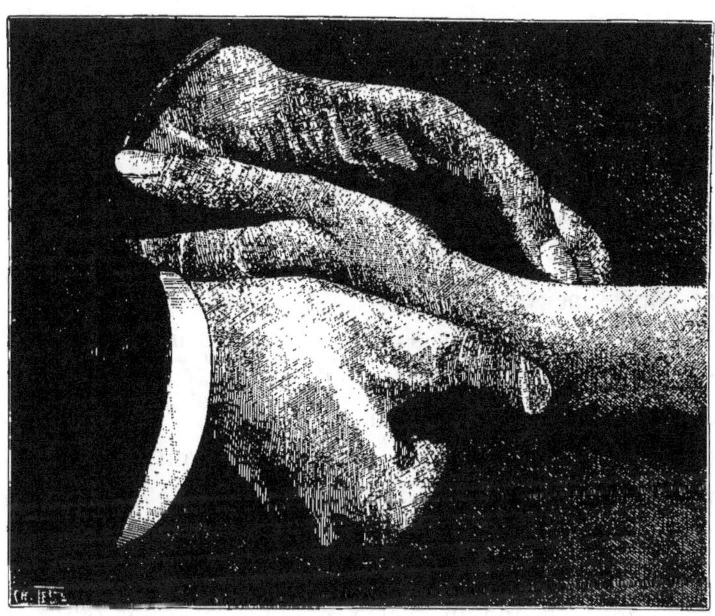

Fig. 16. — Fracture du radius.
Massage avec les deux pouces.

MASSAGE AVEC LES DEUX POUCES.

Un autre exemple excellent de *l'emploi des deux pouces* se trouve dans la figure 17, pour la fracture de clavicule.

L'examen de cette figure fait très bien comprendre comment les pouces peuvent labourer en quelque sorte toutes les parties molles, en circonscrivant et ménageant le foyer de la fracture. Ici les pouces marchent en s'écartant et sur toute la surface palmaire compriment la région.

On conçoit, en examinant cette figure, comment l'action des deux pouces peut se combiner avec celle de la face palmaire des mains. Il y a ici un véritable type de ce genre, tandis que dans la figure précédente l'action du pouce était isolée en quelque sorte, ou plutôt limitée tout à l'extrémité du doigt. Ici toute la surface du pouce est employée et, même au delà, toute la surface de l'éminence thénar.

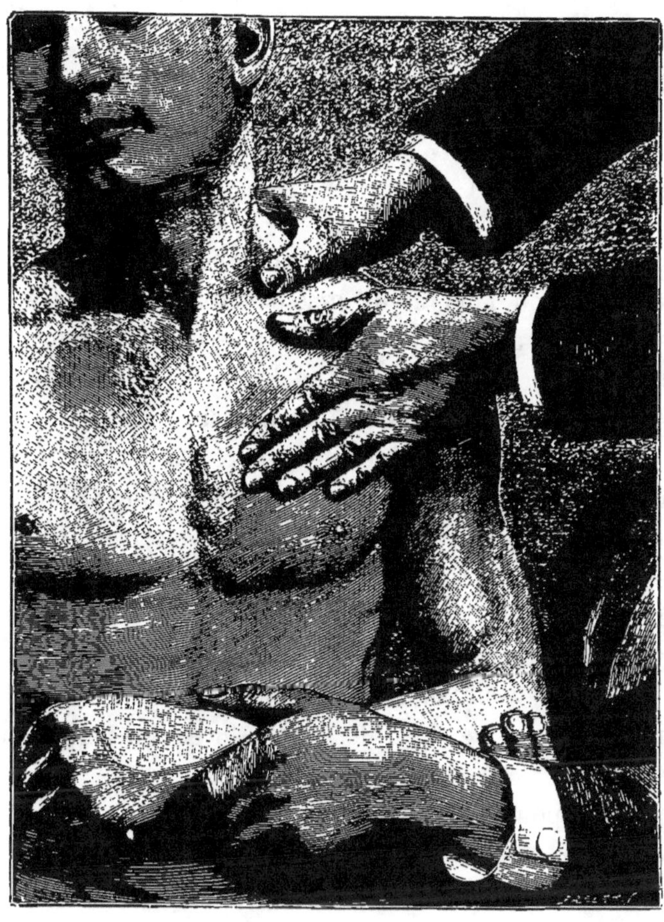

Fig. 17. — Fracture de la clavicule.

Massage avec les deux pouces pénétrant autour de la clavicule dans les deux fosses
sus et sous-claviculaire.

MASSAGE AVEC UN POUCE.

Dans la figure 18, on peut noter l'emploi *d'un pouce*. Dans cette figure où l'opérateur masse pour une fracture du radius, le pouce droit est l'agent de massage. La région de l'avant-bras fracturé repose dans la main gauche de l'opérateur, appuyée elle-même sur un coussin.

Ce sont là d'excellentes conditions de résistance nécessaires, car le pouce qui exerce des pressions autour et au-dessus du foyer de fracture, peut déterminer des pressions énergiques si l'on veut. Ordinairement l'emploi d'un pouce succède à des pressions plus largement faites qui ont bien assuré l'anesthésie du membre.

Avoir ici le pouce isolé, on conçoit comment il pénètre les parties molles en arrière et au-dessus du foyer, en respectant celui-ci.

L'action d'un pouce est moins énergique que celle de deux pouces et nécessite néanmoins une fixation parfaite de la partie à masser.

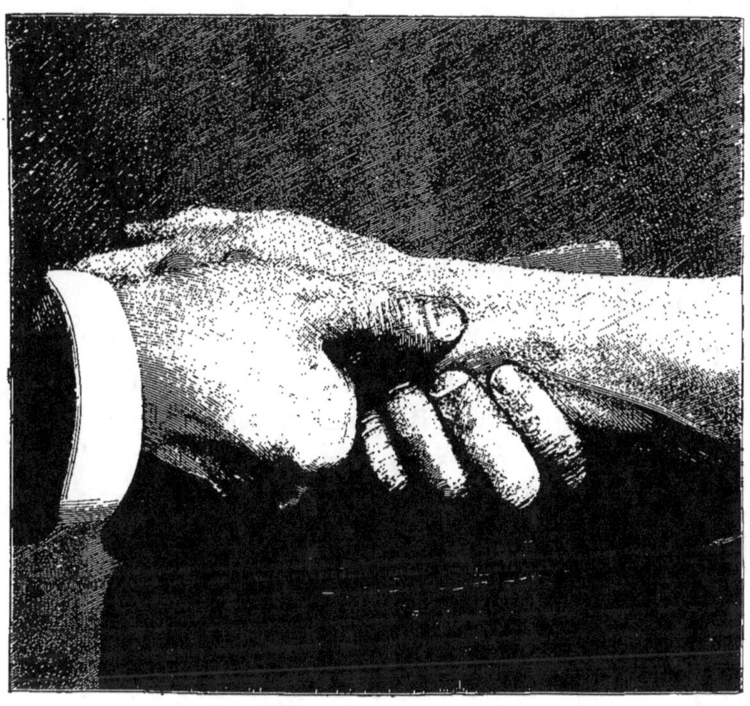

Fig. 18. — Fracture du radius.

Massage avec un seul pouce, l'avant-bras étant fixé dans la main gauche
de l'opérateur.

MASSAGE AVEC LA FACE PALMAIRE ET L'EXTRÉMITÉ DES DOIGTS ASSEMBLÉS.

La jonction des *deux mains* (*extrémités palmaires des doigts*) est très bien marquée dans la figure 19.

On voit dans la figure l'extrémité palmaire des doigts absolument associés, et, suivant que les mains seront rapprochées plus ou moins, toute la paume des mains, venant ajouter leurs pressions à celles des extrémités digitales.

Les deux mains se soutiennent en quelque sorte et s'appuient l'une l'autre.

On se rend compte très bien à l'aide de cette figure comment la pression ici peut être énergique et profonde, mais sans tendance à ébranler un foyer.

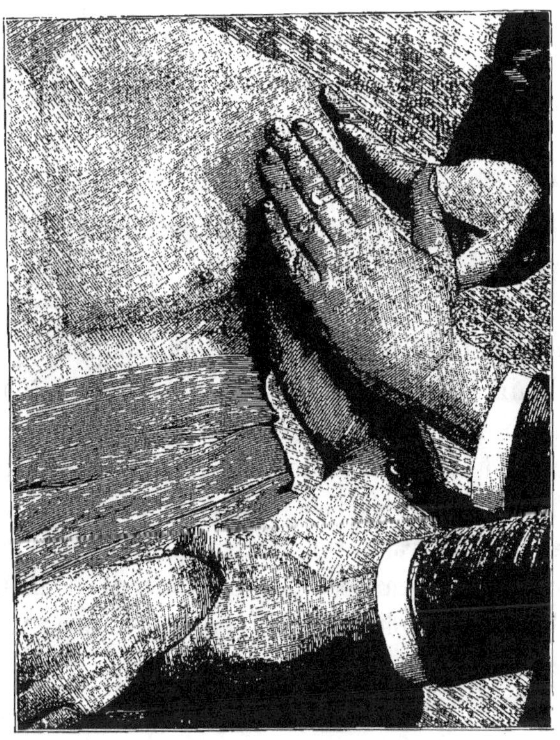

Fig. 19. — Fracture de l'extrémité supérieure de l'humérus.
Massage avec les deux mains.

MASSAGE AVEC L'EXTRÉMITÉ DE TOUS LES DOIGTS D'UNE SEULE MAIN.

Dans la figure 20, le massage avec l'extrémité des doigts d'une seule main est très bien montré.

Il s'agit de massage pour une fracture de l'humérus, la main droite fournit un point d'appui bien complet. La position de la main gauche montre comment la main, tous les doigts étant groupés, ramasse en quelque sorte tous les tissus devant elle. Ce mode de massage est très doux et s'exerce sur une grande surface de tissu à la fois.

Comme action générale et douce, ce mode de massage se rapproche de celui obtenu par l'enveloppement du membre sur toute la main déployée que j'ai appelé massage en bracelet.

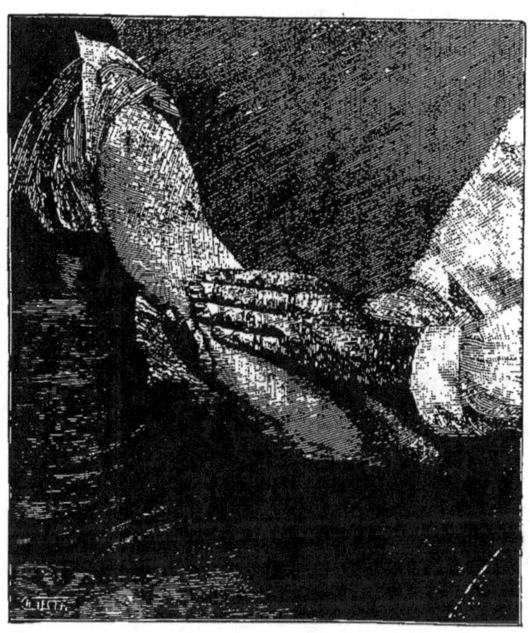

Fig. 20. — Fracture de l'humérus.

Massage avec tous les doigts de la main gauche, la main droite de l'opérateur
servant d'appui.

MOUVEMENT DE MEULE.

Pour terminer l'indication des mouvements élémentaires du massage, donnons les deux exemples les plus typiques du mouvement de meule un peu compliqué dans sa description, mais fort simple dans l'exécution, et qui trouve son application surtout pour la fracture du radius et du péroné.

Dans la figure 21, le mouvement de meule est exécuté de la main gauche, la main droite fixant le poignet fracturé. Le mouvement, si doucement qu'il soit pratiqué, développe une action énergique.

L'appui du membre doit être solide. Dans l'exemple choisi l'appui de tout l'avant-bras est complet sur le coussin et, de plus, la main est immobilisée par la main droite de l'opérateur.

Il est très important que ce mouvement ne soit pas exercé *directement* sur le foyer de fracture.

Il est très important que la région massée ne puisse changer de place pendant cette manœuvre.

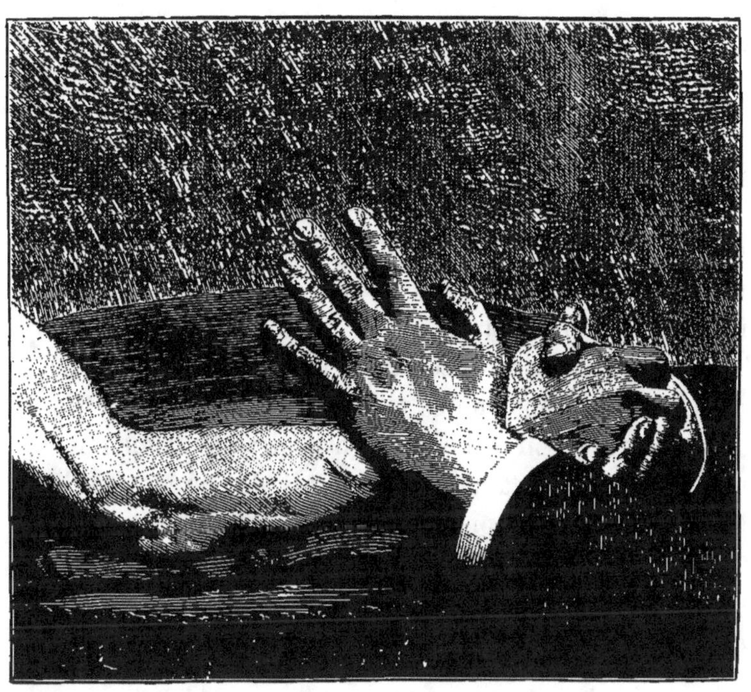

Fig. 21. — Fracture du radius. Mouvement de meule.

MOUVEMENT DE MEULE.

Dans la figure 22, la main gauche exécute encore ce mouvement de meule avec la paume de la main, le pied étant fixé avec la main droite, pour une fracture du péroné.

J'ai fait reproduire ainsi ce dessin pour qu'on puisse bien apprécier les conditions de ce mouvement dont l'action très énergique trouve son application avec les gonflements et épanchements importants, mais serait dangereuse si les modes de fixation et d'appui n'étaient parfaits.

On conçoit, en voyant le dessin, que ce mouvement puisse comprendre une surface plus ou moins large suivant les nécessités dues à l'état pathologique de la région.

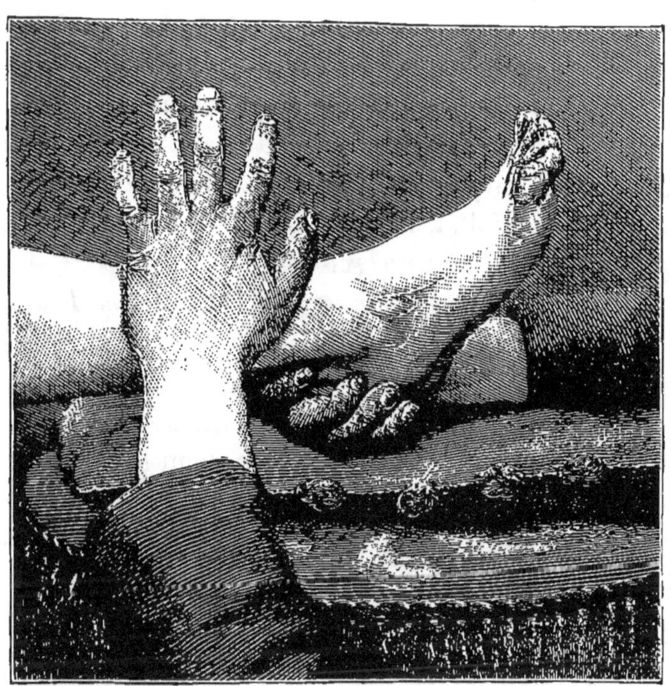

Fig. 22. — Fracture du péroné.

Mouvement de meule avec la main gauche, la main droite de l'opérateur fixant le pied.

CONDITIONS NÉCESSAIRES AUX MASSEURS.

Certaines conditions sont indispensables pour ce massage des fractures. Une d'elles doit dominer toutes les autres. *Le massage doit être indolore.* Cela peut paraître paradoxal à qui n'a pas l'habitude du massage. Cependant le secret pour arriver à ce résultat n'est pas bien compliqué : il faut que les manœuvres soient *progressives.*

Les premières manœuvres doivent être extrêmement douces, à peine senties par le sujet. Ce doivent être d'abord des pressions longitudinales tout à fait légères, presque des caresses. Après les avoir répétées un certain nombre de fois, on leur fait succéder des pressions demi-fortes et on sera toujours surpris qu'à l'aide de cette progression un membre qu'on pouvait à peine toucher au début supporte à la fin des pressions très énergiques. Puis on constate encore que des mouvements tout à fait impossibles pour le membre au commencement de la séance sont faciles à la fin.

DURÉE ET RÉPÉTITION DES SÉANCES.

Comme conséquence de cette observation on peut noter que la séance du massage, pour être vraiment efficace, doit être très longue, ou du moins que, pour en tirer tout l'effet utile, il est bon de la faire longue. A l'hôpital, par exemple, où nous devons avoir recours à tout le dévouement de nos élèves pour suffire au traitement de nombreuses fractures sans avoir de personnel spécialement désigné pour cela, nous fixons d'ordinaire la durée de la séance à un quart d'heure. En réalité, dans la pratique, cela ne serait pas tout à fait suffisant, si l'on veut obtenir des actions rapides et toute l'atténuation de la douleur qu'il est possible d'obtenir. Sauf les premières séances, qui pourraient être trop fatigantes, une durée d'une demi-heure sera très bien supportée dans la plupart des cas. L'efficacité sera souvent en raison directe de la longue durée de cette séance. Les premières minutes sont surtout consacrées à éteindre la douleur et la partie vraiment efficace de la séance sera celle qui suivra les cinq ou six premières minutes. On conçoit aisément que si la seconde partie des manœuvres se prolonge, celles-ci seront infiniment plus efficaces.

Peut-on pousser les choses plus loin et peut-il y avoir avantage à faire des séances considérables de longueur. J'ai eu l'occasion de faire moi-même des séances beaucoup plus longues avec d'excellents résultats et un de mes élèves, le Dr Franc, de Sarlat, a rapporté un cas des plus intéressants dans lequel il avait massé à plusieurs reprises pendant plus d'une heure. Cependant, si avantageux que ce puisse être, dans des cas exceptionnels, sur des sujets jeunes à circulation active, je ne conseille pas, dans l'ordinaire des cas, de ces séances démesurément longues. La moyenne des séances sera plutôt d'un quart d'heure à vingt minutes, et il est très rassurant de savoir que, dans la plupart des cas, elle suffira à obtenir d'excellents résultats, car dans la pratique c'est celle qui sera possible pour le médecin aussi bien que pour le malade; je conseille toutefois, quand on voudra marcher rapidement, d'allonger plutôt un peu cette moyenne de vingt minutes à une demi-heure.

La répétition fréquente des séances présente-t-elle un intérêt sérieux? Je ne le crois pas. J'estime même qu'il peut y avoir quelques inconvénients à répéter trop souvent les séances. D'abord, j'ai pu observer dans un certain nombre de cas où, pensant agir plus rapidement, j'ai prescrit ou autorisé des séances de massage plusieurs fois par jour, que la région massée devient trop sensible, irritable, même avec des séances peu prolongées. Puis j'ai vu que le traitement était bien loin d'avoir été abrégé. Il m'est même arrivé, dans des cas où des sujets atteints de fractures avaient exigé de leur masseur cette répétition du massage, d'être obligé de le suspendre pour quelques jours pour le faire reprendre dans des conditions plus normales et sans inconvénients.

On explique, du reste, assez facilement ce résultat. D'abord, si le massage doit provoquer dans la région une activité plus grande des phénomènes de résorption, il est bien naturel de penser que, après avoir préparé ces phénomènes par la répétition des pressions, il faut leur laisser le temps de s'accomplir.

Puis, si l'action du massage résulte de la répétition des excitations nerveuses, s'il y a même une action intime plus compliquée analogue aux actions électriques, on conçoit que ces phénomènes aient une limite et qu'il n'y ait aucun intérêt à abuser de ces excitations dans la région traumatisée.

Or, comme ces prévisions théoriques se trouvent d'accord
avec les résultats de la pratique, je crois qu'il n'y a aucun
avantage à multiplier induement les séances de massage et
que le massage quotidien est bien suffisant. Je dirai même
plus, il m'est arrivé, si je trouvais le sujet trop excitable ou
le membre supportant mal les pressions, de faire abréger la
séance ou même de la remettre au lendemain, donnant au
sujet un repos de quarante-huit heures.

Ce sont du reste là des cas très rares, le massage étant
constamment si bien supporté que le patient réclame toujours sa séance; et c'est lui-même, en général, qui provoque
cette répétition intempestive des séances dont je viens de
conseiller de se défier.

SUBSTANCES POUR LUBRIFIER LA PEAU.

Dans les détails de l'opération, tout est à étudier, et l'on
peut dire que dans le massage, le tour de main est d'importance capitale. La peau de l'opérateur et de l'opéré doivent
être parfaitement lisses et souples. Beaucoup de corps sont
conseillés pour favoriser les manœuvres. Les masseurs de
bain turc massent avec de l'eau chaude. Ce serait insuffisant
pour nos pressions, car avec l'eau, la peau accroche toujours un peu.

On peut masser avec le savon, mais je conseille de le réserver pour certaines circonstances sur lesquelles j'insiste
plus loin et ne le considère pas comme la substance de choix.

Le savon glisse trop et les pressions ne sont pas assez

régulières avec lui ; le doigt n'a plus de force pour *fouler
les parties molles*.

La vaseline, très employée aujourd'hui, ne me paraît pas
mériter la faveur dont elle est l'objet. Elle empoicre trop la
main ; elle empoicre naturellement aussi la peau du sujet,
et il devient impossible de la laver convenablement.

C'est l'huile que je préfère à tout autre corps gras. Elle
pénètre en quelque sorte la peau, l'assouplit parfaitement
bien. Elle est évidemment absorbée, et ce serait peut-être
un moyen de faire pénétrer quelque substance dans l'économie. J'ai, pour ma part, employé surtout de l'huile aussi
pure que je la pouvais obtenir et, au moins autant que possible, de l'huile qui ne fût pas rance. Il faut l'employer très
largement et en reprendre souvent au cours de l'opération.

Lorsque la séance est finie, on peut s'asbtenir d'enlever la
couche grasse qui existe sur la peau, et même, si l'on place
une bande sur le membre qu'on vient de masser, il n'est
pas mauvais que les tissus restent souples et gras en dessous.
Mais si l'on veut nettoyer complètement le membre, ce qui
est impossible avec la vaseline est très facile avec l'huile.

Il suffit de faire un lavage avec une eau savonneuse et,
ce lavage fait, la peau du membre reste encore assouplie
par le fait de la pénétration du corps gras dans le derme.

Si l'huile est le corps gras que je préfère, je crois néanmoins qu'à son défaut on peut employer tous les corps gras
quelconques. Je ferai même au sujet de son remplacement
par le savon une remarque générale. Je conseille de préférence l'huile végétale, l'huile d'olive pour faciliter les glis-
sements de la main, mais je ne méconnais pas que si le

masseur n'a pas la main très délicate, il y a quelque avantage à lui faire employer une substance qui facilite davantage le glissement de la main. J'ai vu le fait se produire dans des cas où j'ai dû confier le massage à des mains médiocrement expérimentées. Dans ces cas, j'ai souvent fait employer le savon.

Il y a plusieurs manières de procéder : on peut faire enduire largement la région de mousse de savon comme on le fait pour une région qu'on va raser.

On peut faire enduire la main qui masse ainsi que la région à masser avec du savon mou.

On peut encore saupoudrer toute la partie massée avec de la poudre de savon et la main qui masse ayant été plongée dans l'eau tiède, on fait les pressions sur une surface qui devient immédiatement glissante.

C'est un bon moyen lorsque la main est un peu brutale d'obtenir un adoucissement des pressions qui deviennent plus régulières, moins violentes. Le masseur se sentira obligé d'y revenir un grand nombre de fois pour l'effet utile. Le massage avec le savon est surtout satisfaisant dans les cas où l'on a besoin de prolonger les manœuvres. Il nous assure aussi que la région massée sera maintenue dans un état de propreté parfaite, circonstance à utiliser dans bien des cas où notre surveillance peut être trop rare ou insuffisante.

Cette nécessité de l'état lisse de la peau est capitale, d'abord pour que la peau n'accroche pas, pour qu'il n'y ait pas d'ébranlement des fragments, et aussi pour qu'il n'y ait pas d'irritations et d'excoriations produites à la peau par les frottements.

Aussi, certaines conditions de la peau des membres
fracturés rendent-elles impossible l'application du massage.
Toutes les fois qu'il existe sur la peau d'un membre fracturé
des phlyctènes importantes, il faut renoncer à faire du massage au moins jusqu'à ce que la peau soit assez réparée
pour que les pressions soient supportées sans douleur et
sans danger. Malheureusement, sur certaines peaux mauvaises, cette réparation des phlyctènes est assez longue pour
retarder un peu longtemps l'application régulière du massage.

LES SAILLIES ET FOYERS DE TRAUMATISME DES PARTIES MUSCLÉES DOIVENT ÊTRE MÉNAGÉS.

La main, qui ne doit pas accrocher la peau, ne doit pas
davantage accrocher les muscles et les tendons, aussi faut-il
toujours les suivre suivant leur axe. On ne doit jamais les
prendre par le travers en les soulevant comme dans certaines
pratiques du massage ordinaire. A plus forte raison, s'il y
a eu des déchirures musculaires graves, les foyers devront-
ils être ménagés avec une grande circonspection. Ils ne
seront pas évités comme les foyers de la rupture osseuse ;
mais on évitera toujours de les attaquer trop vite, et ce sera
surtout dans des séances successives qu'on devra les
réduire complètement. C'est au niveau des gaines tendineuses distendues par des épanchements de sérosité qu'on
verra le mieux s'effacer par des pressions successives les
saillies qui déforment les membres.

On reconnaîtra, au cours de nos observations, surtout en ce qui concerne la fracture du radius, que certaines déformations qui passent pour être osseuses, pour appartenir à la fracture elle-même, résultent de ces gonflements des gaines tendineuses.

Les chirurgiens se font souvent honneur de la disparition de ces déformations en les attribuant au redressement qu'ils ont pratiqué avec beaucoup de soin, alors qu'il n'y a là, en réalité, que le résultat de la marche des événements et que seule la résolution des engorgements a été cause du rétablissement relatif de la forme du membre qui s'est produit à la longue sans l'action chirurgicale et quelquefois en dépit d'elle.

LE MASSAGE INDOLORE ET AGRÉABLE.

Le chirurgien qui traite une fracture par le massage a un critérium certain pour le guider. J'ai dit plus haut que le massage devait être indolore, je dis plus, *il doit être agréable* au patient, il doit laisser une sensation de bien-être. J'ai souvent montré à mes élèves et à des confrères qui voulaient bien masser sous ma direction, que leur massage était défectueux rien que parce que le sujet se plaignait de leur intervention. L'action de la main qui frotte et qui insensibilise la région doit être agréable. De plus, cette insensibilisation survenant dans un membre qui présente encore quelques douleurs, le sujet éprouve un véritable bien-être à les sentir disparaître à mesure que s'avance la séance du massage. Enfin, après cette insensibilisation, le sujet éprouve une si vive satisfaction à pouvoir détendre son membre, faire quelques mouvements grands ou petits, inexécutables à la minute d'avant, que le mot d'agréable n'a rien d'excessif pour caractériser les sensations procurées par le massage.

J'ai eu des occasions très intéressantes de constater une énorme différence entre l'action des masseurs différents. J'ai vu des sujets passer entre les mains de plusieurs masseurs, et déterminer très bien les différences qui existaient entre eux. Mais j'ai eu une occasion très remarquable de me faire dire nettement cette différence par une personne massée alternativement par moi, par des médecins n'ayant pas étudié spécialement le massage et par des masseurs de profession d'une expérience incontestable et incontestée. Son observation était très nette; elle ressentait un soulagement extrême du massage que je lui pratiquais, elle était moins soulagée par le massage des médecins non spécialistes qui l'avaient massée, mais elle le supportait bien, elle supportait encore les massages d'une domestique intelligente. Massée par deux masseurs de profession de grande réputation, elle trouva leur intervention très douloureuse et pour l'un d'eux souffrit si violemment dans la région du cal, que nous dûmes suspendre pour quelque temps toute intervention.

C'est là, sans contredit, une de mes observations les plus curieuses dans des conditions très difficiles à réunir. Elle est très instructive. Je n'ai pas la prétention d'en conclure que les masseurs ne savent pas masser, mais elle me permet d'affirmer que le massage dans les fractures ne doit pas s'écarter des conditions spéciales que j'ai étudiées et cxposées. Qui dit massage des fractures ne dit pas application banale des formes ordinaires du massage. Si les masseurs de profession veulent se livrer à cette pratique, il faut qu'ils étudient ce qu'elle présente de particulier. Mais elle nous montre aussi que, sans être spécialistes, les médecins qui voudront y mettre un peu de bonne volonté et de persévérance, obtiendront de bons résultats, au moins aussi vite, peut-être plus vite, que les spécialistes eux-mêmes, parce qu'ils n'ont pas d'habitudes anciennes à vaincre, et qu'ils seront fatalement plus mesurés et moins confiants dans les grands efforts.

MOUVEMENT A IMPRIMER AUX MEMBRES FRACTURÉS
ET AUX RÉGIONS VOISINES.

Tel est le troisième ordre de mouvements qui doit constituer les manœuvres du massage des fractures. C'est là un sujet qui n'est guère connu, qui n'a pas même été abordé par aucun de ceux qui, depuis moi, se sont mis à pratiquer ce massage. Cependant ils constituent une partie capitale du traitement.

Ces manœuvres ont pour moi longtemps précédé le massage proprement dit. J'entrais dans cette voie qui a été entrevue par les nombreux observateurs qui ont constaté que l'immobilisation était chose pernicieuse, qu'il ne faut pas en abuser et que des mouvements provoqués de bonne heure n'ont que des avantages pour le fonctionnement des muscles et des articulations et n'ont pas d'inconvénients pour la consolidation.

C'est pour la fracture du radius que je supprimai d'abord tout appareil, et ma première observation sur l'inutilité de l'immobilisation pour cette fracture remonte à 1867. J'ai eu de nombreuses occasions de soutenir la valeur de cette pratique, en particulier à la Société de chirurgie.

Non seulement depuis nombre d'années je n'immobilisai pas ces fractures, mais j'imprimai fréquemment des mouvements aux articulations voisines du foyer des fractures, aux doigts, au coude et même à l'épaule qui souffre souvent même de ce traumatisme éloigné. J'ai transporté cette pratique dans le traitement de beaucoup d'autres fractures, en particulier des fractures voisines des articulations : malléoles, coude, extrémités supérieures et inférieures de l'humérus, etc. Il me semblait théoriquement que ces manœuvres seraient beaucoup plus faciles à supporter et à limiter que celles du massage proprement dit.

J'ai longtemps procédé ainsi. J'ai constaté depuis que je me trompais. J'obtenais des résultats plus favorables qu'avec l'immobilisation absolue, mais mon intervention était assez douloureuse ; il fallait revenir souvent à ces manœuvres ; et les raideurs articulaires et musculaires étaient loin d'être complètement évitées. Au contraire, plus tard j'ai vu que le massage dans les mêmes circonstances était bien supporté, puisque, lorsque je venais *après massage* à pratiquer ces mouvements provoqués, je trouvais une région non douloureuse ; je pouvais provoquer des mouvements bien plus complets et souvent même faire exécuter des mouvements volontaires par le patient qui, la douleur disparue, avait retrouvé une partie de ses fonctions.

Lors donc que la séance de massage est terminée, il y a lieu de la compléter par des mouvements méthodiquement imprimés au membre. Ces mouvements devront être faits, si possible, sans secousses pouvant tendre à déplacer les fragments. Toutes les petites articulations du voisinage seront mobilisées individuellement et il ne faudra pas craindre de provoquer ces mouvements dans des articulations très éloignées. Pas plus que le massage lui-même, ces mouvements ne doivent être douloureux. C'est pour cela qu'il faut les réserver pour la fin de la séance. Même à ce moment, si on trouve que ces mouvements sont encore douloureux, ce sera souvent une preuve que la séance du massage avait été insuffisante. J'ai vu souvent alors une reprise de massage de cinq minutes, amener l'insensibilité nécessaire.

A ce moment les mouvements à faire supporter par le patient seront de deux ordres : ceux que le chirurgien imprime et ceux qu'il engage à exécuter. N'oublions jamais que, s'il y a avantage à provoquer des mouvements fréquents, il y aurait de grands inconvénients à en exagérer l'amplitude.

De même il faut que le sujet utilise la latitude que la disparition de la douleur lui a donnée, mais il n'y a aucun avantage à ce qu'il fasse des efforts violents et douloureux pour exécuter, malgré tout, des mouvements. Cela tient, comme il est facile de le constater, à ce que, tandis qu'une petite somme de mouvement ne nuit en rien à la formation d'un cal, les grands mouvements ont de grands inconvénients : un exercice modéré est plutôt utile à la réparation, un exercice violent lui est nuisible.

Dans le même ordre d'idées, quand on autorise le sujet à utiliser son membre, il faut plutôt le modérer que le pousser à reprendre son usage habituel. C'est même là le grand tort du rebouteur qui soigne une entorse ou une fracture du péroné qu'il a prise pour une entorse. Comme il lui faut étonner clients et parents, il engage le sujet à marcher immédiatement comme il a coutume de le faire. A la suite de cette marche devenue possible, mais intempestive, il persiste dans l'avenir des douleurs qui résultent d'une cure incomplète. Il faut recommander au contraire au sujet qui vient de ressentir le bénéfice du massage des mouvements modérés ; et surtout il faut constater avec beaucoup de soin que ces mouvements ne sont pas douloureux. S'ils sont douloureux, c'est qu'il manque quelque chose à la cure ; et il y a lieu de revenir au massage et d'insister sur les pressions dans les points douloureux.

Ce fait que le foyer de fracture supporte bien les mouvements modérés et se trouve mal des mouvements exagérés se retrouve d'une très curieuse façon dans la pathologie animale. Nous retrouvons à propos de la pratique des mouvements provoqués l'observation que nous avons déjà citée à propos de la formation du cal. M. Paul Cagny, après avoir constaté que les fractures guérissent très mal chez le chien sous l'application d'un appareil, a vu au contraire qu'en laissant l'animal à lui-même et libre de faire des mouvements modérés, le cal se formait avec rapidité et dans de bonnes conditions. Le chien malade peut être laissé avec

un espace libre assez grand, mais sans obstacle à franchir.
En effet, si le chien est amené à faire de grands mouvements, à
sauter des obstacles, à monter de grandes marches d'escalier,
la réparation ne se fera plus dans des conditions satisfaisantes.

Cette proposition, sans être repoussée à la Société centrale de médecine vétérinaire avec la même énergie qu'elle
aurait été repoussée à la Société de chirurgie, a cependant
soulevé des contestations, et mon confrère et ami, M. Mé-
nard, a pensé que tout en ne redoutant pas le mouvement,
je ne considérais pas le mouvement comme utile à provoquer entre les extrémités fracturées. Cependant c'est bien
là le cas, et j'estime d'après mes longues études sur le cal
des fractures, qu'un peu de mouvement vaut mieux que
l'immobilité absolue pour la réparation.

On ne saurait insister trop sur cette intéressante observation, car elle est à la fois la base de la méthode et sa justi-
fication. C'est une des nombreuses preuves qui viennent à
l'appui de l'aphorisme que nous avons formulé sur la genèse
du cal en disant que non seulement une petite quantité de
mouvement n'est pas un obstacle à la formation du cal, mais
que cette petite quantité de mouvement constitue une condition favorable à ce développement. Le cal se forme plus
rapidement et plus solidement dans les membres soumis à
cette petite quantité de mouvement. Mais l'amplitude des
mouvements entraînée par les fonctions normales des membres peut avoir des inconvénients et il faut s'en défier.

Ainsi l'opérateur qui vient de masser doit compléter sa
séance par une série de mouvements intelligemment dirigés. Comme il doit produire ces mouvements en évitant

l'ébranlement du foyer de la fracture, il a un artifice tout indiqué; il le fixe avec une main comme il le fait en mainte circonstance pour le massage lui-même. Dans ces conditions, les mouvements provoqués même les premiers jours ne seront pas douloureux.

Chaque jour il doit augmenter l'amplitude des mouvements qu'il provoque mais toujours sans déterminer de douleur, puisque cette douleur sera son critérium pour lui indiquer si son massage est efficace et s'il a réussi dans la cure de sa fracture.

En provoquant ces mouvements, il ne faut pas oublier qu'ils doivent être exécutés non seulement dans la région précise du traumatisme mais dans toutes les régions avoisinantes qui souffrent du traumatisme, quelquefois fort loin. Si le chirurgien ne tient pas compte de ce fait, s'il ne s'en occupe chaque jour, chez beaucoup de sujets pusillanimes, il peut lui arriver d'obtenir du massage des résultats très inférieurs à ceux qui doivent être obtenus. Bien des douleurs et bien des imperfections dans le fonctionnement du membre ont cette négligence pour cause. A propos de chaque fracture, j'indiquerai les parties qui doivent être l'objet de ces mouvements complémentaires. Mais, en règle générale, je conseille, quelque limitée que soit la fracture, de porter son attention sur les mouvements du membre tout entier.

La séance de massage doit-elle être fréquemment répétée, les séances seront-elles nombreuses et faut-il aussi multiplier les séances de mouvements provoqués? C'est là une question délicate, parce que tous les malades ne réagissent pas exactement de la même façon. Cependant, il y a des règles générales possibles à établir. Ainsi, j'ai vu des imitateurs plus royalistes que le roi conseiller de répéter le massage plusieurs fois dans la journée. J'ai dit plus haut pourquoi cette pratique me paraît mauvaise. Pour les mêmes raisons, je crois qu'au début surtout il ne faut pas abuser de la provocation des mouvements. J'accorde une séance un peu longue. Mais ensuite il faut du calme pour la résorption dans les tissus; et vingt-quatre heures ne sont pas de trop pour cela, aussi bien que pour le travail de réparation élémentaire qui en résulte. Si donc on a fait une séance de cette gymnastique méthodique que je recommande, il faut tout le long du jour être sobre de mouvements provoqués, et dans les cas où on juge qu'ils sont avantageux, ne provoquer dans les séances secondaires que des mouvements de très petite amplitude, ou des contractions musculaires très faibles.

ÉPOQUE DU MASSAGE ET DURÉE DU TRAITEMENT.

Ce ne sera pas un des moindres avantages du traitement moderne des fractures d'avoir fait disparaître des habitudes de traitement préalable cette période préliminaire pendant laquelle il était convenu qu'il n'y avait qu'une chose à faire, c'était de laisser souffrir le malade. Cette attente était sans doute justifiée tant qu'il a fallu laisser à la nature le soin de faire toutes les résorptions nécessaires sans qu'on pût les activer. Mais, après tout ce que nous avons dit de l'action du massage, on conçoit aisément que l'on puisse faire marcher les phénomènes de réparation beaucoup plus vite. Dès lors, toute période d'attente est inutile.

La première séance de massage doit être faite le plus rapidement possible après la production de la fracture. Dans une période d'essai, j'avais quelquefois tardé de plusieurs jours. J'ai reconnu bien vite que c'était une faute et, dès 1886, je pouvais conseiller de masser immédiatement. Je puis même affirmer justement à cause de mes essais divers que plus le massage est rapidement fait et plus les résultats sont parfaits.

Jusqu'à quelle époque devra-t-on prolonger ce traitement par le massage que l'on a commencé immédiatement après le traumatisme? Il est peut-être un peu difficile de le dire à l'avance à cause des différences immenses qui séparent les fractures de tous ordres et même à cause des différences individuelles pour chaque variété de fractures. Cependant, et d'une manière générale, nous avons dans les fonctions du membre une indication précieuse. Avec le massage, en effet, nous nous trouvons dans une situation différente de celle que nous fait la chirurgie courante, qui laisse le membre solide mais, ordinairement, parfaitement impotent. Ici, le bon fonctionnement du membre doit nous diriger. Non seulement nous devons laisser le membre solide, mais nous devons le laisser utile. On peut dire que le bon fonctionnement du membre sera la bonne indication de la limite des soins.

Nous indiquerons, pour chaque variété de fracture, le minimum des soins nécessaires et la durée approximative du traitement.

Mais il est de toute évidence que celui-ci peut être fait, suffisant ou très perfectionné. Suffisant, c'est celui qui vous permet de marcher ou de manœuvrer vos bras sans douleur et avec puissance. l'erfectionné, c'est celui qui efface jusqu'aux traces des moindres malaises et qui vous rend une souplesse de membre aussi grande qu'à l'état normal. Or, pour arriver à ce dernier résultat, il sera toujours bon de faire prolonger un peu le massage ou, si l'on n'a plus à faire de séance quotidienne, au moins de les faire suivre de séances plus éloignées qui seront très satisfaisantes et contribueront encore à vous garantir contre les moindres suites du traumatisme.

Aussi, je conseille à tous les sujets qui peuvent se le permettre : de ne pas renoncer trop brusquement au massage et de faire, après leur traitement, quelques séances que l'on appellera, si on veut, *de perfectionnement*; séances qui ne sont pas indispensables, qui constituent presque une sorte de toilette hygiénique, mais qui me paraissent très précieuses pour assurer le mécanisme régulier des membres atteints par le traumatisme.

APPLICATION D'UN APPAREIL.

La séance de massage terminée, faut-il mettre un appareil? Je crois, pour ma part, qu'il en faut le moins possible et je m'attache plus loin à en donner la raison. On a insisté sur la nécessité de faire une compression du membre après les massages; je crois que c'est une faute. En dehors des cas où il faut assurer par un appareil l'immobilité des fragments, il faut éviter toute compression du membre. D'abord, elle est douloureuse; puis il est infiniment probable qu'elle est plutôt nuisible qu'utile à l'activité nutritive des membres, aux échanges qui vont se faire, à la réparation et à l'activité des muscles. Aussi, pour ma part, je me contente toujours d'appliquer une bande roulée (en flanelle si possible) modérément serrée et destinée à maintenir doucement les muscles et les articulations. Je cherche beaucoup plutôt à caler le membre douloureux qu'à le serrer.

A plus forte raison je conseille de se défier de l'application des bandes *élastiques*, qui, seules et sans massage, auraient peut-être quelque raison d'être, mais qui n'ont aucune raison de se joindre au massage et qui peuvent avoir de réels inconvénients pour la vitalité du membre et pour la vitalité des muscles en particulier. Puis, comme je crois très utile que la douleur disparaisse absolument du traitement des fractures, je rejetterai absolument la constriction élastique.

Ainsi, pour toutes les fractures sans tendance au déplacement, bande de flanelle roulée sans contention; pour celles susceptibles de déplacement, appareil de contention. Je reviens du reste plus loin sur cette nécessité de se passer de l'appareil ou de le réduire à sa plus simple expression.

Mais en outre, même avec les cas à grande mobilité, la solidité du cal étant infiniment plus rapide et infiniment plus grande après le massage qu'après les traitements ordinaires, aussitôt qu'au cours des séances je constate la solidité du membre, je lui rends la liberté, je me contente de la bande roulée et souvent d'aucun appareil, d'une simple écharpe pour le membre supérieur, pour aider à soutenir un membre qui ne peut encore fonctionner sans quelque repos.

CHAPITRE IV

PERSONNEL QUI PRATIQUE LE MASSAGE.

Qui est-ce qui doit pratiquer le massage? C'est là une question sérieuse, car si le médecin devait toujours donner personnellement, ce traitement ne pourrait être très pratique.

Je dois commencer par déclarer que le personnel de mes élèves s'est toujours et très rapidement mis à cette besogne; j'ai toujours soin, au commencement de l'année, de pratiquer quelque massage devant eux et d'assister à quelque séance. Certains d'entre eux sont devenus d'une grande habileté. Tous y ont pris intérêt. Les résultats sont si vite obtenus; l'étonnante rapidité de la réparation satisfait l'opérateur et la plupart d'entre les nôtres ont pris tant de goût à cette œuvre qu'ils cherchent sans cesse à étendre le champ de leur activité et que pour multiplier les applications du massage je n'ai eu qu'à les laisser aller ou à les guider par de courtes indications.

Partout où le chirurgien aura des élèves sous la main, il se créera de très utiles auxiliaires. Mais il peut trouver des aides non médecins et les instruire, avec cette réserve toutefois qu'il les guide d'assez près pour leur montrer la besogne à faire pour chaque fracture en particulier.

Aussi, le médecin devra toujours, lui-même, pratiquer une ou plusieurs séances; si le temps lui manque il pourra se faire aider. Il pourra improviser un aide et j'ai eu l'occasion de faire pratiquer le massage suivant mes vues, très exactement, par un domestique intelligent. Mais il est plus sage de dresser à l'avance un aide de la profession, une sage-femme, un infirmier, une infirmière, de façon à n'avoir, au moment du besoin, qu'à lui donner les indications afférentes au cas particulier, à lui montrer les limites du foyer de la fracture, de la zone qu'il ne peut pas masser. Cette adjonction de l'aide permet de faire les séances supplémentaires nécessaires. Mais avant toutes choses le médecin lui-même doit se faire la main, étudier et pratiquer les manœuvres, se donner la douceur et la sûreté de mouvements nécessaires; et la besogne qu'il fera lui-même sera toujours la mieux faite.

CHAPITRE V

MANŒUVRES ET PRÉCAUTIONS NÉCESSAIRES POUR NE PAS TROUBLER CERTAINS PHÉNOMÈNES D'AUTO-RÉPARATION. — ENFONCEMENTS.

J'ai si bien insisté sur la nécessité de ne pas déplacer les fragments mis en certaines situations par le traumatisme, qu'il est indispensable de revenir sur la manière de procéder pour le faire dans de bonnes conditions. Ce chapitre, comme le suivant, donne des notions sur des pratiques inséparables du traitement par le massage et la mobilisation dans des cas particuliers.

Toutes les fois que l'enfoncement, l'engrènement, la pénétration des fragments ne constituent pas une déformation grave, il y a lieu de la respecter. Au radius, à l'extrémité supérieure de l'humérus, à l'extrémité supérieure du fémur, on peut dire que dans la grande majorité des cas, la quantité de déformations est si petite que les mouvements n'en peuvent être définitivement troublés et que l'aspect de la région n'en est pas sensiblement déformé. Les troubles fonctionnels que l'on a attribués à ces déformations, sont bien plutôt le résultat de l'enraidissement et des troubles secondaires dus à l'application plus ou moins prolongée des appareils.

J'ai dit plus haut que la prétention de redresser les petites difformités de l'enfoncement n'était même pas justifiée. Il se fait, lors de la réparation, une sorte de rétraction cicatricielle qui les rétablit malgré les appareils; et le peu de redressement qu'on a gagné est bien loin de compenser l'enraidissement que l'on a obtenu.

Pour ne pas troubler cet engrènement des fragments et pour ne pas établir une mobilité inutile, les précautions doivent consister surtout à ne pas attirer le membre dans le sens où la traction sur les ligaments pourrait lutter contre cette déformation.

Encore ferai-je remarquer que la nécessité de cette modération dans les tractions ne dépasse pas les tout premiers jours, car la solidité, par le cal engrené, est si vite établie qu'au bout de peu de jours les efforts les plus brutaux ne réussiraient plus à rien changer absolument. C'est donc presqu'au moment de l'examen du foyer de la fracture qu'il faut être ménager de ces sortes de mouvements.

Dans les jours qui suivent, il suffira de respecter le foyer de fracture comme dans toutes les manœuvres de massage; car ce ne serait pas une raison, parce que la mobilité est absente, pour comprimer et malaxer la région exacte où la sécrétion osseuse va se faire.

Quant aux mouvements permis dans ces circonstances, il est tout naturel qu'ils ne puissent pas être exagérés dans les mêmes conditions.

On remarquera du reste que ces mouvements à éviter,

sont ceux qui restent douloureux, même lorsqu'il y a assez de solidité pour que ces mouvements soient sans inconvénients; on constatera que ceux qui tendent à disjoindre les fragments sont péniblement supportés.

Rien n'est plus facile au reste que d'éviter des mouvements intempestifs, en se gardant aussi des mouvements de très grande amplitude qui pourraient encore les amener.

CHAPITRE VI

FRACTURES COMPLIQUÉES ET MOUVEMENTS.

La nécessité du mouvement pour une bonne réparation des fractures, est telle que les fractures compliquées de plaies la subissent comme les autres. J'ai observé là le phénomène le plus étonnant pour ceux qui ont subi notre éducation chirurgicale, puisque l'immobilisation nous a été présentée comme la condition sans laquelle aucune réparation de fracture compliquée n'est possible. Si les conditions de la fracture compliquée de plaie amènent souvent à l'immobilisation quand même, il arrive pourtant qu'on peut épargner cette immobilisation à beaucoup de fractures compliquées de plaies, et les résultats sont plus frappants encore que pour les fractures simples.

Il peut arriver qu'un foyer de fracture compliquée, sans permettre d'aller jusqu'au massage, permette fort bien l'usage des mouvements provoqués. Aussi n'y a-t-il rien de surprenant à ce que j'aie adopté la pratique de la mobilisation de ces foyers de fracture bien avant d'avoir pratiqué le massage régulièrement.

J'ai même été amené là *dès le début de ma pratique de la chirurgie antiseptique.*

On sait qu'au début de la pratique de la chirurgie antiseptique, ce sont les fractures compliquées de plaies qui ont permis d'observer le progrès le plus caractéristique dans la réparation des plaies. Au lieu des complications de toutes sortes, on a observé la réparation la plus simple. On a vu que les fractures compliquées se réparaient comme les fractures simples, sans suppuration. Cependant, pour obtenir ce merveilleux résultat, au lieu de chercher une immobilisation rigoureuse, il fallut pratiquer un pansement antiseptique ; et comme à cette époque, déjà lointaine, ce pansement antiseptique impliquait des pansements fréquemment répétés, il en résultait que le foyer de la fracture était fatalement mobilisé, en dépit des doctrines courantes sur la nécessité de l'immobilisation.

Dès 1874, lors de mes premiers essais heureux à l'hôpital de Lariboisière, j'avais pu mettre ce fait en relief et adopter une pratique, que j'ai constamment appliquée depuis, qui consistait à profiter de chaque pansement d'une fracture compliquée pour déterminer des mouvements autour du foyer de fracture. à faire jouer les muscles et les tendons, à les malaxer, en un mot, à rechercher tout le mouvement compatible avec les dispositions du foyer de fracture.

Non seulement j'ajoutais ainsi aux mouvements, que d'autres chirurgiens provoquaient involontairement par la répétition des pansements, mais même quand les nécessités de fixation des fragments n'étaient pas urgentes, j'évitais de compliquer mon pansement antiseptique d'un appareil inamovible quelconque qui à tous autres chirurgiens paraissait indispensable. Je pourrais citer comme ayant été traitées ainsi avec un résultat merveilleux au point de vue des mouvements de la conservation des fonctions, des fractures avec plaie de l'humérus à la partie inférieure, de la malléole interne et de la malléole externe, des plaies avec ouverture du coude et avec ouverture de l'articulation tibio-tarsienne.

Ces traitements avaient été d'autant plus remarquables que certains sujets très âgés auraient été voués à une infirmité absolue par toute autre intervention.

Ils avaient été d'autant plus remarquables que j'acquérais plus de hardiesse dans ma pratique et que je mettais plus complètement de côté l'immobilisation. Il me serait même facile de montrer par mes observations faites depuis 1874, à Lariboisière, à l'hôpital temporaire, à Necker, à Tenon et enfin à l'hôpital Saint-Louis, comment j'ai marché progressivement et régulièrement dans l'application de la mobilisation pour arriver au massage, et comment les fractures compliquées de plaies ont été un de mes meilleurs champs d'observation.

Non seulement on peut, pour les fractures compliquées de plaies, faire la mobilisation, mais on peut faire aussi le massage. Mais il est aisé de comprendre que même pour les cas où ce massage est possible, il n'est pas toujours possible dans les mêmes conditions.

Lorsque la plaie est étroite sans grands désordres périphériques, comme lorsqu'elle a été faite par les fragments, sous l'influence d'un traitement bien fait, sa cicatrisation est si rapide que nous sommes bientôt dans les conditions d'une fracture simple, et le massage peut se faire, avec cette réserve qu'il faudra se tenir un peu plus à distance du foyer de fracture qu'on ne le fait pour les fractures simples.

Si les désordres des parties molles ont été plus considérables, comme dans les fractures directes, il y a lieu d'être plus modéré encore, et de recourir surtout à la mobilisation. On fera le massage un peu plus tardivement; même dans ces cas le massage doit être surtout constitué par des pressions légères sur lesquelles j'ai beaucoup insisté dans la description des manœuvres. Les pressions circulaires avec la main formée en bracelet complètent ici souvent très heureusement les mouvements de mobilisation.

Bien entendu, tout ceci ne s'applique qu'aux fractures qui suivent la marche régulière que doivent suivre des fractures bien traitées, c'est-à-dire sans suppuration aucune. Si la suppuration se faisait, c'est que le traitement aurait été défectueux. On pourrait alors observer que, malgré la suppuration elle-même, les mouvements n'ont pas les résultats pernicieux que l'on attribue à la mobilisation. Mais il faut alors, pour juger ces cas, faire le départ de ce qui appartient à l'infection locale et de ce qui appartient à la réparation de la fracture, et ces traitements défectueux n'ont pas grand intérêt au point de vue qui nous occupe.

Ce que l'on peut dire de la rapidité de la restitution des fonctions après le traitement régulier des fractures compliquées, c'est qu'elle ne le cède en rien à celle que nous observons après les fractures simples.

J'en ai observé de curieux exemples, surtout au coude

qui passe, à juste titre, pour le siège des fractures les plus redoutables pour la fonction.

J'ai vu chez une vieille femme dont l'extrémité humérale était broyée, assez de réparation et de mobilité pour qu'elle pût commencer à se servir de son membre au bout de 18 jours. J'ai vu deux fois de suite, à un très court intervalle de temps, la fracture de l'extrémité supérieure de l'humérus avec plaie, suivie de conservation vraiment parfaite des mouvements de l'épaule. Toutefois je dois dire que chez un malade observé en ville, les résultats furent moins bons qu'à l'hôpital parce que la mobilisation ne put être aussi rapide.

Dans ces deux cas, la déformation avec gonflement était si considérable, que je dus donner du chloroforme pour établir le diagnostic et placer le moignon de l'épaule dans un appareil, qui ne resta sans mobilisation que quatre jours, juste le temps d'obtenir la fermeture de la plaie.

Dans le cas le plus rapidement heureux, j'avais déjà massé le sujet sous le chloroforme; la plaie n'était pas très grande et me permit ce massage, qui avait extraordinairement soulagé le patient qui souffrait horriblement.

Le sujet le plus curieux, au point de vue de la restitution des mouvements, fut un sujet atteint de fracture du radius avec plaie. Je le vis quelques heures après l'accident, je pus nettoyer la plaie et enlever un petit fragment osseux, qui gênait, et faire un bon pansement sans immobilisation. La réparation fut immédiate.

Il s'agissait de la main droite. Les résultats furent si parfaits, qu'au bout de trois semaines, je trouvai le sujet chez

lui jouant du violon, et lui dis qu'il pouvait reprendre ses
occupations de comptable. La souplesse et l'intégrité de ses
mouvements ne laissaient rien à désirer. Il rentra donc chez
son patron, qui le montra à son chirurgien. Celui-ci constatant une légère déformation jeta feu et flamme contre moi
et persuada au patron qu'il fallait faire des tractions sur ce
poignet et le mettre dans un appareil où il le fit séjourner
un mois. J'ai eu l'occasion de revoir le malade trois mois
plus tard; il n'y avait pas apparence de correction de la
petite difformité en question. Mais le poignet était enraidi
et le sujet pouvait à peine utiliser sa main pour écrire. En
revanche, il lui avait été impossible de se remettre à l'étude
du violon. Le chirurgien, un des plus célèbres de notre
temps, avait réussi à persuader au patron que par cette
intervention intempestive, il avait rendu le plus grand service à ce jeune homme. Le patient, tout en subissant également l'ascendant du savant chirurgien, n'était pas aussi
convaincu et ne pouvait s'empêcher de regretter la période
où il avait joué du violon avec un poignet parfaitement
souple.

CHAPITRE VII

RÉSULTATS PRATIQUES DU MASSAGE ET DE LA MOBILISATION.

Nous avons longuement étudié les questions théoriques et pratiques qui touchent au massage. Cependant, et malgré les répétitions que cela peut entraîner, il ne nous paraît pas inutile de résumer les faits que l'opérateur observe tous les jours dans sa pratique, les faits les plus grossiers qui le frappent quotidiennement et qui lui font apprécier, même en dehors de toute éducation théorique, l'action rapide et favorable du massage et de la mobilisation dans le traitement des fractures. Toutefois on remarquera que plus il est instruit, plus son expérience du traitement des fractures est ancien, plus il doit être frappé de la différence des résultats et de tous les progrès accomplis dans le traitement quotidien.

Le premier résultat du massage est certainement la *disparition de la douleur*, et ce phénomène est si marqué que c'est évidemment celui qui m'a amené d'abord à pratiquer le massage dans les fractures, comme on l'avait fait dans l'entorse pour la même raison. Le fait est des plus frappants pour quiconque a quelque peu pratiqué ce traitement.

Avec la résorption des liquides épanchés, le massage fait *disparaître la tension* dans les tissus. Cette tension est, on le sait, très grande dans les foyers de fracture accompagnée de cet état lisse de la peau qui en est si caractéristique.

J'ai dit que l'on sent en quelque sorte que l'on détermine un certain mode *d'épuisement nerveux* par irritation répétée des filets et des extrémités nerveuses. C'est là le mécanisme principal de l'extraordinaire *sédation* que l'on observe après les pratiques du massage. L'excitation nerveuse très répétée épuise assez rapidement le tronc nerveux et les filets nerveux de la région.

Aussi conçoit-on que pour arriver à un résultat satisfaisant dans cet ordre de faits, il soit indispensable de répéter très fréquemment un mouvement identique, de ne pas changer très rapidement le point d'application du massage et de n'abandonner les frictions sur un côté du membre que quand il est bien insensibilisé.

On conçoit aussi qu'il y ait lieu d'exclure du massage les mouvements violents qui, ébranlant le membre au loin, rendraient extraordinairement longue, sinon impossible, cette sédation que certains états nerveux du sujet rendent quelquefois plus difficile à obtenir.

La conséquence immédiate la plus remarquable de l'insensibilisation déterminée par le massage est sans contredit le *rétablissement presque immédiat de la fonction du membre*. On l'a déjà remarqué pour certaines fractures, l'impotence du membre est très communément sous la dépendance de la douleur beaucoup plus que de la solution de continuité : aussi assistons-nous au cours du massage à ce spectacle singulier d'un sujet qui a une fracture incontestable et qui se sert très convenablement du membre malade dont le levier osseux est interrompu.

Pour parler plus exactement, nous voyons ces sujets suffire à certains mouvements qui sembleraient devoir exiger l'intégrité du squelette. C'est là évidemment une conséquence heureuse, car elle permet de pratiquer ces mouvements provoqués que nous avons recommandés pour conserver la souplesse des membres. Cela permet aussi le retour à certains usages des membres. Mais il ne faut jamais oublier, nous l'avons déjà dit et nous y reviendrons encore, que cette insensibilisation a certains côtés dangereux et donne quelquefois la tentation d'abuser de cet usage prématuré des membres.

Pour en faire connaître un exemple, dans le cas particulier de la fracture du péroné, il y a de véritables inconvénients à permettre la marche immédiate à ces sujets qui peuvent s'y livrer dès le début. Cet inconvénient est, on le conçoit, surtout marqué pour les fractures du membre inférieur, pour lesquelles la fonction est toujours violente.

Rappelons, en passant, que cette insensibilisation avec le retour de la fonction est si bien en relation avec le massage que c'est au moment où il vient d'être terminé que l'on en constate bien la réalité ; et, dans les premiers jours, l'accalmie ne persiste souvent qu'un temps très court. Aussi, quand le massage est bien fait, le sujet, loin de redouter la séance comme on pourrait le penser, au moment d'ébranler une région pour laquelle on prescrit d'ordinaire le calme absolu comme favorable à la disparition des souffrances, le sujet, dis-je, appelle la séance de tous ses vœux et la trouve toujours trop courte à son gré.

La grande rapidité de la *disparition du gonflement* frappe l'opérateur attentif. Ces périodes dites de gonflement des huit ou dix premiers jours qui sont si pénibles et si caractéristiques sont franchies avec une extrême rapidité. Elles passent presque inaperçues. Dans un service comme le mien, où le massage des fractures est chose courante, on est frappé de voir ces lésions changer complètement d'aspect. Autrefois on voyait, surtout au début du traitement, des membres grossis, tendus, douloureux, et rien qu'à l'aspect du membre il était facile de reconnaître les membres atteints de fractures et en voie de traitement. On dirait aujourd'hui n'avoir affaire qu'à des membres maigres; et les membres fracturés diffèrent très peu de ceux qui sont à l'état normal.

La disparition du gonflement se manifeste sous plusieurs aspects.

D'abord l'épanchement sanguin, d'une manière générale, est rapidement étalé en quelque sorte. Aussi voit-on dès les premiers jours à la base du membre l'ecchymose qui s'étend, comme on le verrait ordinairement quinze jours ou trois semaines après l'accident. On peut dire que le sang épanché primitivement, comme la sérosité épanchée secondairement, ont été exprimés, chassés du membre et refoulés plus loin.

Si, au lieu de l'épanchement en nappe, il y a des caillots de sang formant des bosselures importantes, elles sont rapidement réduites par le massage et l'on sent alors, en quelque sorte, cette forme du gonflement fondre sous les doigts. Les bosselures, les irrégularités du membre ont disparu en une séance de massage.

Les gonflements dus à la distension des gaines synoviales sont extraordinairement modifiés, tellement que le massage en fait étudier dont on ne tenait pas assez de compte pour expliquer l'aspect des fractures. Il y a des déformations considérables que l'on attribue volontiers au déplacement des os et qui ne sont attribuables qu'à ces tuméfactions.

Il ne faut même pas croire que ce soit chose très facile à distinguer, parce que le phénomène est toujours secondaire et qu'il suffit d'avoir noté immédiatement avant l'accident qu'il n'existait pas. Le phénomène est souvent en quelque sorte immédiat; ou, du moins, sa rapidité de production est telle qu'on ne se figure pas aisément que ce ne soit que le fait d'un phénomène accessoire. J'ai eu des occasions très propices de vérifier le fait, en examinant par exemple des fractures du radius un temps très court après l'accident et constatant déjà la tuméfaction propre à l'épanchement des gaines et qui est un élément constitutif du fameux dos de fourchette, déformation beaucoup plus complexe qu'on ne l'admet généralement.

Sous l'influence du massage, l'opérateur constate ce retour du membre aux apparences normales; le dégonflement est opéré, le membre fonctionne à peu près; l'aspect est bon; la circulation paraît facile. L'observateur attentif constate même *l'extrême rapidité de formation du cal* par le maniement du membre fracturé.

On voit très facilement, par exemple, que, pour la fracture du péroné ou des malléoles, non seulement la disparition de la douleur permet au sujet de s'appuyer sur son membre avant la réparation faite; mais on voit aussi, au bout d'un temps très court, hors de proportion avec ce que nous savons du temps de réparation des fractures, que les os sont bien solides, la continuité bien rétablie; les mouvements fragmentaires sont devenus impossibles. Et cette grande rapidité de réparation se fait pour un cal plus parfait dont le masseur constate tous les jours les qualités. Les douleurs du cal sont moins communes. Tout en encourageant, en prescrivant des exercices prématurés, je n'ai jamais vu les accidents secondaires de torsion et de ramollissement du cal.

Un des faits qui nous ont le plus frappé en parcourant les observations de nos fractures depuis l'extension du massage, c'est *l'extrême rareté du retour des malades* comparativement à ce que nous observions antérieurement. Un grand nombre de nos malades soignés par les appareils revenaient de l'asile des convalescents de Vincennes pour se faire soigner des suites de leur fracture et nous voyions les raideurs et les cals douloureux persister pendant des mois. Aujourd'hui nous encourageons nos malades à revenir nous donner de leurs nouvelles; ils partent très satisfaits du traitement, et leur retour comme incapables de travailler est infiniment rare.

En somme, dès qu'on commence à pratiquer le massage pour les fractures, on constate les résultats immédiats, soit la disparition de la douleur, soit la diminution rapide du gonflement, et l'on verra presque aussitôt que le cal se forme dans des conditions meilleures qu'on ne le voit par les procédés ordinaires. Mais outre ces avantages immédiats, il y en a d'autres que l'on constate bien vite.

Il suffit, pour être frappé de cette constatation, de se rappeler un peu ce qu'on observe ordinairement après le traitement des fractures. Quel que soit l'appareil employé, on constate à des degrés divers que le membre a maigri. Au moment où on sort le membre de l'appareil, il y a souvent des muscles ou même des groupes musculaires tout entiers qui ont disparu en quelque sorte. Les articulations les plus voisines du foyer de fracture sont au moins raides et souvent ont les caractères d'une ankylose très menaçante. Cela est commun surtout sur les gens qui ne sont plus jeunes. Le tissu cellulaire dans les masses musculaires et autour d'elles est raide, infiltré. Les mouvements tiraillant ces parties indurées, mobilisant des articulations enraidies, déterminent longtemps des douleurs secondaires plus ou moins vives. Atrophie musculaire, induration cellulaire, enraidissement articulaire, douleurs de mobilisation s'associent pour rendre impotents pendant une période plus ou moins longue les membres qui ont été atteints de fracture. Lorsqu'on sort un membre d'un appareil, non seulement la cure est loin d'être terminée, mais si l'on veut bien faire, on doit commencer un nouveau traitement pour corriger les effets de l'immobilisation que l'on avait crue nécessaire.

Pour un membre massé il en va tout autrement. Les *muscles ont été conservés*, il n'y a *plus aucune induration* cellulaire, *les articulations sont souples*. Aussi, dès que le cal est fait, dès que le membre a repris *sa solidité*, il retrouve en quelque sorte *ses fonctions intactes*. En même temps que le membre retrouve ses fonctions, il retrouve aussi une santé parfaite. En effet, personne n'ignore que le membre qui a été le siège d'une fracture reste sujet pour l'avenir à des phénomènes pathologiques dont les principaux sont des douleurs et des gonflements caracté-risant les altérations que nous avons signalées tout à l'heure et les défauts de circulation du membre. On peut hardiment mettre sur le compte de l'immobilisation ces accidents tardifs des fractures. On n'observe plus ces inconvé-nients avec le traitement par le massage et l'on peut affir-mer que partout où il est applicable, les suites des fractures seront infiniment différentes de celles que l'on observait auparavant.

Comme preuve de ce que nous avançons, on peut con-sulter les pancartes des malades atteints de fractures qui viennent dans notre service, en les comparant à celles des malades semblables avant l'époque à laquelle nous avons commencé à employer le massage. Pour le péroné elles sont extrêmement caractéristiques. La durée moyenne du séjour a passé de six à trois semaines, et, tandis qu'autrefois ces sujets s'en allaient après ces six semaines à l'asile des convalescents de Vincennes, marchant pénible-ment et douloureusement pour revenir souvent ensuite se plaindre de gêne, de douleurs, de gonflement des pieds, ils partent marchant bien, sans douleurs, et nous ne les revoyons plus à la consultation. C'est là un fait bien caractéristique, car quiconque fait régulièrement une consultation hospi-talière sait combien sont nombreux ces ouvriers qui se plai-gnent des douleurs secondaires des fractures. Pour les fractures du radius nous ne les recevons presque plus jamais dans l'intérieur de l'hôpital; nous les traitons simplement à la consultation externe et la grande majorité des sujets commence déjà au bout de huit jours à utiliser la main.

Je ne voudrais pas dire que l'œdème ait complètement disparu des suites des fractures; on en observe pour le poignet comme pour la jambe à une époque rapprochée de la fracture, mais l'œdème éloigné est presque inconnu après les fractures qui ont subi un massage régulier. C'est là un point très important à établir, parce qu'on traite généralement trop à la légère ces suites de fractures. Pour mieux dire, on les oublie, en estimant trop souvent que l'époque de la guérison du membre se confond avec l'époque où il est redevenu solide.

C'est là la grande différence de cette méthode avec toutes les méthodes de contention. Lorsqu'on tire le membre de l'appareil, *il peut être solide, mais il est loin d'être guéri*; souvent il ne le sera jamais. Un chirurgien soigneux de son art doit continuer longtemps ses soins à ce membre plus ou moins impotent et les soins complémentaires méritent une attention considérable et longtemps soutenue.

Le traitement par le massage terminé, *le membre est solide, mais en outre il est guéri* et les soins complémentaires sur lesquels je reviens dans le chapitre suivant, pour ne rien négliger, sont vraiment insignifiants ou intimement liés au traitement même et au massage.

CHAPITRE VIII

MANŒUVRES ET SOINS COMPLÉMENTAIRES DU MASSAGE, DE LA MO-
BILISATION ET DU TRAITEMENT NOUVEAU DES FRACTURES. — APPA-
REILS, COMPRESSES, FRICTIONS, BAINS, ÉVACUANTS, GYMNASTIQUE.

Le massage peut être aidé ou contrarié par plusieurs
pratiques sur lesquelles il y a lieu d'insister. Tout d'abord
il y a la question de l'appareil. Y a-t-il utilité à appliquer
un appareil quelconque en même temps que l'on traite par
le massage? Cette question est évidemment subordonnée
aux conditions de la fracture. Je dis hautement que, toutes
les fois que l'appareil n'est pas indispensable, il faut l'éviter.
Pour une raison facile à concevoir, nous avons avantage à
laisser au membre une certaine liberté qui lui permette les
très petits mouvements que toute région pourvue de muscles
exécute sans cesse. Il y a là un intérêt très grand pour la
nutrition régulière du membre, qui ne se fait jamais dans
de bonnes conditions que quand ces petits mouvements,
conscients et inconscients, sont librement exécutés.

Aussi l'*appareil* ne sera appliqué que dans les cas très bien
spécifiés dès le début, cas où la mobilité des fragments menace par trop la forme du membre. Mais, même dans ces

cas, on doit prêter une très grande attention à déterminer le plus tôt possible le moment où tout appareil pourra être complètement abandonné ; et ce moment est infiniment plus tôt venu que ne le pensent la plupart des chirurgiens en perpétuant des appareils sur les membres ayant toute la solidité voulue pour n'être plus exposés ni à une complication, ni à une déformation.

Peut-être serait-ce ici le lieu de traiter une question collatérale en ouvrant une parenthèse, pour réformer une des pratiques les plus répandues du traitement des fractures. En tout cas, nous ne pouvons manquer de signaler une réforme absolument nécessaire dans leur thérapeutique. Il y aurait peut-être présomption de ma part à compter que ma méthode de massage ouvrira les yeux des chirurgiens sur un abus séculaire, à propos des principes acceptés comme fondamentaux. Mais j'espère que mes publications et mes expériences sans cesse répétées contribueront à la métamorphose indispensable pour une thérapeutique nouvelle et scientifique.

SOLIDITÉ ABSOLUE ET RELATIVE VARIANT AVEC LES SUJETS.

Au cours du traitement des fractures par les appareils, on a coutume d'infliger au patient des séjours d'appareils d'une extraordinaire durée, toujours partant de cette donnée que *l'appareil n'a pas d'inconvénients*, et alors qu'on estime qu'il est sage, par un *excès de durée de l'immobilisation*, de s'assurer que la fracture sera solide parce que l'appareil aura séjourné au delà des limites indispensables.

Or cette pratique est vicieuse à tous les points de vue : d'abord, l'appareil ayant de multiples inconvénients, il faut le laisser séjourner le moins possible ; puis les sujets se réparent dans des espaces de temps assez différents, et certains peuvent être délivrés beaucoup plus rapidement que d'autres.

Il faut donc *vérifier sur le sujet* lui-même les deux périodes importantes à constater : celle où la *quantité de réparation est suffisante* pour qu'il n'y ait pas lieu de redouter, par les petits mouvements, les déplacements secondaires et les déformations du membre, et celle où le membre, *tout à fait solide*, peut suffire sans inconvénient aux *fonctions*.

Or il est facile de constater que la première période est très tôt venue. Pour bien des fractures que l'on maintient des semaines et des mois dans des appareils serrés, au bout de quelques jours tout danger de déformation était passé, même en abandonnant le membre sans contention ou avec une contention insignifiante sur le lit. Pour la même raison, on constate que des déplacements dont on aurait eu à se défier par le massage des premiers jours, deviennent très rapidement impossibles, même avec un massage très complètement pratiqué.

Enfin, la pratique du massage qui nous apprend que, par des manœuvres bien dirigées, on peut rendre un membre utile au sujet dans des délais extrêmement courts nous apprend aussi qu'il y a des différences notables entre les sujets pour atteindre la deuxième période. Aussi, quelles que soient les conditions dans lesquelles un appareil a été mis, il y a lieu d'interroger la solidité du membre.

Pour les sujets traités par le massage, cette question de

l'appareil est tout particulièrement délicate, puisque certains sujets devront subir un appareil pendant quelques jours, ce qui donnera un traitement mixte en quelque sorte. Mais, chez ces sujets eux-mêmes, il y a intérêt pour la perfection du traitement à cesser l'emploi des appareils le plus tôt possible ; aussi le chirurgien devra-t-il prendre l'habitude d'étudier cette solidité du membre suffisante pour supprimer le plus tôt possible, relativement ou absolument, tout appareil.

Dans l'immense majorité des cas, l'appareil devant être évité, que faut-il placer dans la région fracturée et par quoi devons-nous la protéger dans l'intervalle des séances de massage ?

COMPRESSION.

Faut-il y établir une compression régulière à l'aide d'une bande roulée avec force ? Je n'en crois rien, parce que je crois de moins en moins à la nécessité d'une violence quelconque sur les membres fracturés. Je me contente, pour ma part, d'une bande de flanelle roulée en compression douce, qui a pour but surtout de protéger la région, de lui donner un peu de soutien. Cela suffit toujours et, s'il était nécessaire, pour la satisfaction du malade, d'y joindre quelque topique, cela serait facile, à la condition que ce topique fût inoffensif et ne déterminât pas de lésion de la peau.

Si je déconseille une compression un peu énergique, à plus forte raison je conseille encore moins l'application de la *compression élastique* que l'on a proposé de faire succéder au massage. Je ne méconnais pas que cette compression sans le massage n'ait amené quelques résultats, mais je ne vois que des raisons de ne pas la combiner au massage. J'ai précisément remarqué que, le massage terminé, après des séances plus ou moins longues, il y a lieu de laisser les tissus en subir l'action, la digérer en quelque sorte. C'est pour cela, par exemple, que je déconseille plusieurs séances le même jour. Je crois justement que pour recevoir tout le bénéfice du massage, il faut aux muscles et aux autres tissus un certain temps pour se réparer en silence sous l'influence de l'excitation reçue; la continuation de cette excitation deviendrait plutôt nuisible. Je crois, du reste, que la compression constante par une bande élastique n'est rien moins que favorable à la vitalité du membre en général et à la vitalité des muscles en particulier. Je ferai en outre remarquer que la compression est toujours pénible, sinon douloureuse, et que je tiens par-dessus tout à ce que *toute douleur soit bannie du traitement des fractures.*

Mais même sans tissu élastique, la compression est plutôt faite pour amoindrir les phénomènes propres de la vie dans l'intimité des tissus, et je crois qu'on peut reprocher cette compression à un grand nombre des appareils adoptés dans la chirurgie moderne pour le traitement des fractures. Notre méthode nous donne donc une excellente occasion de nous débarrasser de mauvaises habitudes thérapeutiques, de rendre aux membres les conditions vitales nécessaires pour la réparation rapide, nous ne devons pas les ménager.

FRICTIONS.

Pour des raisons du même ordre, je déconseille les frictions dans l'intervalle des séances. Je crois que l'irritation qui en résulte ne peut qu'être préjudiciable au membre qui a besoin de repos et je ne demande pas plus qu'on lui fasse subir des frictions que je ne demande qu'on lui fasse de nouvelles séances de massage intercalées.

BAINS.

Les *bains*, si utiles dans les vieux enraidissements des membres que l'on traite par le massage, ne me paraissent ici avoir aucune utilité et je craindrais toujours de les employer ici comme je redoute toujours les topiques humides toutes les fois qu'un membre est le siège d'un épanchement sanguin ou séreux considérable. Leur application constitue toujours une des bonnes méthodes de favoriser les complications inflammatoires qui avaient toutes chances d'être évitées.

INDICATIONS GÉNÉRALES. — ÉVACUANTS.

Y a-t-il lieu, toutefois, de songer à un médicament quelconque à administrer simultanément ou à une médication quelconque à poursuivre? Une seule médication me paraît rationnelle, c'est la *médication évacuante*, surtout si le foyer de la fracture est d'étendue considérable. Les *purgatifs* et surtout les *diurétiques* sont indiqués. La raison d'être de cette médication est tout entière dans cette notion que le massage exagère les mouvements de dénutrition interstitielle et rejette dans le torrent circulatoire tous les éléments inutiles épanchés dans l'intérieur des tissus. Or le rein est l'organe qui élimine laborieusement et se fatigue assez vite. Il est donc sage de chercher à le soulager le plus possible et les évacuations par l'intestin sont propres à cette tâche.

L'état d'un sujet atteint de fracture, surtout lorsqu'il est traité par le massage, rappelle par plusieurs côtés celui d'un sujet qui est surmené par l'exercice musculaire. Des expériences bien connues sur le massage ont montré toute l'analogie du sujet massé et du sujet qui a fait un abus de l'exercice musculaire. Tous deux éliminent avec une suractivité remarquable. La charge des urines en sel est considérable ; le taux de l'urée monte, l'acide urique est éliminé. L'importance de ces éliminations donne même la mesure de la prudence qu'il faut mettre à les provoquer et montre tout l'intérêt qu'il y a à ménager le massage. On conçoit que, pour produire tout son effet, il lui faut une période déterminée. On ne saurait en accélérer les manœuvres sans certains inconvénients.

On en facilitera certainement l'action lorsqu'il s'agit de grands foyers de fractures en prescrivant les évacuants et en administrant les *eaux légères* et entraînant une évacuation abondante d'urine, eaux de Vittel, d'Évian, de Saint-Simon d'Aix, etc.

GYMNASTIQUE.

Peut-on considérer la *gymnastique* comme un complément nécessaire de ce traitement? La gymnastique proprement dite ne sera jamais un complément indispensable ou même utile dans les cas ordinaires. Il ne faut pas perdre de vue ce que j'ai déjà dit plusieurs fois, c'est que des mouvements modérés sont utiles là où des mouvements violents ou de grande amplitude deviendraient très pernicieux.

En outre, il faut bien savoir que les grands mouvements ne remplissent pas le but que nous poursuivons. La gymnastique suédoise nous enseigne par exemple que les grands mouvements ne sont pas particulièrement favorables au développement des muscles. Les petits mouvements, les mouvements de peu d'amplitude très répétés jouent, au contraire, un grand rôle dans le développement et dans la régénération musculaire.

Si donc on admettait que des manœuvres complémentaires fussent nécessaires chez le fracturé pour compléter l'œuvre du massage, la gymnastique à faire ne serait qu'une mise en action de très petits mouvements répétés avec une grande persévérance. On pourra utiliser ce principe dans certains cas, mais, dans la généralité des faits, il sera plus profitable encore de s'abstenir et on s'en remettra au fonctionnement régulier et modéré du membre pour l'amener à recouvrer, dans un temps raisonnablement court, l'intégrité de ses fonctions.

Toutes ces considérations sont applicables au traitement des fractures récentes, le seul que j'aie en vue. Il faudrait y ajouter des développements différents si on avait en vue le perfectionnement des fonctions chez le sujet qui a subi longtemps auparavant une fracture et surtout si celui qui a été traité par les appareils était resté impotent. Mais, je le répète, ce livre est fait à un tout autre point de vue et les fractures bien traitées par le massage et le mouvement peuvent se passer de ces soins complémentaires et éloignés.

On ne saurait trop remarquer, en terminant ce chapitre, que pour arriver à bien en une matière si commune et si pressante, qui se présente au chirurgien à l'improviste et souvent dans de mauvaises conditions, il faut user des moyens les plus simples possibles. Il ne faut pas s'exposer, en voulant trop bien faire, à transformer un traitement facile et efficace en un traitement difficile, laborieux, où l'on serait tout surpris de provoquer des complications en cherchant des perfectionnements.

CHAPITRE IX

DES FRACTURES QU'IL FAUT MASSER, INDICATIONS ET CONTRE-INDICATIONS.

J'ai si longuement étudié les principes du massage et le rôle qu'il faut lui demander dans le traitement des fractures, que la tâche va nous devenir singulièrement facile pour déterminer les fractures à masser, et les conditions dans lesquelles le massage doit être pratiqué pour chacune d'elles. Puisque le massage est le traitement le plus précieux pour tous les traumatismes des os, il y aura lieu d'appliquer le massage au plus grand nombre de fractures possible.

Si tout ce que j'ai dit est vrai au sujet de la rapidité et de la solidité de la réparation osseuse, de la conservation et de la souplesse des muscles et des ligaments, de la disparition de la douleur et du retour rapide des fonctions, il faudrait ainsi traiter toutes les fractures. Malheureusement il saute aux yeux que certaines fractures doivent échapper à ce traitement. On conçoit également que pour certaines fractures cette application est possible, mais difficile. Mais, ces réserves faites, on comprend que, contrairement à l'opinion générale, la presque totalité des fractures puisse et doive être traitée par le massage.

Il nous faut donc déterminer, non les indications du massage, que nous reconnaissons le traitement utile dans les fractures, mais ses contre-indications. En d'autres termes, le massage étant le traitement général et satisfaisant des fractures, nous admettons qu'il faut toujours le faire si possible et il reste à déterminer les cas dans lesquels il faut y renoncer. Ceux dans lesquels il faut y recourir resteront l'immense majorité. Il faudra déterminer alors les conditions particulières à chaque fracture, les modes suivant lesquels le massage doit être pratiqué.

En ce qui concerne *les contre-indications*, elles peuvent être réduites à deux : la principale est due à la mobilité des fragments. Lorsque *la mobilité* des fragments expose à une *déformation importante* et définitive, il y a lieu de renoncer au massage au moins primitivement, c'est-à-dire jusqu'à ce qu'il y ait assez de consolidation pour ne plus redouter les résultats de la mobilisation de ces fragments.

Le deuxième ordre de contre-indications, infiniment moins important, appartient à *l'intégrité de la peau*. En effet, cette intégrité est nécessaire à la pratique du massage. Mais cette contre-indication est loin d'être absolue, et dans bien des circonstances peut disparaître rapidement après avoir existé au début.

On pourrait sans doute, après avoir fait ces deux réserves, se contenter des principes généraux de massage que nous avons établis pour pratiquer le massage un peu partout. Mais ce serait une façon par trop élémentaire de procéder, et dès mes premières publications j'avais pris quelques fractures en particulier pour déterminer les conditions du massage nécessaires à chacune d'elles. Dans mes leçons publiques, j'ai également procédé à l'étude de chaque fracture en particulier, pour bien déterminer non seulement celles que l'on peut et doit masser, mais les formes des manœuvres à appliquer à chacune d'elles. Je procéderai de même ici, en passant en revue toutes les fractures auxquelles j'ai appliqué le massage.

Au cours de cette étude, on pourra remarquer qu'il m'est arrivé souvent de ne pas suivre les classifications ordinaires des fractures. Cela s'explique aisément par ce fait que je me suis préoccupé seulement de certaines conditions qui nous permettent d'intervenir, et que j'ai groupé les fractures surtout d'après les facilités qu'elles donnent à la thérapeutique ; leur mécanisme, qui a surtout occupé les pathologistes, m'intéressant souvent très médiocrement au point de vue de la thérapeutique à suivre.

Tout naturellement, il y aura une grande inégalité entre les chapitres, l'importance du massage variant avec les variétés de fractures. Puis, même pour les fractures pour lesquelles le massage serait important, les occasions de massage ne sont pas toujours aussi fréquentes, et il est utile de donner plus d'extension aux chapitres qui traitent des fractures que l'on a occasion de masser communément, l'opérateur pouvant toujours appliquer dans une certaine mesure aux fractures plus rares les manœuvres qu'il a employées pour les fractures les plus communes, lorsqu'on a bien établi le plan général du traitement. Ce sera là, croyons-nous, la véritable manière de faire entrer cette méthode dans la pratique qu'elle intéresse au plus haut point.

CHAPITRE X

Pour continuer mes descriptions, en suivant les principes
que j'ai posés plus haut, j'étudierai successivement les fractures du membre supérieur, puis celles du membre inférieur.
Mais je prendrai ces fractures surtout dans l'ordre de la
fréquence avec laquelle on les rencontre pour le massage.
Au premier rang de toutes se présente la fracture du radius.

Fractures du radius.

La fracture du radius est celle sur laquelle j'ai commencé
à pratiquer régulièrement le massage. C'est aussi une des
plus communes que l'on puisse rencontrer. C'est-à-dire
qu'on aura très fréquemment l'occasion de la masser. Il ne
faudrait pas admettre toutefois que toutes les fractures du
radius présentent des conditions uniformes pour le massage.
Dans l'immense majorité des cas, la fracture du radius est
une fracture à médiocre déplacement avec engrènement
des fragments. La tendance des fragments à jouer l'un sur

l'autre est très faible, et on peut estimer que les mouvements spontanés et provoqués n'auront pas pour résultat d'augmenter la déformation.

Cette déformation, caractérisée par l'image fameuse du dos de fourchette, est du reste bien moins considérable qu'elle ne paraît souvent. L'apparence de déformation est due véritablement à l'enfoncement du radius écrasé en quelque sorte, et à un léger mouvement de rotation du poignet en arrière. Mais cette difformité médiocre immédiatement après l'accident, est très vite augmentée par le gonflement des gaines du dos du poignet. Il y a là l'origine d'une illusion qui a des conséquences assez importantes en thérapeutique.

Comme on estime que la déformation osseuse est considérable, on cherche d'ordinaire à y remédier immédiatement, et on pense que, par des tractions énergiques, on donne à nouveau au membre une direction rectiligne. En réalité cependant, l'action que l'on exerce est loin de rendre au patient le service que l'on imagine. Ou bien, ce qui est le cas le plus fréquent, on ne déplace en rien les fragments, et le résultat de l'intervention est nul ; ou bien on obtient un désengrènement assez préjudiciable aux phénomènes de réparation, et le poignet mis dans un appareil, même serré, a toutes tendances à reprendre sa forme vicieuse, car le redressement n'a pu empêcher l'os d'être enfoncé. Il manque en quelque sorte au niveau de la brisure où se fait une rétraction cicatricielle. Dans ces deux cas il restera une déformation, légère il est vrai, mais absolument identique à celle qui aurait persisté si on n'était pas intervenu.

Dans ces deux cas, si l'on examine les patients à longue

échéance, on voit qu'en somme la difformité n'est pas très grande, et on fait honneur à l'intervention chirurgicale du peu de déformation. Si on y regarde de près, on voit bien qu'il y a une déformation, mais si le poignet a été traité suivant les règles, on ne critique pas trop cette déformation. Si la chirurgie n'est pas suffisamment intervenue, on attribue la difformité tout entière au défaut de réduction.

En examinant les choses sans idées préconçues, on peut constater les faits suivants : Une déformation très apparente peu après la fracture devient plus tard très peu sensible, même si on n'a exercé aucun effort pour la réduction. Tant que la déformation du poignet est restée dans les limites communes, les tractions et le redressement n'ont pas d'efficacité. On voit d'ailleurs que si la fracture a été convenablement traitée par le mouvement, le poignet est parfaitement souple avec intégrité des mouvements, même avec une déformation apparente, tandis que pour les sujets traités par le prétendu redressement et l'appareil consécutif, on observait tout le contraire pour la souplesse et les mouvements.

Au contraire des cas simples et communs que je viens de signaler, on observe des fractures du radius, beaucoup plus rares, dans lesquelles la déformation est réellement considérable. Mais ici nous n'observons plus cet engrènement solide des fragments, qui était si caractéristique. Le radius a bien été enfoncé dans une certaine étendue, mais c'est plutôt d'une sorte d'effondrement en arrière qu'il s'agit, et le fragment inférieur est reporté en arrière, en même temps que toute la main a pivoté autour du cubitus. Une fracture de ce genre s'accompagne toujours d'une mobilité manifeste ou tout au moins d'une disposition au déplacement sous le moindre effort.

Si on vient à faire des tractions, on voit qu'il est facile de modifier la position des os. Il peut être difficile de maintenir la position que l'on a obtenue; cependant, comme le broiement de l'os est assez considérable, on y arrive, et en maintenant l'avant-bras, non dans l'antique appareil des fractures du radius, avec attelles et compresses graduées, mais dans une gouttière de plâtre bien moulée, on peut réussir. Je dis on peut, car il ne faut pas se leurrer de l'espoir que l'on réussira constamment. La rétraction cicatricielle au niveau du foyer de fracture reproduira toujours une partie de la difformité. Mais comme celle-ci était énorme au moment de la correction, il restera toujours une partie de cette correction, et par conséquent un bénéfice relatif.

La conclusion pratique relative au traitement des deux formes de fractures de radius que je viens de distinguer est très facile à établir. Dans le cas le plus rare des fractures du radius à grande déformation vraie, constituée par un déplacement osseux considérable, accompagnée de mobilité des fragments, il faudra employer une méthode mixte. Comme il s'agit de fractures très douloureuses comprenant l'articulation au même titre que les suivantes, ou tout au moins de fractures immédiatement voisines de l'articulation, je conseille, aussitôt que possible, de pratiquer le massage. Ici pas de pressions profondes, mais des passes superficielles et répétées toujours dans le même sens en évitant absolument les extrémités osseuses dont on sent bien les saillies. Le

massage aura l'avantage d'éteindre la douleur, puis de favoriser la résorption des épanchements.

Mais à cause de la déformation et de la possibilité pour
celle-ci de se reproduire par la mobilité des fragments, il
faut placer l'appareil et renoncer au massage immédiat, ou
du moins ne faire qu'une seule séance immédiate suivie de
l'application d'un appareil. Je tiens à noter cependant que si
on suit attentivement le sujet et si on veut tirer du massage
tout ce qu'il peut donner, après une semaine écoulée, en
retirant le membre de l'appareil on trouvera la solidité parfaitement suffisante pour permettre à nouveau le massage. A
ce moment on le pratiquera, sauf à replacer le membre dans
son appareil, si on suppose que les mouvements seraient
susceptibles de le déformer à nouveau. Mais je puis affirmer
que, même le membre étant libéré, si on ne laisse faire au
sujet aucun mouvement violent, aucun effort, il ne se fera
aucune déformation nouvelle.

On pourrait être trompé à ce sujet par une observation.
On pourait croire que la déformation que l'on observera par
la suite, est le résultat de l'interruption de la contention.
Mais elle peut être aussi, et elle est toujours le résultat de
l'impuissance à faire réparer le membre enfoncé dans la
rectitude parfaite. Malgré les meilleurs appareils contentifs,
et malgré les constrictions les plus prolongées, il arrive pour
cette fracture grave qu'une part de la déformation persiste.
Et elle persiste après huit jours de contention, comme elle
aurait persisté après six semaines, tout simplement parce
que la violence du traumatisme a établi une conformation
irrémédiable, une sorte de vide osseux qui ne se comble

qu'imparfaitement dans une région où la rétraction cicatricielle se fait encore sentir.

Mais cette forme de fracture est la plus rare, et la fracture banale du radius est une fracture avec médiocre déformation, et avec une mobilité insignifiante. Pourtant, la
déformation qui était très faible immédiatement après la
chute, augmente dans les heures qui suivent, et quelquefois avec une grande intensité. Cependant si on y regarde
de près, on constate qu'il n'y avait aucune mobilité fragmentaire permettant cette aggravation de la déformation. C'est
surtout vers le dos du poignet que la déformation augmente.
Là, se trouvent les gaines synoviales et les tendons, dans
lesquels, et autour desquels l'abondance et la rapidité des
épanchements sont extrêmes. Je n'ai vraiment bien observé
ce fait que depuis que, voulant traiter les fractures par le
mouvement et sans appareil, j'ai tenu à juger si notre
intervention contre la déformation par la réduction était
bien nécessaire, si la déformation était bien due à un déplacement osseux qu'il fût urgent de corriger.

Cette fracture s'accompagne, outre cet épanchement des
gaines synoviales, d'un épanchement considérable dans les
tissus environnants, d'une entorse grave du poignet et même
habituellement d'un arrachement de l'apophyse styloïde du
cubitus.

En définitive il s'agit ici d'une fracture qui ne nécessite
pas de redressement, qui ne nécessite pas de contention,
qui est remarquable par la douleur et par les complications
articulaires tendineuses ou synoviales. Il y a donc lieu de la
masser, de la mobiliser et de ne pas la contenir.

MOUVEMENTS D'EXPLORATION.

Pour la fracture du radius les mouvements d'exploration doivent être particulièrement simples.

Dans un très grand nombre de cas, la fracture se présente d'elle-même, et la vérification est sans difficulté. La déformation est si caractéristique que le diagnostic est fait souvent sans qu'il y ait eu besoin de toucher au membre. Ce que l'opérateur a besoin de constater surtout, c'est la forme de la fracture et son degré de mobilité possible.

Il faut, avant toute chose, s'il y a eu engrènement des fragments avec médiocre déformation, qu'il le respecte. Il examinera donc le poignet, la main légèrement fléchie dans la sienne ou sur un coussin, en se gardant des mouvements en arrière ou en dedans.

Outre la forme du membre, la localisation très nette du foyer de fracture servira à bien déterminer la réalité de son existence.

La recherche du point douloureux de l'épiphyse styloïde du cubitus complète l'examen.

Si la déformation est très considérable, avec mobilité facile, les conditions changent; et c'est au cours de ces manœuvres d'examen que peuvent être pratiqués les mouvements nécessaires pour la réduction. Ces mouvements consistent surtout en tractions sur la main largement saisie que l'on entraîne en adduction vers le cubitus et que l'on maintient ainsi jusqu'au placement de l'appareil. Dans le cas où ce mode d'intervention est nécessaire il est bon de le faire précéder de manœuvres de massage proprement dites; l'opération est moins douloureuse et le membre est mieux préparé pour être mis dans l'appareil.

MANŒUVRES DE MASSAGE.

Le massage doit être ici pratiqué le plus rapidement possible. Si on pouvait intervenir immédiatement, même avant le gonflement synovial qui déforme, ce serait tout bénéfice; et j'ai souvent massé ou fait masser peu d'heures après l'accident.

On remarquera que la position superficielle du foyer de fracture indique tout de suite la forme du massage. Ce foyer de fracture demande nécessairement à être ménagé. Il ne faut pas qu'il soit atteint par la pression. Et s'il n'est pas nécessaire de le tourmenter des moyens de réduction, il ne faut pas non plus l'ébranler par des mouvements intempestifs. Il faut donc bien déterminer le foyer à respecter et le bien fixer.

Ceci se fait très sûrement en plaçant le membre à masser sur un coussin, couché sur la face palmaire, légèrement relevé sur le bord cubital. Les premiers jours il est immobilisé dans cette place, soit par la main gauche du masseur, soit par la main d'un aide qui exerce une légère traction sur le poignet. On donne une excellente situation, sur un coussin, sur ses propres genoux, à la main du patient assis en face de soi sur un siège un peu plus bas que le sien. On donnera encore une bonne situation à la main en la plaçant sur une table, le poignet étant solidement appuyé sur une ou deux serviettes.

Dans ces différentes situations le foyer de fracture est bien en évidence, et les parties à masser se présentent en quelque sorte au praticien. Il faut masser les plans musculaires qui enveloppent l'os, puis les gaines tendineuses, puis l'articulation du poignet. Mais, par surcroît, le massage doit s'étendre à la main, aux doigts et même, dans une certaine mesure, au coude.

Le foyer de fracture doit être évité pour des raisons multiples sur lesquelles j'ai déjà insisté. Il n'y a aucun intérêt à l'ébranler et à déplacer les fragments. En outre ce foyer est fort douloureux aux pressions et l'on n'arrive à bien éteindre l'ensemble des douleurs de la fracture que si on ne leur rend pas leur acuité par l'excitation du foyer.

Il ne faut pas oublier non plus qu'il existe un autre point douloureux à ménager, c'est la région de l'apophyse styloïde du cubitus. Dans un très grand nombre de cas il y a un arrachement de cette apophyse styloïde et ce petit foyer de fracture est extrêmement douloureux. Même ce point reste sensible, souvent plus que le radius lui-même; et souvent, longtemps après que le radius est bien réparé et qu'il n'y a plus aucune douleur à son niveau, les malades se plaignent encore du point douloureux du cubitus. On donnera donc tous ses soins à éviter dans cette région le contact précis avec le foyer osseux.

Les surfaces à masser sont assez étroites pour que le massage ne soit guère appliqué avec toute la main. Les pouces surtout, ou l'extrémité des doigts, doivent pénétrer entre les os. Les doigts réunis seront employés plus particulièrement lorsqu'on sortira de la région brisée pour atteindre les masses musculaires de l'avant-bras.

Nous avons dit que les gaines tendineuses devaient faire l'objet de manœuvres très attentives. Ce sont encore les pouces ou les extrémités digitales qui pourront faire cet office.

Pour le coude, pour les doigts et pour l'épaule, qu'il ne faut pas négliger chez les vieillards, on pourra faire un peu de massage un peu plus grossier, soit des pressions profondes avec toute la main, un peu de pétrissage, en même temps qu'on imprime des mouvements à ces articulations.

DÉMONSTRATION PAR LES FIGURES.

Les neuf figures qui suivent donnent une idée nette des principales manœuvres à faire subir au membre. Comme pour tous les autres chapitres, pour la description du massage de chaque fracture en particulier, elles ne sauraient donner tous les détails des manœuvres, mais elles montrent les principes à suivre et les conditions mécaniques dans lesquelles ces manœuvres doivent être faites.

Pour sept de ces figures le massage est pratiqué, la main reposant *sur un coussin* placé sur une table ou sur un lit. Il est facile de concevoir que les mêmes formes de massage peuvent être pratiquées, le poignet étant placé *sur le genou* de l'opérateur, soit directement, soit sur un coussin, soit sur une alèze pliée. J'en ai donné deux exemples, mais seulement pour éviter la répétition des figures qui seraient ainsi multipliées inutilement pour la démonstration.

On peut voir encore que si le poignet est souvent très suffisamment immobilisé par son appui sur un coussin, sans qu'il soit nécessaire de l'immobiliser davantage, les figures montrent deux modes d'immobilisation différents.

Dans l'un le poignet est pris dans une des mains de l'opérateur tandis que l'autre main pratique le massage. C'est ainsi qu'il faut pratiquer au moment où la fracture est encore très douloureuse et lorsqu'on craint de déformer par des mouvements.

Dans une autre figure l'immobilisation est faite par une des mains de l'opérateur qui saisit en plein la main du sujet.

On verra encore dans les figures l'usage des deux mains pour le massage. Pour toutes les formes du massage, l'opérateur doit être prêt à l'usage des deux mains et, selon la disposition des parties, c'est la main gauche ou la main droite qui fixe pendant que la main droite ou la main gauche masse.

En terminant la séance du massage on fera avec avantage des pressions larges avec la main, entourant en bracelet tout le membre en remontant toujours de l'extrémité vers la racine du membre.

La séance ici peut être longue sans inconvénient. Elle fatigue plutôt l'opérateur que l'opéré. Les séances ordinaires de vingt minutes sont suffisantes, mais il n'y aura que des avantages à prolonger la séance jusqu'à une demi-heure.

MASSAGE POUR LES FRACTURES DU RADIUS. — MANŒUVRES
EN BRACELET, SUR LE COUSSIN.

Fig. 23. — Sur un coussin tout l'avant-bras est appuyé.
La main gauche immobilise le poignet par tractions légères
sur la main saisie en plein. La main droite de l'opérateur
enveloppant le membre depuis la main jusqu'au coude
exerce des pressions circulaires sans pénétrer profondément dans les intervalles osseux (pressions en bracelet).

On conçoit, en examinant cette figure, comment peuvent
agir ces pressions. Elles restent éminemment superficielles,
ou du moins leur action sur les parties profondes ne se fait
sentir que très légèrement. Il est donc possible lors des premiers jours de les répéter indéfiniment en quelque sorte,
avec un ébranlement de foyer réduit à son minimum.

On remarquera que la traction sur la main doit être très
légère. Elle est faite pour fixer, sans prétention à redresser
et à corriger la déformation.

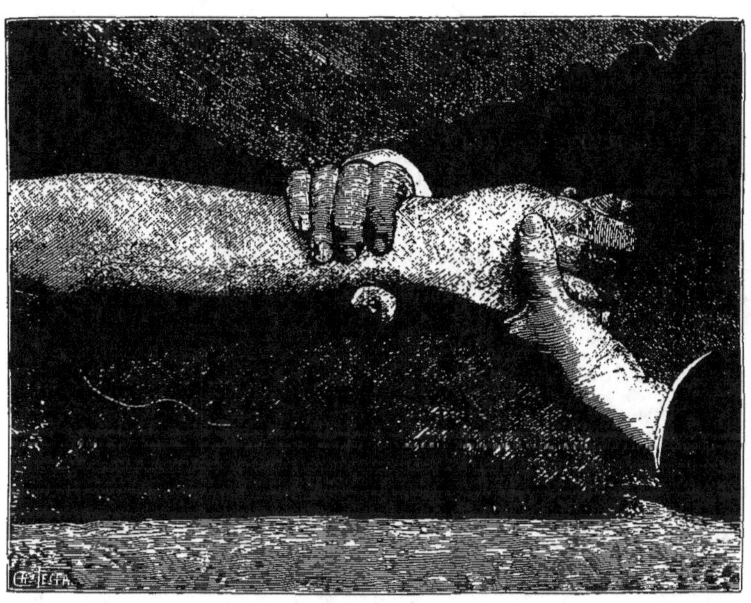

Fig. 23 — Fracture du radius.

Fixation par la main gauche de l'opérateur et massage en bracelet.

Fig. 24. — Tout l'avant-bras repose encore sur le coussin. L'extrémité digitale des deux mains appuie en arrière et en avant du radius, mais surtout en se portant vers le côté interne comme si les doigts devaient appuyer sur le cubitus. Les doigts remonteront ainsi, écrasant doucement les parties molles de la région.

Ce mode d'action est beaucoup plus pénétrant que le précédent. Je ferai remarquer qu'il comporte une action passablement énergique. Il peut être employé d'emblée chez les sujets qui souffrent peu et qui n'ont guère de tendance au déplacement.

Chez ceux qui souffraient ou qui avaient une mobilité réelle il y a lieu d'attendre quelques jours pour y recourir.

Bien que la main ne soit plus fixée par une autre main, le bord cubital de l'avant-bras est si bien encadré dans le coussin qu'il est suffisamment fixé.

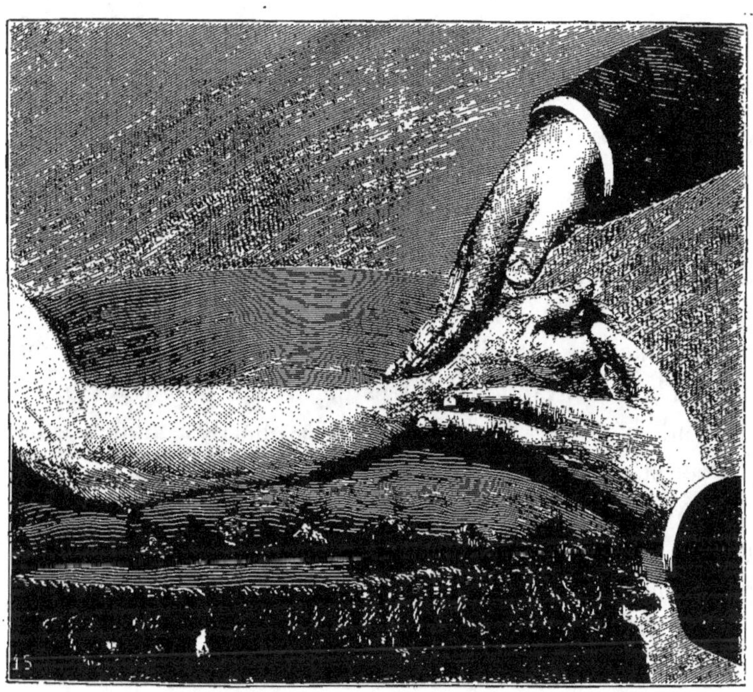

Fig. 24. — Fracture du radius.

Massage sur le coussin avec la face palmaire des doigts réunis.

MASSAGE SUR LE COUSSIN AVEC L'EXTRÉMITÉ DES DOIGTS ET LE POUCE.

Dans la figure 25, l'avant-bras est encore fixé sur un coussin par la main droite. La main gauche qui masse emploie l'action combinée de l'extrémité des doigts et du pouce. L'un en avant, les autres en arrière de l'avant-bras, semblent pénétrer profondément les parties molles sans appuyer sur le foyer de fracture qu'ils contournent. Ce mode d'intervention est très puissant et ne doit être employé que lorsque la région est bien immobilisée et de préférence après quelques massages.

C'est un mode d'action énergique comme le précédent. Il permet même d'exercer une action plus énergique et plus profonde, car le pouce et les doigts opposés se soutiennent en quelque sorte en avant et en arrière de l'avant-bras.

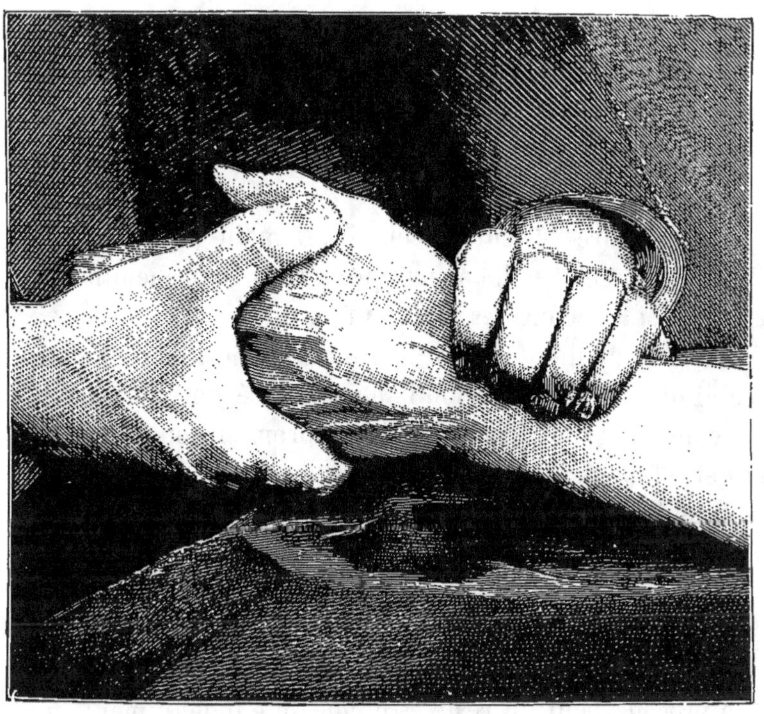

Fig. 25. — Fracture du radius.

Massage sur le poignet, la main fixée, les doigts et le pouce en dedans
et en arrière du foyer.

MASSAGE SUR LE COUSSIN, IMMOBILISATION DANS LA MAIN, ACTION D'UN POUCE.

Dans la figure 26, sur le coussin, la main gauche immobilise le poignet ; et le pouce qui masse seul chemine en arrière et en dedans des fragments.

C'est une manière de faire le massage profond analogue à celui qui est produit selon la figure précédente, mais avec beaucoup plus de douceur. Dès le premier jour, celui-ci peut être fait et contribue facilement à anesthésier la région, L'action du pouce isolé peut s'exercer dans les mêmes conditions en avant comme en arrière du foyer de la fracture.

On remarquera que la main qui soutient ainsi le poignet permet pour ce procédé de masser même une fracture avec mobilité.

Ce procédé peut du reste être continué indéfiniment, car il n'est fatigant ni pour le masseur ni pour le massé.

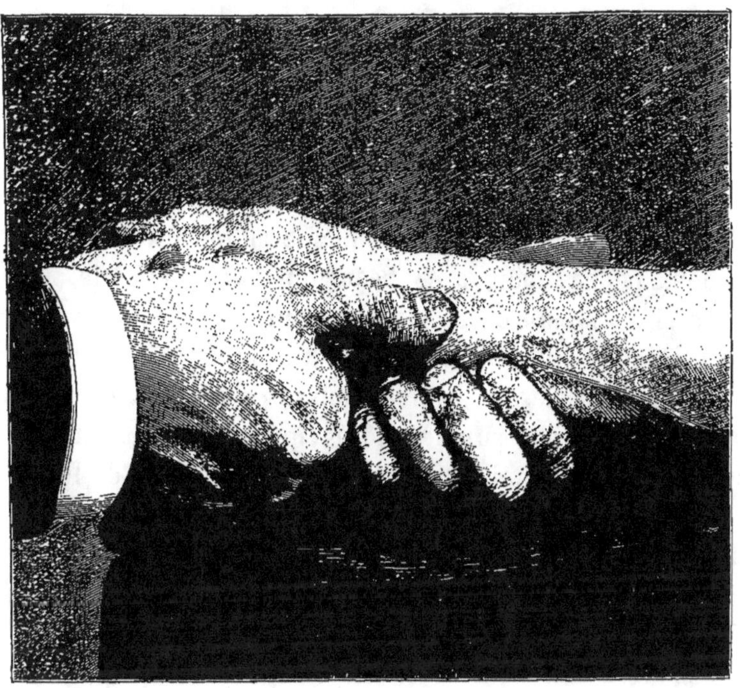

Fig 26 — Fracture du radius.

Massage avec un seul pouce, l'avant-bras étant fixé dans la main gauche de l'opérateur.

MASSAGE SANS APPUI AVEC LES DEUX POUCES.

La figure 27 nous montre la même action produite avec les deux pouces mais avec beaucoup plus d'énergie, car même si le membre est placé sur un coussin, les deux pouces s'opposent l'un à l'autre. On remarquera que la perspective du dessin semble consacrer une faute opératoire; ce n'est pas sur le radius même saillant que les pouces appuient, mais immédiatement en arrière de lui et par conséquent en arrière et en dedans du foyer de la fracture. Mais l'action simultanée des deux pouces qui vont remonter dans les deux régions musculaires est ici bien démontrée.

Nous avons fait représenter ce massage fait sans appui, et c'est ainsi qu'il est pratiqué au bout de quelques jours. Les deux pouces se soutiennent en quelque sorte.

Au début le même mode de massage peut être pratiqué avec avantage sur le coussin ou sur le genou.

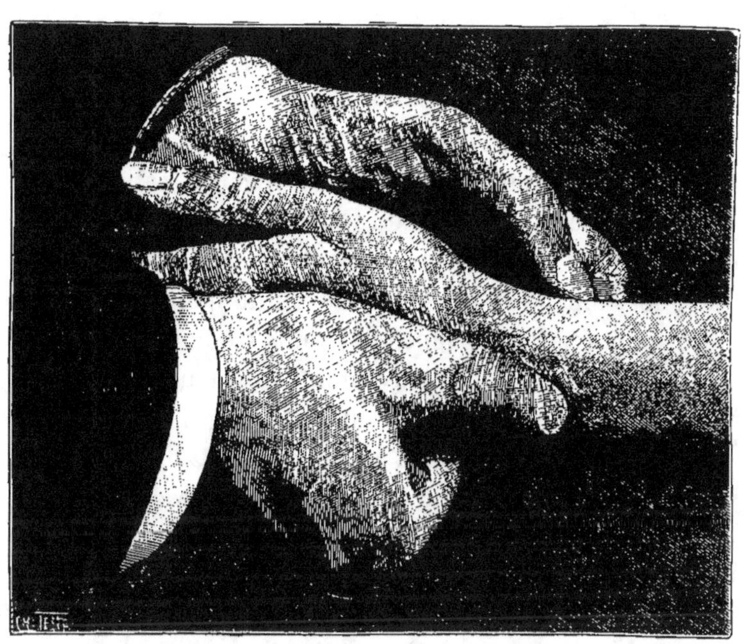

Fig. 27. — Fracture du radius.
Nassage avec les deux pouces.

MOUVEMENT DE MEULE, APPUI SUR LE COUSSIN.

La figure 28 démontre d'une façon aussi satisfaisante
que possible la manœuvre du mouvement de meule. La
main droite fixe la main du patient et fait saillir le dos
du poignet tuméfié. C'est sur cette saillie que, doucement
d'abord, puis énergiquement, la paume de la main gauche
de l'opérateur exerce les mouvements de meule. Ces mouvements devront toujours être suivis de larges mouvements
en bracelet du poignet jusqu'au coude. Chez beaucoup de
sujets avec médiocre gonflement, ils ne peuvent recevoir
aucune application.

Cette manœuvre peut être faite sur le genou mais pas
aussi bien que sur le coussin parce que, pour être efficace
et non blessante, il faut qu'elle soit large et soutenue par un
appui de large surface. Elle ne saurait être longtemps continuée. Son action doit être beaucoup plus courte que celle
des autres manœuvres.

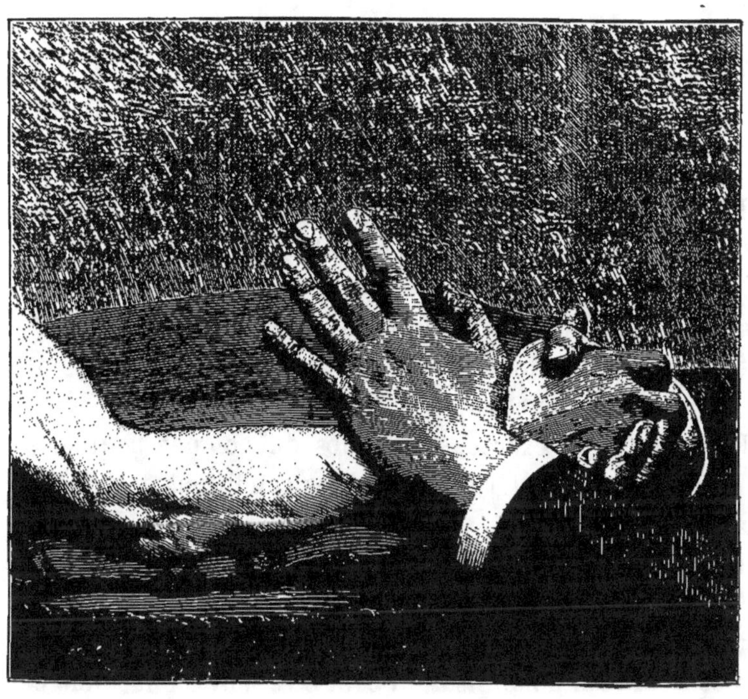

Fig. 28. — Fracture du radius.

Mouvement de meule de la main gauche, le poignet étant appuyé sur le coussin et la main fixée.

   FRACTURES DU RADIUS.

MASSAGE AVEC TOUS LES DOIGTS, APPUI DANS LA MAIN.

La figure 29 nous montre les conditions d'applications très douces de massage. Le poignet est fixé dans la main de l'opérateur en gouttière et c'est avec la face palmaire des doigts réunis que s'exercent des pressions.

Ce mode est surtout applicable au début du traitement en même temps que les pressions en bracelet.

Le mouvement exercé sur le dos du poignet peut être exercé sur la face antérieure dans des conditions tout à fait analogues.

Les deux mains peuvent être employées alternativement. Ici la main gauche masse et la main droite soutient. Ce peut être l'inverse suivant la manière de placer la main qui soutient. L'immobilisation peut être tout à fait solide et parfaite.

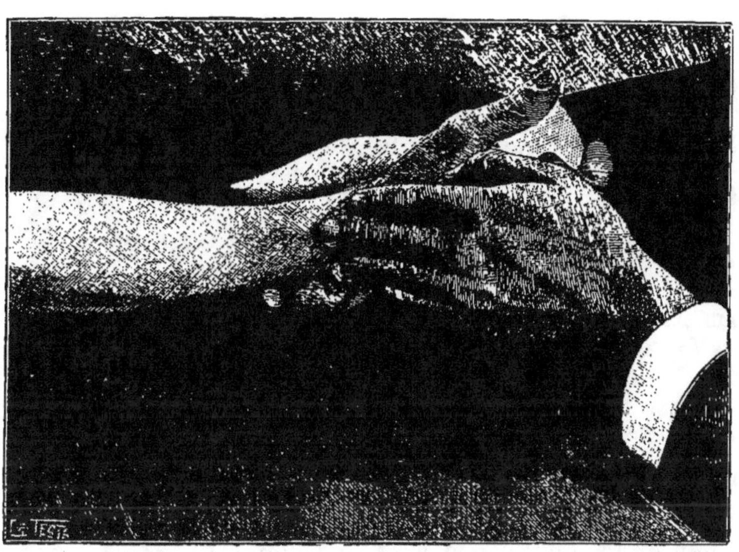

Fig. 29. — Fracture du radius.

Massage avec tous les doigts de la main gauche, le poignet étant bien soutenu
par la main droite.

APPUI SUR LES GENOUX.

Les figures 30 et 31 nous montrent deux formes de massage sur le genou. Toutes les manœuvres faites sur des
coussins peuvent être faites sur le genou; ces deux-ci ont
été représentées pour montrer l'une après l'autre deux
formes de massage doux et énergique.

APPUI SUR LE GENOU, MASSAGE AVEC UNE MAIN, FIXATION AVEC L'AUTRE.

La figure 30 nous montre un poignet fixé par la main
gauche de l'opérateur, la main droite exerçant des pressions circulaires sur la région du traumatisme.

Bien que l'appui soit pris sur le genou seulement ce mode
de massage est très doux. On conçoit que la main qui presse
sur le foyer puisse aisément éviter toute pression énergique
en ce point même pour presser en arrière du foyer de
fracture.

Ici elle enveloppe tout le foyer par une sorte de massage
en bracelet.

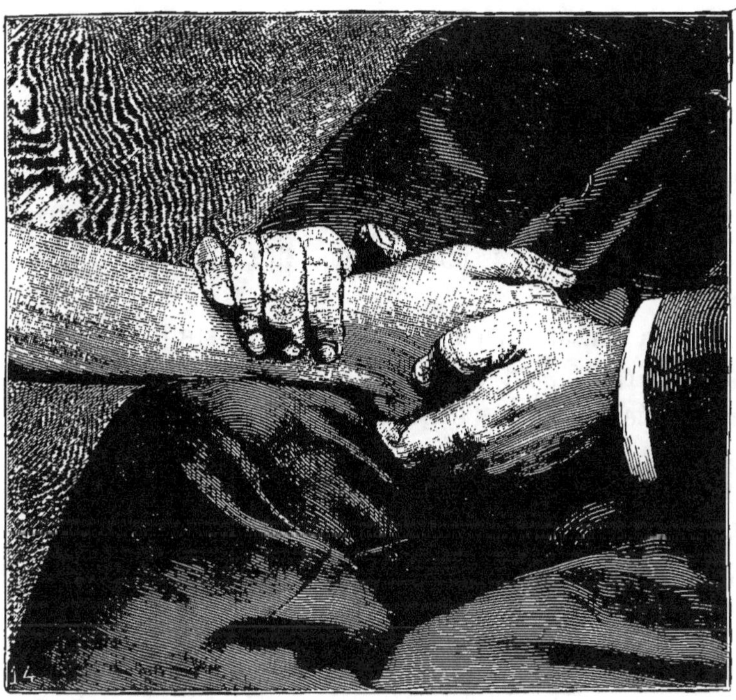

Fig. 30. — Fracture du radius.

La paume de la main et la surface palmaire des doigts enveloppent l'avant-bras
et massent circulairement ou en bracelet.

MASSAGE SUR LE GENOU AVEC LES DEUX POUCES.

La figure 31 représente la main appuyée sur le genou de façon à pouvoir subir des pesées énergiques des deux pouces qui laissent saillir entre eux le radius blessé. Dans cette position, les pressions peuvent être énergiques et prolongées.

On a la sensation, en examinant ce dessin, que toute la force désirable peut être déployée. Ces pressions peuvent être menées très loin. Le genou qui soutient les sent bien et les mesure.

Tous les modes de massage que nous avons précédemment décrits peuvent être employés avec ce mode d'appui très favorable pour le poignet.

Note. — Je ferai remarquer que les nécessités d'un dessin clair et démonstratif m'ont empêché de placer sur le genou de l'opérateur une alèze ou un coussin, ce qui est fait le plus souvent, cela donne un peu de largeur à la surface du genou, et la position n'en est que plus pratique pour l'opérateur et pour le patient.

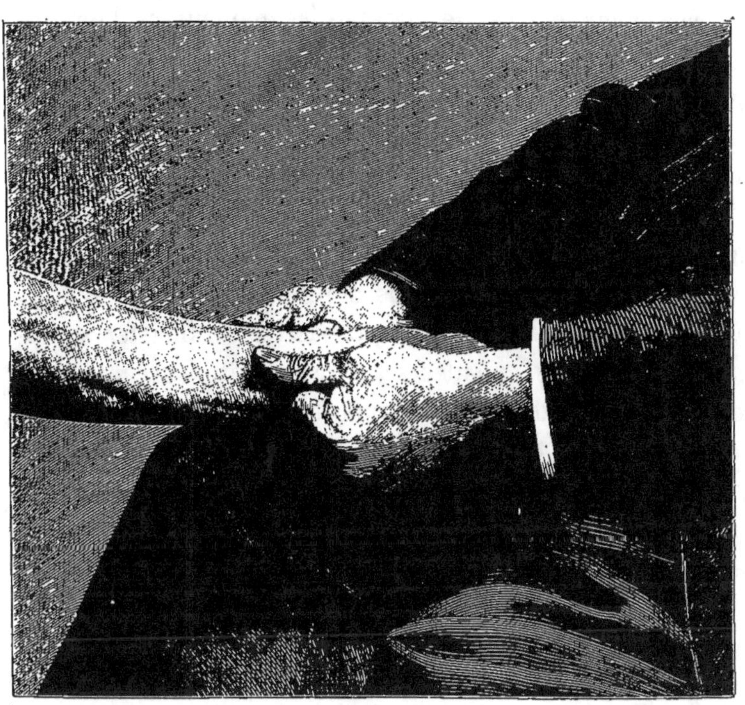

Fig. 31. — Fracture du radius.

Massage avec les deux pouces, le point d'appui étant pris sur le genou.

MOBILISATION. — MOUVEMENTS A PROVOQUER.

Après les manœuvres de massage les manœuvres de mobilisation seront faites avec beaucoup d'attention. Ces mouve-
-ments provoqués devront comprendre des mouvements de
flexion et d'extension du poignet, et des mouvements de
pronation et de supination. Ces mouvements devront être
faits sans force, sans exagération des angles de flexion, mais
devront toujours être accomplis plusieurs fois, à cette seule
condition qu'ils ne soient pas douloureux, ce qui sera la
règle. Il semblerait qu'il n'y eût pas lieu d'insister sur ce
fait, parce que les malades se refuseraient à exécuter des
mouvements douloureux. Cependant j'ai vu des gens, se mé-
prenant sur mes enseignements, faire exécuter au poignet
ces mouvements douloureux et retarder notablement la
guérison. C'est dans la progression des mouvements qu'est
le secret d'une guérison régulière et indolore.

Parmi les mouvements qu'il faut *éviter de provoquer* avant
que la fracture soit tout à fait solide, il faut noter les mouvements de *renversement de la main en arrière*. Ce sont à
la fois ceux qui peuvent déformer et qui peuvent être très
douloureux. On ne gagne rien à les provoquer et on peut y
trouver beaucoup d'inconvénients.

MOUVEMENTS A PERMETTRE.

Dès le début de l'anesthésie obtenue, et aussitôt que les
mouvements ne sont plus douloureux, on doit encourager

le sujet aux petits mouvements alternatifs de flexion des
doigts et des poignets. Si le membre atteint est le droit il
n'y a aucun inconvénient à conseiller au sujet d'écrire,
de manger avec sa fourchette. Mais, aux premiers jours,
il doit éviter non seulement les mouvements violents, mais
aussi le soulèvement de poids un peu lourds ou l'action de
supporter le poids du corps. Je déconseille même alors les
mouvements qui exigent une *pesée* d'une certaine importance comme l'acte de *découper la viande*. Ces efforts d'une
certaine importance ne doivent être encouragés que lorsqu'une douzaine de jours se sont écoulés parce qu'alors on
peut estimer que l'os est bien solide et le temps est venu de
faire des efforts sérieux.

Puis, même lorsque la cure est complète, je crois que,
pour quelque temps, il est sage de faire, de la main qui a été
atteinte, des mouvements répétés plutôt que des actes de
vigueur. La gymnastique profitable sera celle des mouvements fréquents mais modérés.

APPAREIL.

Lorsque la séance est terminée, sauf les cas rares où
l'immobilisation est nécessaire, je ne mets d'autre appareil
qu'une bande de flanelle roulée ; je tiens même à ce qu'on
n'en mette pas d'autres, à cause des petits mouvements à
permettre. La main peut être ou non suspendue au cou
avec une cravate. Cette suspension est commode au moins
les premiers jours, le membre étant lourd et ayant une

tendance au gonflement. Je recommande cependant de ne pas abuser de cette situation qui pourrait dégénérer en habitude et favoriser chez le sujet une paresse de mouvement comme il arrive quelquefois.

DURÉE ET RÉSULTAT DU TRAITEMENT.

Dans les conditions que nous venons d'indiquer, quelle est la durée du traitement d'une fracture du radius et quels sont les résultats définitifs de la méthode?

Le premier résultat est très rapidement obtenu, c'est le suivant. Tandis que, dans les suites les plus heureuses des fractures du radius traitées par les appareils, une accalmie incomplète se produit après l'immobilisation, dans le traitement par le massage, l'atténuation absolue des douleurs est presque immédiate au point de rendre le sommeil à un sujet qui vient de souffrir assez cruellement pour ne pas pouvoir dormir. Dans la grande majorité des cas cette disparition de la douleur est définitive après la troisième ou la quatrième séance de massage. On remarquera que le poignet n'étant pas immobilisé est à l'abri de ces retours de douleurs si intenses, lors de l'enlèvement des appareils et du retour de la mobilité ou du moins lors des premiers efforts et de leurs mouvements imparfaits.

Il est bien rare que le traitement d'une fracture dépasse le quinzième jour avec huit ou dix séances de massage.

Mais même dans les cas où on le dépasse notablement on doit noter que dès le dixième jour le poignet en est là où

il ne serait que bien après la troisième semaine, avec les
appareils. La main se meut sans difficulté, les doigts ont
une certaine agilité. S'il y a encore des douleurs, elles sont
d'intensité fort médiocre. Si nous continuons à masser dans
ces cas, c'est que nos prétentions pour les mouvements comme
pour la disparition de la douleur sont bien différentes de
celles que nous avions avec les appareils; et les sujets s'aper-
cevant qu'on peut faire beaucoup mieux pour eux deviennent
plus exigeants. Il est bien rare, malgré cela, que l'on ait
l'occasion de prolonger le massage au delà de la troisième
semaine. L'os est solide. Le patient se sert de son membre
comme s'il n'avait pas subi de fracture.

Il faut, bien entendu, faire quelques différences entre les
sujets, non seulement à cause des formes de fractures,
mais aussi à cause de la différence des sujets. Il faut tenir
compte de la pusillanimité de quelques-uns. Il faut tenir
compte de ceux qui refusent absolument de faire des mouvements, fait que l'on rencontre même chez des sujets qui
ne souffrent pas. Il faut en tenir compte surtout parce que,
même encore aujourd'hui, le nombre des gens, médecins ou
non, qui menacent les malades traités suivant notre méthode des accidents les plus terribles, est considérable, et
nous rencontrons des obstacles qui devraient être disparus
depuis longtemps. Mais, même ces réserves faites, nous trouvons des résultats infiniment rapides et complets.

Après le traitement que nous avons indiqué, nous trouvons des poignets qui présentent une déformation plus ou
moins marquée, médiocre dans la plupart des cas, et, je l'affirme, ne différant en aucune façon des déformations que,

de tout temps, on a vu persister après les traitements les
plus réguliers de la fracture du radius. Mais ces déformations n'entravent en rien les mouvements du membre qui a
toute sa souplesse, dont les doigts n'ont subi aucune atteinte
et sur lequel on n'observe ni amaigrissement, ni œdème, ni
atrophie musculaire.

A l'hôpital, il est bien rare que nous fassions entrer les
gens atteints de fracture du radius venus à la consultation
externe ; et, malgré cela, ils restent chez eux sans appareil,
reviennent se faire masser à l'hôpital et, très généralement
dès le huitième jour, ouvriers ou ouvrières commencent
de petits travaux, vaquent à leurs occupations du ménage,
quand ils ne font pas plus en reprenant de gros travaux,
malgré les conseils que nous leur donnons, en leur montrant
que, malgré l'insensibilité du membre, ils ne doivent pas
se considérer comme absolument guéris.

Mais en mettant tous les cas ensemble, bons ou mauvais,
malades dociles et malades indociles, malades braves et
malades pusillanimes, je puis dire que je n'ai, depuis que je
pratique le massage, rencontré aucun cas qui m'ait donné
un membre impotent ou même gêné. J'ai observé des
vieillards dans les plus mauvaises conditions, et je les ai
vus guérir mieux et plus vite que les jeunes gens traités par
les appareils ordinaires. Les raideurs et la faiblesse du poignet ne se rencontrent plus jamais. Et je suis d'autant plus
frappé du succès de ma pratique du massage que j'étais déjà
en progrès sur la plupart des chirurgiens, puisque je ne
mettais plus d'appareils depuis longtemps et mobilisais les
poignets brisés bien avant d'avoir le courage de les masser.

CHAPITRE XI

**FRACTURE DU RADIUS A L'EXTRÉMITÉ SUPÉRIEURE.
FRACTURE DU CUBITUS ET FRACTURE DES DEUX OS DE L'AVANT-BRAS.**

Ces fractures méritent d'être réunies en ce qui concerne
le massage, parce qu'elles ne sauraient être massées que
dans des conditions analogues. Si les extrémités des fragments sont très mobiles, le massage est difficile sinon impossible. Mais si la mobilité est insignifiante le massage
peut être fait dans d'assez bonnes conditions. En outre,
pour les fractures avec mobilité, on peut toujours, après
peu de jours d'appareil, avoir une solidité relative suffisante pour masser sans inconvénient.

Dans certains cas, pour le cubitus seul comme pour la
fracture des deux os, la mobilité est si faible que l'on a
beaucoup de peine à la constater. Dans ces cas, le massage
sera fait et l'appareil placé ensuite sera réduit à sa plus
simple expression. J'ai eu l'occasion de masser ainsi pour
la fracture des deux os de l'avant-bras à la partie moyenne,
sans éprouver aucune difficulté et en plaçant ensuite une
bande roulée avec une seule attelle.

C'est surtout avec la fracture située très haut sur le cubitus
que l'on rencontre les conditions favorables pour le massage

et cela est d'autant plus satisfaisant que plus cette fracture se rapproche du coude et plus l'immobilisation est nuisible pour le membre. Les conditions ne sont pas très différentes pour la fracture de l'extrémité supérieure du radius et il en est de même pour les fractures des deux os.

Les manœuvres sont un peu différentes quand les deux os sont brisés et quand un seul os est atteint.

Dans le cas de fracture du cubitus, le radius intact donne, en quelque sorte, le plan solide pour les efforts, pour un point d'appui, pour les pressions ; et, si le radius seul est brisé, il en sera de même.

Après avoir anesthésié la région par les manœuvres en bracelet, on peut pénétrer avec les pouces ou avec les doigts tout autour du foyer de fracture, en prenant seulement la précaution de serrer de plus près le radius ou le cubitus, c'est-à-dire l'os intact.

Du reste, la solidité de cette fracture est si vite obtenue qu'au bout de peu de jours on peut se départir des grandes précautions et masser un peu plus vivement.

Pour la fracture des deux os il faut être plus prudent. D'abord, on trouve beaucoup plus de cas dont la mobilité est telle qu'il faut, de toute nécessité, immobiliser pendant quelques jours.

Puis, même dans les cas où il est possible de masser d'emblée, les pressions circulaires doivent être surtout prolongées et, lorsqu'on y ajoute les pressions directes avec les doigts ou les pouces, il faut prendre la précaution de les diriger dans l'espace intermédiaire aux deux os, sans appuyer directement sur l'extrémité des fragments.

La fracture des deux os de l'avant-bras est une de celle
où on aura le plus souvent l'occasion d'appliquer la méthode
mixte, c'est-à-dire de masser avant de mettre un appareil,
puis d'enlever très rapidement cet appareil au bout de
quatre, de huit, de dix jours et de masser alors en toute
sécurité.

C'est une fracture à propos de laquelle on ne saurait trop
répéter que, dans les habitudes ordinaires de la chirurgie,
on prolonge l'immobilisation d'une façon absolument inutile.
Les membres souffrent beaucoup de cette immobilisation
prolongée inutilement.

Or non seulement je n'ai rien observé qui ressemblât à
un retard ou à un défaut de consolidation, dans les cas où
j'ai fait pratiquer le massage, mais j'ai eu l'occasion d'observer la pseudarthrose chez des sujets qui avaient été soumis
à une immobilisation absolument rigoureuse, et chez lesquels une intervention opératoire, suivie de suture et d'une
immobilisation non moins rigoureuse, n'a donné aucun
résultat.

Pour cette fracture comme pour les autres, il faut prendre
son parti de renoncer à accuser le défaut d'immobilisation
de la production des pseudarthroses.

MOUVEMENTS D'EXPLORATION.

Les mouvements d'exploration sont quelquefois assez difficiles à diriger quand il s'agit des fractures du cubitus seul
et du radius à la partie supérieure. Il y a peu de dépla-

cement et sur le radius dans les muscles on n'a même pas la ressource que l'on conserve pour le cubitus de suivre très exactement la crête postérieure, de façon à bien établir le foyer de douleur ou un léger degré de déplacement. C'est cependant surtout la douleur localisée qu'il faut rechercher.

Pour les deux os les manœuvres mènent plus facilement à la constatation de la fracture ; on trouve la mobilité, ou dans les cas rares sans mobilité on trouve le foyer douloureux. Dans aucun cas il n'est besoin de donner une grande amplitude aux mouvements. Cette amplitude seule aurait des inconvénients.

MASSAGE.

Les occasions se sont présentées à moi de faire masser les trois fractures. J'ai eu un cas de fracture de l'extrémité supérieure du radius et un cas de fracture du cubitus seul un peu au-dessous de l'olécrâne, toutes deux fractures survenues dans des rixes, et certainement fractures directes. Dans les deux cas il y avait gros épanchement et les malades ont guéri si vite qu'ils ne se sont plus représentés à l'hôpital après huit et dix jours.

J'ai eu également l'occasion de faire masser plusieurs cas de fracture des deux os ; dans un cas, sans aucun déplacement, il n'y a jamais eu d'appareil. Dans les autres cas le traitement a été mixte, j'ai mis des appareils quelques jours.

Dans tous les cas où l'on peut masser la fracture des deux os de l'avant-bras, il est ordinairement plus facile de masser sur un coussin. Même pour exécuter les manœuvres circulaires en bracelet, il est bon que le membre soit soutenu dans toute sa longueur. Pour ce faire, on peut sans doute le placer sur le genou, mais cela ne saurait être fait que lorsque la solidité est déjà acquise, et lorsque les risques d'ébranlement du foyer de fracture n'existent plus.

DES MOUVEMENTS A PROVOQUER.

Avec la fracture du cubitus, et plus encore avec la fracture des deux os de l'avant-bras, il faut prêter une grande attention aux manœuvres complémentaires de mobilisation. On peut nous objecter que, dans la généralité des cas, le traitement des fractures de l'avant-bras est suivi d'une bonne restitution des mouvements. Cela peut être admis sans doute. Mais on n'obtient cette restitution qu'avec beaucoup de temps, et le massage peut si bien faire, que cette restitution soit extrêmement rapide. On aurait donc tort de négliger tout ce qui peut être fait à cet égard.

Les mouvements de mobilisation doivent être surtout pratiqués du côté des doigts en commençant. Il y a avantage à recourir à ceux-ci dès les premiers jours. Car la souplesse des doigts, outre qu'elle est la condition la plus précieuse à chercher, nous assure beaucoup de facilité pour provoquer les mouvements et pour associer le sujet à nos efforts.

Les mouvements du poignet et du coude seront aussi provoqués de bonne heure.

Les mouvements de pronation et de supination, qui sont

14

les plus intéressants, ne peuvent être provoqués que lorsque la solidité des os est acquise, mais on peut néanmoins les provoquer très vite si on interroge doucement cette solidité. Vers le huitième ou le dixième jour, on peut faire cette tentative avec prudence, et dans la plupart des cas on réussira.

MOUVEMENTS A PERMETTRE.

En engageant le sujet à rouler dans ses doigts une boule ou un rouleau dans l'intervalle des séances et en surveillant cette petite manœuvre on complétera le traitement. Au début il est mieux que le patient ne se serve pas de son avant-bras pour les usages de la vie. Cependant, avec la fracture du cubitus, seul, ce retour aux fonctions peut être beaucoup plus rapide que pour la fracture des deux os de l'avant-bras.

Si le sujet est docile, pourvu qu'il ne fasse pas de grands mouvements de supination, il peut se servir de sa main pour bien des usages. Il doit toutefois éviter les grands efforts.

De même, avec la fracture des deux os, on peut de très bonne heure autoriser l'usage du membre tout en défendant au sujet les mouvements étendus de supination et de pronation. Au début, les mouvements de cet ordre doivent être limités à ceux que le médecin provoque lui-même. Ceux que le patient doit faire ne viendront que lorsque le médecin se sera assuré que sous l'influence des mouvements qu'il provoque aucune courbure ne tend à se produire.

RÉSULTATS DU TRAITEMENT.

Avec le massage fait dans les conditions que nous venons d'indiquer, avec les mouvements provoqués méthodiquement, on obtiendra du traitement des fractures de l'avant-bras des résultats tout à fait inconnus. En huit ou dix jours on pourra laisser le sujet exécuter la plupart des petits mouvements dont il a besoin. Et lorsque son mois de traitement sera terminé, au lieu du membre dolent et maladroit qu'il aurait avec le meilleur traitement par les appareils, il sera en possession d'un membre utile et ne différant guère de son membre normal.

Pour la fracture des deux os plus encore que pour celle du radius, il y a intérêt à prolonger un peu le massage et, si quelque raideur persistait, à faire quelques séances complémentaires, même après que la solidité a été parfaitement constatée.

CHAPITRE XII

Les fractures de l'humérus paraîtraient au premier abord devoir être complètement soustraites à l'action du massage, et bien peu de chirurgiens oseraient encore les en faire bénéficier. Cependant sur ces fractures nous rencontrons quelques-uns des plus beaux résultats de la nouvelle méthode. Je pense, pour ma part, que le massage fera entrer le traitement des fractures de l'humérus dans une phase toute nouvelle et fera disparaître de leurs suites des accidents qui en formaient l'apanage inévitable.

Mais les fractures de l'humérus présentent de nombreuses variétés. Elles varient d'abord avec le siège qu'elles occupent. Elles varient avec la forme de la brisure. Elles varient aussi avec l'âge du sujet, car la constitution de l'os est infiniment variable avec l'âge.

Les fractures de l'humérus siègent, soit à la partie moyenne de la diaphyse, soit aux extrémités.

Fractures de la partie moyenne de l'humérus.

Les fractures de la partie moyenne sont celles qui présentent le plus d'uniformité. Elles se présentent généralement avec une grande mobilité; par conséquent elles sont de celles auxquelles ne convient guère le massage primitif. Toutefois on peut remarquer d'abord que certaines formes de fractures dans lesquelles les fragments n'ont pas grande tendance à s'abandonner sont déjà dans de meilleures conditions; puis on peut noter que même pour les fractures mobiles une solidité relative est assez vite obtenue pour permettre de faire des manœuvres qui ne risqueront plus d'amener des déformations secondaires.

Pour la fracture du corps de l'humérus, j'ai souvent fait faire une séance de massage avant de placer le membre dans son appareil, et j'avais pour première raison que ces fractures sont souvent très douloureuses, et qu'après le massage on les enfermait dans de bien meilleures conditions dans l'appareil qui devait contenir le membre plusieurs jours. Ou bien, du huitième au dixième jour, le membre était tiré de l'appareil pour subir une séance de massage, mais replacé ensuite dans un appareil amovible pour en être retiré à nouveau pour le massage plusieurs jours de suite. Le membre ne peut guère être libéré définitivement que vers la troisième semaine. Cependant le cal est déjà solide auparavant.

Enfin j'ai eu l'occasion de masser le bras dans des cas où le traumatisme avait été plus particulièrement considérable, et où il avait fallu prolonger l'immobilisation un peu plus. Dans ces cas-là le massage était vraiment secondaire, et pouvait être fait avec une certaine énergie.

RECHERCHES DE LA FRACTURE.

Pour commencer à masser dans la fracture du corps de l'humérus, il faut d'abord étudier les conditions de la fracture avec beaucoup de douceur.

Il est en général très facile de constater cette fracture. Il est parfaitement inutile, pour cette constatation, d'imprimer de grands mouvements ou de chercher violemment la crépitation.

Le simple soulèvement du membre sur la main vous fait constater le défaut de continuité de la diaphyse. On constate souvent du même coup de la crépitation et la déformation.

Si la déformation n'existe pas, une légère pesée sur l'extrémité de la diaphyse vous montre la mobilité anormale et vous apprend quelles pressions le membre peut subir sans se déformer.

Le foyer de fracture est déterminé dans toutes ses conditions sans qu'on ait eu à causer de douleur.

MANŒUVRES DE MASSAGE.

Pour masser le bras, on doit moins fouiller la masse musculaire avec l'extrémité du pouce ou des doigts, qu'on ne le fait pour d'autres fractures. On rencontre une difficulté sérieuse quand il s'agit d'immobiliser le foyer de la fracture au moment des pesées, car cette mobilité est très grande. Deux artifices permettent d'y arriver. Le premier, très simple, consiste à saisir dans la main gauche tout le foyer de la fracture, le sujet étant assis devant l'opérateur. On masse alors le côté du membre opposé à la main qui saisit et soutient. Le massage est pratiqué de la main droite, soit avec le pouce, soit avec l'extrémité des doigts. Puis, ce côté suffisamment massé, la main qui soutient tourne en quelque sorte autour du membre, et la main droite continuant à masser aux points directement opposés, tournera aussi de l'autre côté du membre et massera une région nouvelle à laquelle elle n'avait pas touché. On arrive ainsi, par des déplacements et des mouvements successifs, à masser toute la périphérie du membre sans que le foyer de la fracture ait pu être le siège de déplacements intempestifs.

Si le sujet est gros, ou s'il n'est pas suffisamment docile, la manœuvre ne saurait guère être pratiquée ainsi. Au lieu de prendre le sujet assis comme précédemment, on le prendra couché, le membre bien encadré par des coussins résistants. Dans ce cas la main gauche saisit le membre au niveau du fragment inférieur et l'immobilise par tractions en bas. Puis la main droite, plongeant entre le membre et les coussins, avec l'extrémité des doigts exerce des frictions, des pressions toujours dans le sens vertical, dans le sens de l'axe du membre en remontant vers l'épaule. De même, en déplaçant la main gauche, on arrive à exercer ces manœuvres alternativement sur tous les points de la périphérie du membre.

On peut, dans ce cas, pour assurer le foyer contre tout ébranlement intempestif, faire fixer le moignon de l'épaule par un aide.

J'ai admis du reste, pour la description de ce procédé, qu'il s'agissait de cas d'une grande mobilité particulièrement difficile et au début. Car, après quelques jours, la solidité de la région est telle qu'on peut en prendre bien plus à son aise avec la région, et que l'immobilisation du foyer pendant les manœuvres se fait seule en quelque sorte avec beaucoup moins d'attention.

RÉSULTATS DU MASSAGE.

Toutes les fois que le massage est applicable à la diaphyse humérale dans les conditions que je viens d'indiquer, les phénomènes et les résultats que l'on observe ne diffèrent pas de ce que l'on observe dans d'autres régions; la formation du cal est rapide, et, si l'on était hanté par la pensée que l'on peut favoriser une pseudarthrose humérale, on voit bien vite qu'il n'en sera rien. Je ferai même remarquer à ce sujet que le cal prend un grand développement, et qu'il faut savoir modérer l'intensité des pressions du massage, si l'on veut éviter que le sujet n'en souffre un peu. La sensation que l'on a, c'est que le cal a plus de tendance à être exubérant qu'à rester insuffisant.

C'est à propos de l'humérus surtout qu'il n'est pas inutile

de rappeler que nous ne savons guère quelles sont les causes des pseudarthroses. Dans quelques cas rares, on peut invoquer l'interposition de parties musculaires ou tendideuses entre les fragments. Dans ces cas, l'intervention chirurgicale a de bonnes chances de permettre une consolidation plus ou moins rapide. Mais, dans le plus grand nombre des faits de pseudarthroses, il faut accuser certaines dispositions spéciales au sujet, car l'intervention, même avec des sutures parfaitement solides, parfaitement exactes, ne donne guère de résultats. Et la suite même de l'intervention vient donner un démenti à l'opinion de ceux qui admettent que la cause des pseudarthroses réside dans un défaut de contention de la fracture, dans un défaut d'immobilisation des fragments.

Avant de quitter ce sujet du massage pour les traumatismes de la diaphyse humérale, je signalerai ce fait, pour ceux qui massent seulement après que la fracture est franchement consolidée, que le cal de cette fracture est plus sensible que celui de beaucoup d'autres régions, et qu'il faut là, plus qu'en tout autre lieu, prendre les précautions nécessaires pour ne pas l'irriter.

Cette remarque est nécessaire, car on risque, même après consolidation, de déterminer par le massage mal dirigé des douleurs, et peut-être une altération du cal, et il serait regrettable que la pratique régulière et mesurée portât la peine de cette faute d'opérateurs inexpérimentés.

Deux figures seulement sont consacrées à la fracture de la partie moyenne de l'humérus. Je n'en ai pas jugé un plus grand nombre nécessaire car les manœuvres ne diffèrent pas d'une façon fondamentale de celles nécessaires pour l'extrémité supérieure et surtout pour l'extrémité inférieure et le coude. Celles que j'ai fait dessiner se rapportent précisément au mode de fixation spécial que comporte cette fracture au cours des manœuvres de massage et surtout au début.

MASSAGE POUR FRACTURE DE L'HUMÉRUS, APPUI DANS LA MAIN DROITE - MASSAGE AVEC TOUTE LA MAIN GAUCHE.

La figure 32 représente le massage fait sur le bras droit. L'opérateur forme avec sa main droite une sorte de gouttière qui reçoit le bras au niveau du foyer de fracture et c'est la main gauche qui masse avec toute sa surface, avec toute la face palmaire des doigts et pouces. Elle se déplacera *autour* du membre à mesure que la main droite se déplacera également.

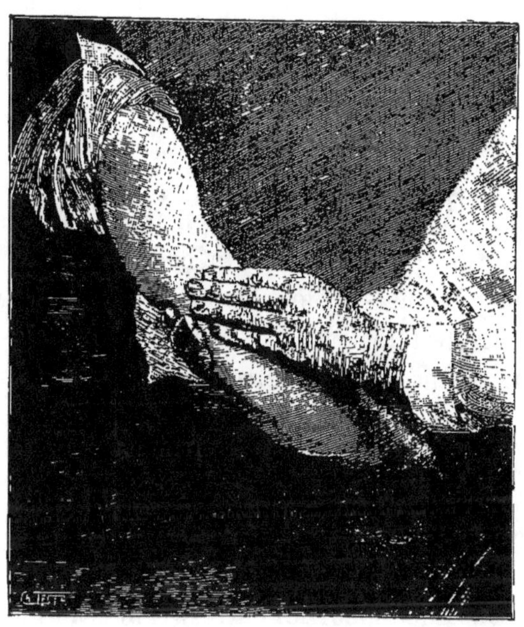

Fig. 32. — Fracture de l'humérus.

Massage avec tous les doigts de la main gauche, la main droite
de l'opérateur servant d'appui.

MASSAGE POUR FRACTURE DE L'HUMÉRUS DANS LA MAIN GAUCH
AVEC TOUTE LA MAIN DROITE.

Dans la figure 33 c'est l'inverse ; la main gauche reçoit et fixe le foyer de la fracture. La main droite masse en avant du foyer (pouce et doigts) et tournera autour de lui à mesure que la main droite tournera.

Cette forme de massage doit être adoptée au début lorsque le foyer est encore le siège de mobilité et de solidité. Avec cet artifice on peut pratiquer le massage dans des cas qui paraissaient inabordables.

A mesure que l'insensibilisation et la consolidation se produisent on adapte à la fracture de cette région les autres manœuvres conseillées pour les autres régions de l'humérus.

NOTA. — Le patient est dans ces deux figures représenté assis, pour la clarté du dessin. Mais ces manœuvres sur le sujet couché sont très faciles et c'est dans cette position surtout qu'elles seront faites.

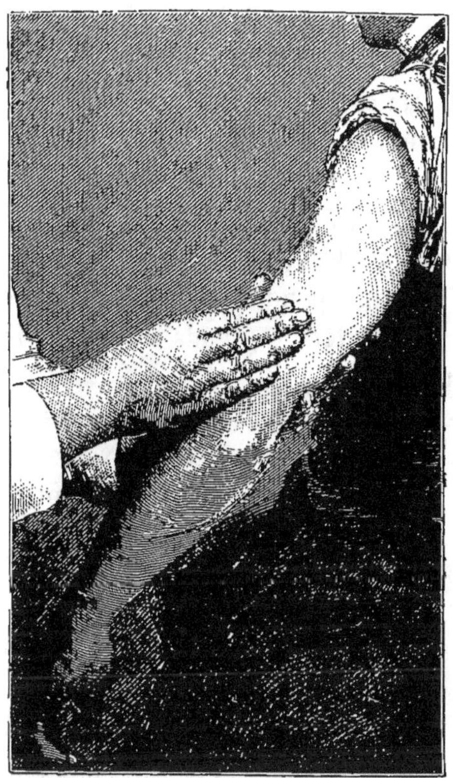

Fig. 55. — Fracture de la partie moyenne de l'humérus.

Massage de la main droite avec appui dans la main gauche de l'opérateur.

MOUVEMENTS A FAIRE EXÉCUTER.

Au cours du traitement par le massage d'une fracture de la diaphyse humérale, il y a lieu de se préoccuper de mouvements complémentaires à faire exécuter au membre. On conçoit que ce soit là une manœuvre difficile, car, si on comprend encore qu'il soit possible d'éviter l'ébranlement du foyer de la fracture pendant le massage, il doit sembler difficile de faire exécuter de grands mouvements, sans provoquer cet ébranlement.

Heureusement, d'une part, les mouvements nécessaires à provoquer ne doivent pas être des mouvements de grande amplitude, et, d'autre part, on peut, en usant d'un artifice identique à celui employé pour le massage, éviter ces ébranlements du foyer de fracture.

Si on vient à fixer dans sa main, ou à faire fixer dans la main d'un aide le foyer de la fracture, il est facile de saisir successivement les leviers qui constituent le membre et de les faire mouvoir, suivant environ la moitié de leur parcours possible ordinaire, sans qu'il y ait aucun inconvénient pour le foyer de la fracture. Or ces mouvements, à ce degré d'amplitude limitée, sont parfaitement suffisants pour conserver la souplesse et le bon fonctionnement de l'épaule, du coude, du poignet. Si ces mouvements ont été à chaque séance patiemment répétés, si leur amplitude a été augmentée à mesure que la solidité du membre s'est accentuée, on sera tout surpris, en enlevant le membre de l'appareil qui lui aura été nécessaire, d'avoir un membre souple, utile, ne conservant ni raideur, ni sensibilité et immédiatement utile.

MOUVEMENTS FONCTIONNELS.

Dans le cours du traitement d'une fracture du corps de l'humérus, et jusqu'à ce que la solidité ait été bien constatée, je ne conseille pas les mouvements fonctionnels, à moins qu'il ne s'agisse d'un sujet intelligent et patient, auquel il soit possible de bien enseigner des mouvement de petite amplitude, faisant fonctionner le poignet et l'épaule.

En tout cas, si la nécessité d'un appareil s'est imposée, je recommande de ne pas immobiliser inutilement ces deux articulations, et, lors des mouvements provoqués, de toujours étendre le coude dans la mesure du possible.

Je n'ai eu que quelques cas de fracture du corps de l'humérus à traiter par le massage dès le début. Cependant j'en ai observé avec si peu de déplacement qu'il a suffi d'un appareil insignifiant pour les maintenir. Mais dans des cas moins favorables j'ai pu, après dix ou douze jours, faire faire des massages réguliers. J'avoue qu'il faut pour cela beaucoup de patience et de sérieuses précautions.

Fractures des extrémités épiphysaires de l'humérus.

Les extrémités supérieures et inférieures de l'humérus sont des champs bien autrement intéressants pour le massage, par cette double raison que ces fractures, par leurs dispositions, permettent mieux le massage, et que leur voisinage des articulations rend le massage infiniment plus indispensable pour elles. En effet, une fracture de la diaphyse humérale est une lésion qui d'ordinaire guérit sans encombre, et ne laisse pas après elle de troubles par trop gênants. Le massage abrège sans doute la réparation ; il la rend plus solide, avec des suites moins ennuyeuses et moins prolongées ; mais en somme on peut s'en passer sans établir des différences capitales pour le patient.

Pour les extrémités voisines de l'épiphyse, il n'en est plus de même. Ici, non seulement le massage abrège infiniment le traitement ; mais les suites diffèrent du tout au tout. Ces fractures passent avec juste raison pour avoir des suites essentiellement mauvaises, si bien que, lorsqu'elles surviennent chez des gens d'un certain âge, on peut compter qu'ils ont bien des chances de rester à peu près infirmes pour le reste de leurs jours. Pour les gens qui ont dépassé la quarantaine et qui sont atteints de fractures humérales au voisinage du coude ou de l'épaule, le retour satisfaisant aux fonctions ne se voyait guère que pour les sujets très énergiques, parfaitement résolus à faire, des années durant, la gymnastique réparatrice indispensable.

Quant aux vieillards proprement dits, malgré la bonne volonté, avec le traitement par l'immobilisation, le retour définitif aux fonctions restait problématique.

Le massage change complètement la face des choses; et ce qui était l'exception, devient la règle. Ces fractures guérissent sans laisser d'infirmité, même chez les gens âgés; et malgré toutes les difficultés de mobilisation que l'on rencontre chez des gens souffrants et pusillanimes.

Mais il ne suffit pas de dire que le massage est utile chez ces blessés; il faut déterminer les conditions dans lesquelles il doit être fait. Les variétés de ces fractures sont nombreuses. Je n'ai pas la prétention de les classifier à nouveau; mais je crois nécessaire de les diviser en variétés, suivant les conditions qu'elles présentent au massage.

Fractures de l'extrémité supérieure de l'humérus.

Les fractures de l'extrémité supérieure de l'humérus doivent compter parmi les lésions les plus graves que puisse subir le squelette, surtout pour un sujet qui n'est plus jeune. Elles se présentent sous des formes diverses, mais toutes sont propices pour le massage et toutes l'indiquent impérieusement.

Pour certaines il est très facile. Pour les autres il faut à tout prix que l'ingéniosité du chirurgien leur adapte le massage.

Fracture du col anatomique et arrachement des tubérosités.

Il y a d'abord deux ordres de fractures qui peuvent être rapprochées au point de vue du massage. Ce sont les arrachements des tubérosités, et la fracture du col anatomique de l'humérus. Dans ces cas, pas de déplacement menaçant, mais toutes les lésions, de la contusion, de l'entorse et de la distension articulaire. Partant, aucune hésitation pour l'application immédiate du massage. On est même surpris, quand on y regarde de près, que la pensée soit jamais venue d'immobiliser pour de pareilles lésions. Dans ce cas, avec les phénomènes assez obscurs qui caractérisent la lésion osseuse, on rencontre un gonflement considérable et des douleurs vives. Aucune crainte à avoir en ce qui concerne un déplacement possible, par conséquent aucune hésitation à masser, et, comme je l'ai dit bien des fois déjà, à masser aussitôt que possible après l'accident.

Chacun sait que les fractures de cet ordre donnent lieu à des hésitations communes dans le diagnostic. Au moment de ces hésitations, le chirurgien est resté jusqu'ici préoccupé de cette pensée que l'absence d'immobilisation expose son patient à une non-consolidation et à des accidents dans l'avenir. Les incertitudes disparaissent complètement, puisque le même traitement par le massage sera nécessaire, dans l'hypothèse d'une contusion sans fracture et dans l'hypothèse d'une fracture du col anatomique ou d'un arrachement des tubérosités.

En outre, le massage peut être très hardiment et très vigoureusement conduit dès le début. J'entends toujours, par là, que la sensibilité du patient doit être ménagée. Là, comme partout, le massage ne sera valable que si la sensibilité est bien éteinte progressivement. Mais comme il n'y a pas chance de troubler le foyer de fracture, dès le premier moment le massage sera profond, prolongé, et partant plus rapidement et définitivement efficace. C'est à peine si quelque indication spéciale mérite d'être donnée au sujet de ce massage.

On peut noter cependant qu'il peut être fait indifféremment dans la position assise, ou dans la position couchée. La fixation du foyer de fracture est inutile. Le pouce peut fouiller les divers points du moignon de l'épaule.

Le massage avec l'extrémité de la main tout entière trouve ici largement son emploi. Même la main tout entière déterminera des pressions tout autour de l'épaule et au-dessus d'elle. Comme pour toute fracture, on a toujours avantage à étendre assez loin l'aire du massage. Ici il y aura avantage à le conduire loin derrière l'épaule et presque jusque sur le cou.

Toutes les fois qu'il sera possible, je conseillerai de prolonger les séances assez longtemps et, plus tard, de les multiplier ou d'en prolonger l'emploi. On sait que ces fractures sans grand foyer sont néanmoins causes chez beaucoup de sujets d'accidents ultérieurs; et si on veut parfaitement les éviter, il faut employer le massage aussi largement que possible, en sachant bien qu'il ne peut avoir aucun inconvénient.

MOUVEMENTS PROVOQUÉS ET SPONTANÉS.

Pour une fracture qui se présente dans de semblables conditions, on conçoit que les mouvements soient appelés à jouer un rôle capital. Aussi la question doit se poser dès les premiers jours. Le retour aux fonctions peut être en quelque sorte immédiat. Celles-ci n'étaient empêchées que par la douleur; et cette douleur disparue en peu de jours, le levier osseux qui n'est interrompu en aucun point de sa longueur, peut recommencer à fonctionner. On pourra même constater un fait assez commun dans les appréciations du public médical ou non médical. Comme la fracture était caractérisée par l'impuissance fonctionnelle, associée à des phénomènes peu marqués, à une crépitation qui passe assez vite, et par du gonflement, plutôt que par de la déformation, lorsque tous les phénomènes s'amendent et lorsque le membre peut fonctionner, on estime volontiers qu'il y a eu erreur de diagnostic, et on vous accuse de vous être trompé, parce que votre patient va bien, tandis qu'il devrait aller mal et ne pas pouvoir se servir de son membre.

On se gardera de cette appréciation en faisant constater très parfaitement la nature de la lésion, tandis qu'elle est constatable. Mais surtout on tirera profit de cette notion pour donner au sujet toute la mobilité possible de son articulation.

Ici nous n'avons aucune raison pour demander une amplitude médiocre pour les mouvements à imprimer au membre. Il faut au contraire imprimer ces mouvements aussi étendus que faire se pourra. On devra en particulier faire exécuter des mouvements de circumduction, en élevant le bras après l'avoir rapproché du tronc. On entraînera le membre en dehors et en haut, aussi haut que l'on peut l'entraîner.

S'il est bon de provoquer cet entraînement du bras en abduction avec élévation du membre, il n'est pas moins utile de conseiller au sujet d'exécuter des mouvements de cet ordre. Il faut l'inciter à écarter le bras du tronc et à répéter ce mouvement un grand nombre de fois, en éloignant le coude le plus loin possible. Ce mouvement doit être très fréquemment répété avec le membre libre. Plus tard, on le renouvellera avec le membre tendu et la main chargée de poids légers.

Il faut pousser le sujet à accomplir ce mouvement, parce que dans tous les traumatismes de l'épaule, la parésie et même la paralysie du deltoïde est à redouter et on ne s'en garantit que par un fonctionnement prématuré du muscle. J'insiste à ce sujet sur la nature du fonctionnement à demander à ce muscle, et je dis : il est inutile de charger le membre pour le faire s'exercer. En effet, pour empêcher un muscle de s'atrophier, ou pour le faire régénérer, il est tout à fait inutile de le faire travailler en grande tension. Il suffit que le travail qui lui est imposé soit répété fréquemment.

C'est la répétition fréquente des contractions et non leur répétition énergique qui représente l'excitation favorable pour une meilleure nutrition.

Il ne faut pas oublier, du reste, que si l'on doit prendre garde avant tout à l'atrophie deltoïde, il faut aussi s'occuper des autres muscles du moignon de l'épaule. Aussi, après avoir fait exécuter tous les mouvements passifs nécessaires, on engagera le sujet à multiplier les mouvements spontanés du moignon de l'épaule. Un des bons procédés pour l'y obliger consiste à priver le bras de soutien. Non seulement on ne lui met pas d'appareils, mais on lui supprime même l'écharpe classique sur le soutien de laquelle il compte toujours trop. Avec cette variété de fracture de l'extrémité supérieure de l'humérus, c'est à peine si l'on a besoin de laisser l'écharpe deux ou trois jours. Généralement, au bout de ce court laps de temps, la sensibilité de l'épaule est assez tombée pour qu'on la supprime tout à fait et il vaut mieux pour le sujet appuyer sa main, si elle est fatiguée, dans un pli des vêtements, du gilet ou du corsage, que de conserver une écharpe. Au moins l'appui que l'on a conservé ainsi reste passager. Pour bien des petits mouvements, le sujet utilise un membre aussi peu contenu, et rapidement il rentre dans l'usage parfait de ses fonctions.

Ce seront donc, en mettant en œuvre les mouvements spontanés, les fonctions répétées, mais peu énergiques du membre, auxquelles on aura recours pour compléter l'action si puissante du massage et de la mobilisation.

Fractures du col chirurgical et fractures
très voisines de cette région.

Ce sont là des lésions graves de l'extrémité supérieure de l'humérus. Voici les trois formes sous lesquelles elles se présentent :

1° L'extrémité supérieure de l'os est broyée, la mobilité est grande et on perçoit, lors des mouvements, le fameux *bruit de noix*.

2° Les fragments ont un certain degré d'engrènement, le fragment inférieur étant un peu entraîné en avant. Ici, les fragments sont peu ou point mobiles ; le membre est plus déformé que dans le cas précédent. Cependant on verra que, dans cette déformation, beaucoup de modifications appartiennent au gonflement, et, d'ordinaire, rien dans cette déformation n'est incompatible avec un bon fonctionnement du membre.

3° Déformation plus grave. Le fragment inférieur a subi un déplacement considérable ; il est complètement rejeté en dehors. Les fragments sont, du reste, mobiles l'un sur l'autre, et la déformation de tout le moignon de l'épaule est si considérable que le diagnostic est fort difficile et qu'on croit souvent à une luxation.

MOUVEMENTS DE RECHERCHE.

Lorsqu'on examine la région siège de la fracture, le gonflement et la douleur nous imposent la nécessité d'exploration prudente, avec pressions douces. D'ordinaire, l'épaule
étant fixée à l'aide d'une main, l'autre main, qui imprime
au coude des mouvements de rotation et des mouvements
d'abduction modérés, détermine la mobilité anormale, la
crépitation ou la déformation caractéristique. Si la douleur
est très vive, il peut arriver qu'il soit tout à fait impossible
même de faire le diagnostic sans chloroforme.

Lorsque le chloroforme a été donné, les muscles étant
bien relâchés, il devient plus facile de constater les déformations, on peut sentir la crépitation et surtout voir par
la nature des mouvements imprimés que la tête n'a pas
quitté sa cavité ou que des mouvements anormaux se passent
au-dessous d'elle.

Sans chloroforme c'est avec des mouvements très modérés qu'il faut explorer et éviter les mouvements de grande
amplitude, surtout dans l'abduction du membre.

MANŒUVRES DE MASSAGE.

Au premier abord, on se demande comment de semblables
lésions pourront être justiciables du massage. Cependant,
même dans la troisième forme, la plus grave, le traitement
peut y être fait assez rapidement. Voyons comment :

Si, dans cette dernière forme de fracture, on donne du chloroforme, on a le double avantage de bien parachever son diagnostic et de faire une réduction aussi parfaite que possible. Dans tous les cas où j'y ai procédé, j'ai fait suivre cette réduction du *massage sans éveiller le patient.* C'est la véritable manière de préparer le foyer de fracture à une bonne guérison. Et, lors du réveil, le sujet, qui souffrait beaucoup avant la chloroformisation, est agréablement surpris de ne pas souffrir comme il s'y attendait du fait des manœuvres de réduction.

Après cette réduction suivie de massage, on l'a mis dans un appareil. Cet appareil, selon moi, doit être très simple : une écharpe de Mayor et un coussin dans l'aisselle ; encore n'est-il pas utile que ce coussin soit très gros. En effet, la tendance secondaire au déplacement est faible, et c'est avec une extraordinaire rapidité qu'un accolement s'est produit suffisant pour qu'il n'y ait plus à craindre de déplacement secondaire, si on ne soumet pas le membre à des mouvements provoqués d'une grande brutalité. Quatre ou cinq jours suffisent absolument pour amener un accolement assez solide, et, dès lors, le membre est dans des conditions telles que les manœuvres de massage doivent être faites quotidiennement. On replacera le membre, après la manœuvre de massage, dans le même appareil pendant dix à douze jours environ, après quoi l'écharpe simple devra être seule mise en usage pour permettre à la main, et même au moignon de l'épaule, un certain nombre de mouvements spontanés. Mais la suite du traitement pour cette variété où l'on doit attendre quatre ou cinq jours ne diffère pas sensiblement de celles

que doivent subir les sujets que l'on peut masser immédiatement. Nous y reviendrons après avoir exposé la manière
de procéder au traitement de ceux-ci.

Dans les deux autres variétés, il semble qu'il y ait des indications de réduction; cependant il n'en est rien. Dans le
premier cas, plus commun chez les vieillards à faibles groupes musculaires, malgré un écrasement du tissu osseux et
une assez grande mobilité, il n'y a pas réellement de tendance au déplacement. Le poids du membre, dans la situation assise, ou une écharpe ramenant le coude en avant, suffit parfaitement à maintenir l'humérus en telle situation
que, s'il se répare, il sera dans de bonnes conditions de levier
et ne déterminera aucune espèce de gêne.

Dans le second cas, la réduction est encore moins de mise,
car s'il se produit une circonstance heureuse, c'est, avec un
faible déplacement, un accolement immédiat des os tel
qu'ils n'aient aucune tendance à se quitter. Or, l'expérience
m'a appris que, pour cette fracture, il en est ainsi; presque
jamais ce déplacement n'est assez considérable pour être gênant. On se fait sur lui de très grosses illusions à cause du
gonflement qui lui donne des apparences redoutables; mais,
si on y regarde de près, et surtout si l'on suit les malades que
l'on a traités sans recourir à la réduction, on constate que la
difformité subsistant est insignifiante. Je l'ai fait constater
nombre de fois sur des sujets qui, trois ou quatre semaines
après une fracture du col, avec cette déformation, mettaient
leur main sur leur tête et exécutaient une foule de mouvements difficiles sans douleur. Il fallait alors les étudier très
attentivement pour constater la déformation osseuse, mais

on y pouvait parvenir. Pour ce cas, comme pour le précédent, il n'y a donc aucune manœuvre de réduction à pratiquer.

Comme manœuvre de contention, on conçoit qu'il y ait également peu de chose à faire. J'ai, comme tout le monde, maintenu ces fractures par des appareils plus ou moins complexes. Je les abandonnais rapidement pour mobiliser au plus tôt; mais il y a bien longtemps que j'ai reconnu que, même avec cette modération, l'appareil est une erreur; et mon appareil le plus ordinaire est une simple écharpe suspendant le bras; ou bien, si j'ai un sujet très indocile, une écharpe de Mayor, en ayant soin de bien dégager la main pour permettre à celle-ci quelques mouvements. Un très petit coussin dans l'aisselle peut être utile.

Mais, pour l'une comme pour l'autre, le massage devra commencer aussitôt que possible après le traumatisme. Dans un cas comme dans l'autre, le traumatisme a, d'ordinaire, amené de la douleur et un gonflement considérable. Ce sont là deux symptômes qui doivent pousser à intervenir au plus vite.

Il ne faut pas craindre l'ébranlement du foyer de fracture. D'abord il paraît peu souffrir de l'ébranlement, puis il y a un artifice qui permet de l'éviter. J'ai dit, à propos du massage en général, qu'il fallait, quand faire se pouvait, immobiliser directement le foyer de la fracture. Or, il est très facile de le faire ici par l'artifice suivant: l'opérateur glisse sa main gauche dans l'aisselle immédiatement derrière le foyer de la fracture et masse de sa main droite. Or, la main étant ainsi placée, aucun ébranlement ne peut avoir lieu et

la main droite trouve un excellent point d'appui pour exercer ses pressions tout autour du foyer de la fracture. Tant
que les fragments sont susceptibles de déplacement, le massage à une seule main suffira parfaitement et pourra être prolongé tout le temps désirable avec une sécurité parfaite. Dès
que la consistance de l'os sera suffisante, l'os étant tout entier immobilisé par des tractions en bas faites par la main
d'un aide, le massage pourra être pratiqué à deux mains.

Avec cette fracture, il est très facile de ménager le foyer.

En effet, celui-ci, profondément situé, est tout naturellement à l'abri des pressions directes, de telle sorte que, les
fragments étant bien immobilisés, les doigts qui massent
n'ont pas beaucoup à se préoccuper d'éviter le foyer. Même
les pressions directement faites ne sauraient l'ébranler. Le
massage à deux mains doit être fait, soit avec les deux pouces, soit avec la face palmaire des quatre doigts ramassés
les uns près des autres. On exerce les pressions en remontant sur le membre fixé, de telle sorte que les pressions,
commencées au-dessous de la région deltoïdienne, remontent largement au-dessus de l'épaule.

Au cours de cette séance et comme pour reposer la région,
on fera quelques passes de massage sur la main, le coude,
en mobilisant ces régions sans ébranler le foyer de fracture.
Puis, après avoir repris les manœuvres sur la région de
l'épaule, les avoir renouvelées identiques à celles que nous
venons de décrire, on terminera par des pressions avec toute
la main, doigts et pouces compris, le foyer étant fixé par la
main du côté opposé.

Ces dernières manœuvres méritent toute l'attention de

l'opérateur. Il ne peut pas oublier en effet que le champ du traumatisme d'une fracture du col de l'humérus est énorme. On peut dire que tout le moignon de l'épaule est compromis : une partie du bras et toute l'épaule. Le traitement par les appareils négligeait tout le champ du traumatisme. Le mérite du traitement par le massage sera précisément de prendre en considération les lésions réelles, et de leur porter remède.

L'opérateur qui veut obtenir du massage, dans ces cas, un résultat parfait, doit donc porter son action jusque dans des points très éloignés du point de rupture osseuse, et les manœuvres très larges sur lesquelles j'insiste plus loin s'adressent non seulement à la région de l'épaule proprement dite, mais à toute la périphérie.

Aucun muscle du moignon ne saurait être négligé; tous les points contus et compromis doivent être passés en revue.

Ce qui doit caractériser l'œuvre du praticien dans ce massage, c'est le soin de chaque détail. Grâce à ce soin scrupuleux on arrive à des résultats extraordinaires dans la réparation de l'épaule et dans le retour des fonctions à l'état parfait.

MASSAGE POUR FRACTURES DE L'EXTRÉMITÉ SUPÉRIEURE.

La description des figures suivantes nous donnera une excellente occasion de résumer, d'une manière très générale, les principes du massage de ces fractures.

On doit remarquer que si les soins et les précautions doivent être un peu différents pour les différentes variétés de fractures, les manœuvres, à des degrés divers, seront les mêmes.

Les six figures suivantes se rapportent à des manœuvres propres à cette fracture. Après l'étude des conditions générales du massage qui nous enseignent comment les manœuvres du massage doivent être conduites, voici représentées les conditions particulières de ces manœuvres.

MASSAGE AVEC LES DEUX MAINS, FIXATION PAR UN AIDE.

Dans la figure 34, on voit le membre tenu et soutenu le long du corps par les deux mains d'un aide de façon à l'immobiliser suffisamment.

Cette immobilisation permet l'action combinée et très largement appliquée des paumes des deux mains et de l'extrémité palmaire des doigts sur toute la surface du moignon de l'épaule.

C'est là une action très large à exercer doucement au début, et plus tard, si l'on veut, très énergiquement.

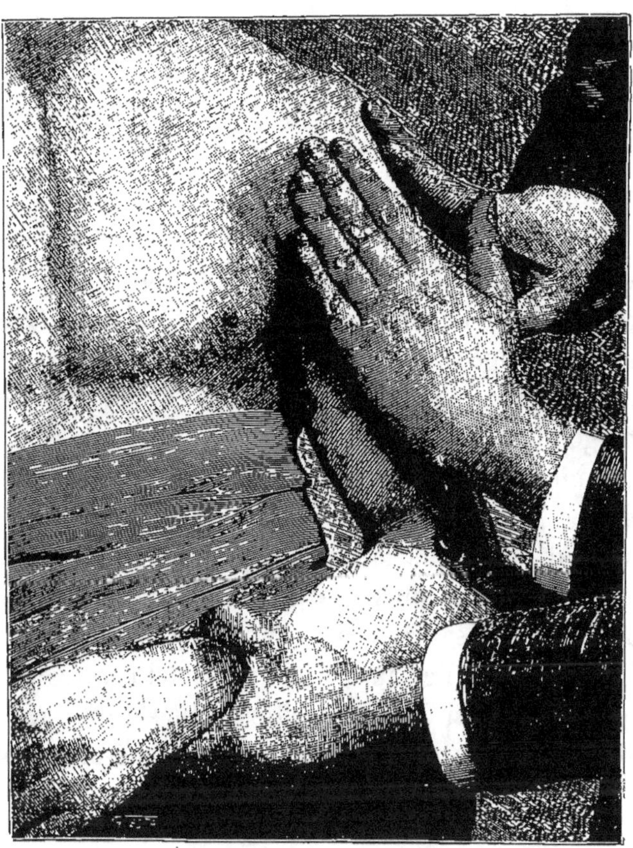

Fig. 34. — Fracture de l'extrémité supérieure de l'humérus.

Massage avec les deux mains, le membre étant fixé par les deux mains d'un aide.

MASSAGE AVEC LES DEUX POUCES, FIXATION DU COUDE PAR UN AIDE.

Dans la figure 55, le même mode de fixation par un aide est employé et la manœuvre du massage est faite énergiquement avec les pouces. Ces deux modes sont utiles au début du massage lorsque la mobilité est assez grande avec beaucoup de gonflement.

Au premier abord, ces deux planches se ressemblent, et cependant elles diffèrent d'abord par la position de l'aide, mais surtout parce que la marche des pouces montre ici une action beaucoup plus énergique que dans la planche précédente. On ne saurait en débutant déployer une force aussi intense et fouiller aussi vigoureusement la région.

On peut voir aussi que dans cette forme de massage très large l'action n'est pas limitée aux pouces; ceux-ci sont soutenus, appuyés par une partie de la main.

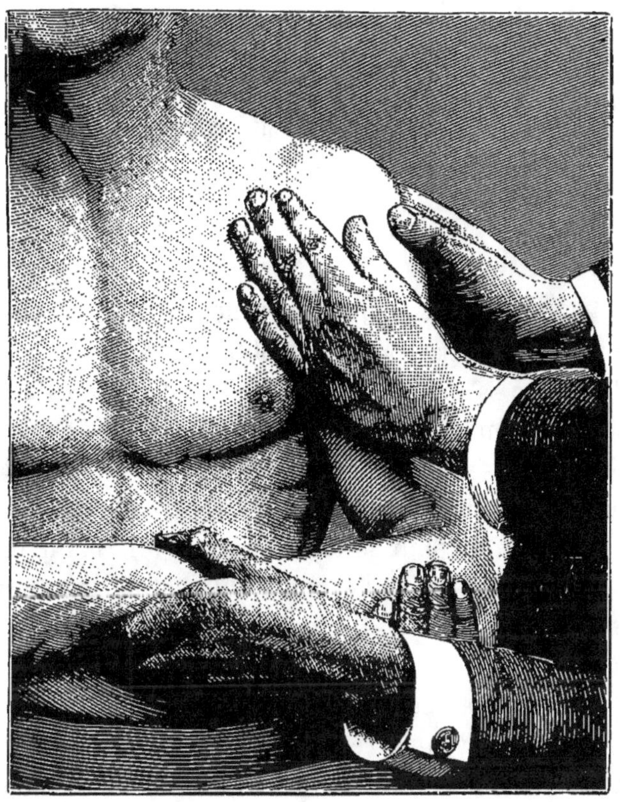

Fig. 55. — Fracture de l'extrémité supérieure de l'humérus.
Massage avec deux mains et fixation par les deux mains d'un aide.

MASSAGE AVEC TOUTE LA MAIN, IMMOBILISATION PAR L'AUTRE MAIN DANS L'AISSELLE.

Dans la figure 56, l'opérateur ne recourt à aucune intervention étrangère pour immobiliser le foyer de fracture. C'est avec sa main gauche placée dans l'aisselle qu'il établit cette immobilisation du foyer. En plaçant la main gauche dans l'aisselle comme dans la figure ou perpendiculairement à l'axe de la diaphyse, il a le grand avantage de donner un point d'appui solide et permet à la main droite d'exercer des pressions fortes ou faibles et de les mesurer d'autant mieux que c'est lui qui établit son propre point d'appui.

Les pressions exercées par les doigts et toute la paume de la main droite peuvent être *très longues*. Commencées au-dessous du deltoïde, elles sont conduites tout en haut du moignon de l'épaule.

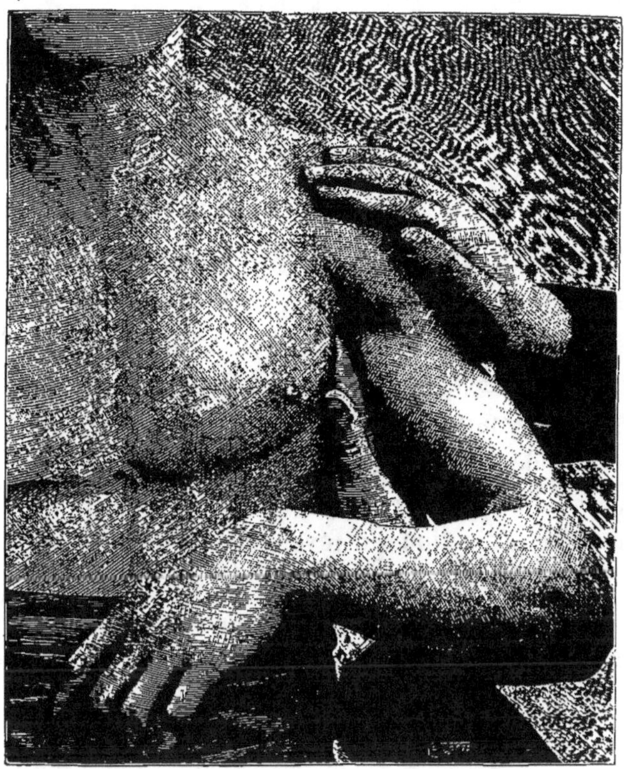

Fig. 36. — Fracture de l'extrémité supérieure de l'humérus.
Massage avec une main, l'autre main soutenant dans l'aisselle le foyer de fracture.

MASSAGE AVEC TOUTE LA MAIN DROITE, FIXATION PAR TRACTION
SUR LE BRAS AVEC LA MAIN GAUCHE.

Dans la figure 37, l'opérateur fixe lui-même le foyer
de fracture par un procédé un peu différent, mais aussi très
efficace. De sa main gauche il saisit le bras et exerce des
tractions modérées, tandis que de la droite il fait son
massage. Comme dans le cas précédent, la main gauche sert
à la fois pour la fixation du foyer et pour la détermination
d'un point d'appui.

Ce procédé suppose moins de tendance à la mobilisation
du foyer que le précédent. Il est excellent après quelques
jours de massage et permet une action très énergique.

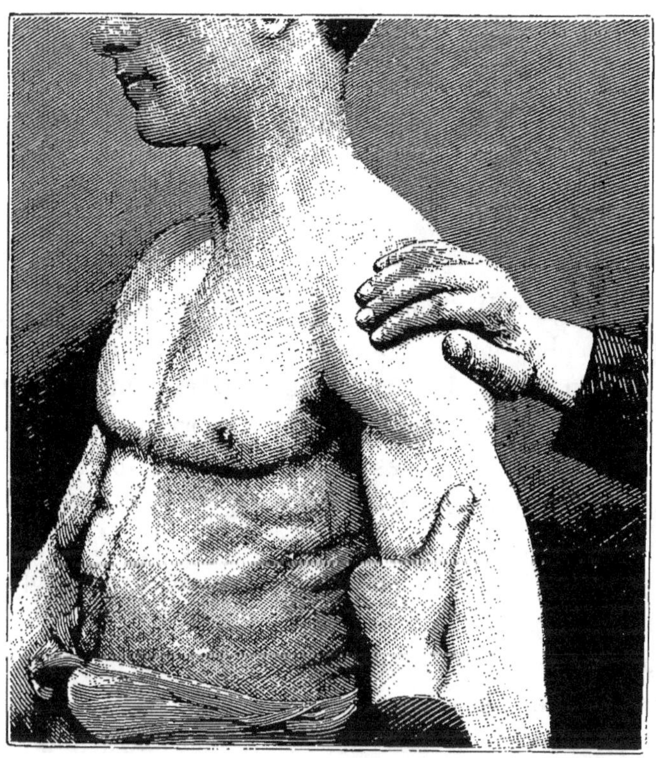

Fig. 37. — Fracture de l'extrémité supérieure de l'humérus.

Massage avec la main droite entière. Fixation par traction sur le bras avec la main gauche.

MASSAGE AVEC TOUTE LA MAIN DROITE, LE COUDE ÉTANT SEULEMENT
MAINTENU PAR LA MAIN GAUCHE.

Dans la figure 58, l'opérateur qui fixe lui-même le foyer le fait à plus grande distance encore en saisissant à pleine main l'avant-bras et faisant une traction assez énergique en maintenant bien le coude au corps. Dans la figure la main droite exécute des manœuvres avec toute la main en bracelet, manœuvres très larges.

Avec ce procédé, comme avec le précédent, la fixation du foyer est assez bien faite pour qu'on soit assuré que l'ébranlement en sera très médiocre. Toutefois, il est facile de voir ici que le mode de fixation est bien moins parfait que dans les précédentes figures, et on ne doit l'employer qu'après plusieurs jours d'accoutumance. Il permet une action énergique de l'autre main.

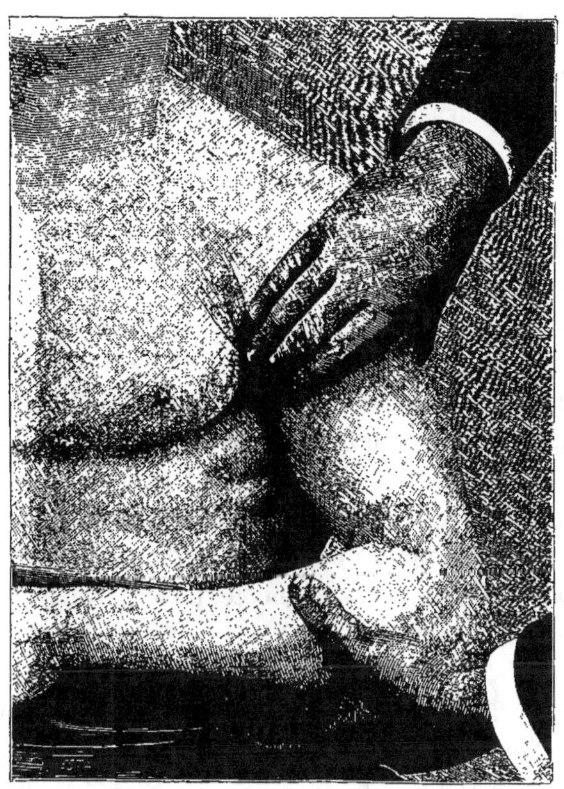

Fig. 38. — Fracture de l'extrémité supérieure de l'humérus.

Massage avec toute la main droite, le coude étant seulement maintenu
par la main gauche.

MASSAGE AVEC LES DEUX POUCES ET LES PAUMES DES MAINS
LE MEMBRE ÉTANT FIXÉ PAR SON POIDS.

Ces différents procédés d'immobilisation seront utilisés surtout au début, car au bout de peu de temps le poids du membre suffit à le maintenir en bonne position et le massage peut être exécuté à une ou deux mains, sans aide.

C'est ce que montre la figure 39, dans laquelle le coude est au flanc, le bras tombant le long du corps. L'opérateur masse avec les deux pouces.

Les mains représentées peuvent agir ainsi dans tous les sens autour du moignon de l'épaule. L'opérateur travaille successivement en avant, sur le côté, en arrière. Son action peut être très énergique.

N. B. — Toutes ces opérations ont été représentées, le sujet étant assis. mais les mêmes manœuvres peuvent être faites et sont faites sur le sujet couché. Toutefois la position que nous avons figurée est celle dans laquelle ces manœuvres sont le plus aisées.

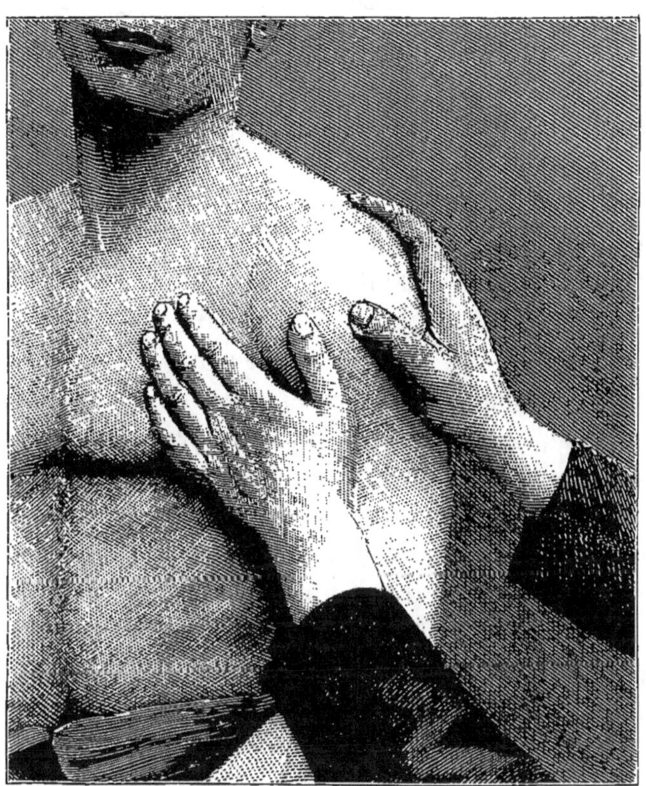

Fig. 39. — Fracture de l'extrémité supérieure de l'humérus.
Massage avec les deux pouces sans fixation du bras.

MOBILISATION.

Les manœuvres de massage proprement dites ayant été faites, on mobilisera la région de l'épaule. Ici, il faut agir avec une grande prudence. Il ne s'agit pas de faire faire au membre de grands mouvements de circumduction, mais il faut cependant, écartant le membre du tronc modérément, déterminer des mouvements qui vous donneront la mesure de l'insensibilisation obtenue et du mouvement devenu possible. Il ne faut pas que ces mouvements, provoqués avec modération, soient douloureux. Si la sensibilité de la région reste grande, il ne faut pas hésiter à reprendre le massage pour un temps plus ou moins long et à revenir ensuite auxdits mouvements.

Quelle que soit la variété des fractures de l'extrémité supérieure de l'humérus à traiter, la mobilisation de la région faite dès le premier jour, ou au bout de très peu de jours, doit être exécutée à peu près suivant les mêmes lois.

Pour les mouvements que l'on provoque, il ne faut pas oublier que les mouvements d'abduction, avec grand écart du tronc, sont de nature à produire un déplacement intempestif. Aussi, les premiers mouvements que l'on déterminera seront faits dans ce sens avec grande prudence. Il en sera de même pour les mouvements dans lesquels on fait exécuter à la diaphyse humérale un mouvement de rotation sur elle-même, soit qu'on cherche uniquement ces mouvements, soit qu'on les fasse exécuter au cours de mouvements de circumduction. Pourtant il est indispensable de les provoquer avec des précautions suffisantes. On y arrivera, et le seul secret pour cela consiste à ne les développer que successivement et très progressivement au cours des séances.

Pour limiter ces manœuvres, il ne faudrait pas trop compter sur les indications données par la douleur que l'on provoque, parce que, si le massage a été bien fait, l'insensibilité du moignon de l'épaule devient si parfaite, que l'on pourrait sans obstacle lui faire exécuter des mouvements de très grande étendue. En tous cas, du reste, ces précautions ne sont utiles que dans les tout premiers jours, car la résistance des os est très vite acquise.

En faisant exécuter au sujet des mouvements passifs, il faut aussi prêter grande attention aux mouvements de la main et du coude. Il survient si facilement, surtout chez les vieillards, des enraidissements de ces régions éloignées, maintenues immobiles par la mauvaise attitude avec les appareils, que si l'on veut bien recouvrer l'intégrité des mouvements, il ne faut négliger aucun des détails de la gymnastique complémentaire à faire exécuter au membre.

A ce sujet, on ne saurait trop insister sur l'importance des contractions à provoquer de bonne heure dans le deltoïde. C'est en effet la perte plus ou moins complète des contractions deltoïdiennes qui peut chez un sujet, malgré la conservation de la souplesse articulaire, apporter un trouble considérable dans les mouvements de l'épaule. Et quand on a laissé ce muscle s'atrophier, la réparation en est toujours difficile. Aussi, dès le premier jour, alors que les mouvements de grande amplitude sont encore interdits, faut-il, après un massage toujours soigné de ce muscle lui-même, inviter le sujet à de très petits mouvements déterminant des contractions dans ce muscle. Puis, sans relâche, et sans jamais l'oublier à chaque séance, on multipliera ces contractions du deltoïde, en leur donnant plus de fréquence et plus d'énergie. Il n'y a peut-être pas un muscle dans l'économie qui soit plus disposé à s'atrophier du fait de l'immobilisation. Heureusement il est très sensible à l'action du massage et à une gymnastique bien surveillée. Le chirurgien a tout bénéfice à bien s'assurer de cette notion, car elle lui sera utile encore pour le traitement de toutes les maladies chirurgicales où le moignon de l'épaule est compromis. Le massage direct du deltoïde et la provocation des contractions permettront de rétablir les fonctions dans une foule de cas où elles ne se rétabliraient jamais, si on mettait quelque retard ou quelque négligence à agir. L'étude du rétablissement des fonctions après la résection de l'épaule en donnerait l'exemple le plus remarquable entre tous.

FONCTIONS A PERMETTRE.

Le coude étant suspendu sans immobilisation, dès les premiers jours le patient peut accomplir bien des petits mouvements utiles en aidant de sa main les mouvements puissants de la main du côté opposé. On n'a pas beaucoup à limiter les mouvements spontanés, car aussitôt qu'ils deviennent possibles, ils n'ont guère d'inconvénient. En tous cas, on ne peut qu'encourager le sujet aux mouvements très répétés sans violents efforts.

A une époque très proche ses mouvements deviennent normaux. En quelques semaines, l'épaule est souple et mobile, sauf quelques difficultés d'élévation du moignon que l'on observe quelquefois assez longtemps.

APPAREIL.

Le massage terminé, on ne peut ici, comme dans d'autres régions, placer de bande roulée pour maintenir la région. Le mieux est d'envelopper le moignon de l'épaule d'un peu de flanelle pour éviter les refroidissements et de placer le membre dans une écharpe pour le soutenir. Cette écharpe pourra être serrée contre le corps comme l'écharpe de Mayor, si la tendance à la mobilité est très grande, ou bien, elle soutiendra seulement le membre pour l'empêcher de ballotter douloureusement.

A un point de vue essentiellement pratique, je ferai remarquer que, pour le massage de cette région, il faut faire une dépense d'huile considérable. La région est vaste et, pour exercer des pressions faciles, il faut que l'agent de glissement soit largement employé. Dans quelques cas, j'ai fait employer le savon avec quelque avantage sur cette région en particulier.

RÉSULTATS DU MASSAGE ET DE LA MOBILISATION.

En pratiquant le massage pour cette fracture, on est frappé de la rapidité du retour des fonctions. Dans mon service,

les observations ont été si nombreuses qu'il serait impossible
d'en rapporter la grande part; mais les observations des
vieillards sont tout particulièrement intéressantes. Je pourrais, par exemple, citer celle d'un homme de soixante-quatre
ans qui fut admis à l'hôpital, en 1890, pour une fracture
avec bruit de noix. Il fut massé dès le lendemain et, avant
dix jours, avec une énorme ecchymose s'étendant du poignet
jusqu'au-dessus du moignon de l'épaule, avec une coloration intense de la région de l'aisselle, il commençait à se servir de son bras très convenablement. Au bout de trois semaines, il portait lui-même son bras en arrière. Au bout de six
semaines, il était complètement guéri ; et ce sujet reconnaissant qui, malgré son âge, avait pu rapidement recommencer
à travailler comme homme de *peine*, vient assez souvent nous
voir à Saint-Louis pour nous donner de ses nouvelles. Agé de
soixante-huit ans aujourd'hui, il accomplit avec son épaule
tous les mouvements possibles. Il est facile de constater chez
lui une très petite déformation, saillie du fragment supérieur en avant et en dedans. Ce malade n'avait jamais eu
d'autre appareil qu'une écharpe de suspension. Il avait été
conservé dans le service pour être soigné et suivi, car le
traitement était si simple qu'on aurait fort bien pu le soigner à la consultation externe.

Aussi l'observation suivante est-elle plus intéressante encore, car la malade ne fut ni admise, ni immobilisée. Cette
observation m'a été remise par M. Pinesse, l'externe qui se
chargea de faire le massage, et je ne change rien à son texte.

Une femme de soixante-huit ans, femme de ménage, se
présentant à la consultation le 23 mars 1892, avait fait une

chute sur le côté le 18 mars. Elle avait d'abord passé deux jours dans son lit, incapable de tout mouvement, puis on l'avait placée dans un appareil avec le bras serré contre le corps et, souffrant cruellement, elle s'était présentée le mercredi 23 mars à la consultation.

Ecchymose énorme étendue des premières phalanges jusqu'au niveau du moignon de l'épaule. Gonflement considérable. La pression dans l'aisselle avec la main saisissant l'extrémité supérieure de l'humérus déterminait une douleur très vive et, dans la même région, lorsqu'on imprimait au bras des mouvements de rotation, on déterminait une crépitation qui ne pouvait laisser aucun doute sur la fracture du col chirurgical de l'humérus. Il eût été bien indiqué de recevoir cette pauvre femme, mais l'encombrement du service des femmes ne le permettait en aucune façon. M. Pinesse voulut bien se charger de la traiter à la consultation, et le massage, commencé le 24 mars, fut continué jusqu'à la guérison complète de la malade.

Ces séances furent faites régulièrement pendant vingt minutes chaque jour et suivies de l'application d'une écharpe simple.

Dès le sixième jour, cette femme qui, à son arrivée, souffrait cruellement, ne souffrait déjà presque plus et ses mouvements étaient devenus vraiment faciles, à tel point qu'elle renvoya la femme de ménage par laquelle elle s'était fait remplacer pendant les premiers jours après l'accident.

Le 30 mars, douze jours après son accident et six jours après la première séance de massage, cette femme faisait son lit toute seule.

Elle fut massée régulièrement jusqu'au 9 avril. A cette date, elle se trouvait si bien qu'elle ne revint plus se faire masser. Elle faisait tous les mouvements possibles en levant horizontalement son bras dans toutes les directions. Elle ne souffrait pas, mais ne dépassait guère l'horizontale.

J'ai eu l'occasion de la présenter le 5 mai à une de mes séances-conférences cliniques, à plusieurs assistants qui, du reste, l'avaient observée lors des premiers jours. C'était merveille de voir cette femme dont les mouvements avaient encore beaucoup gagné, qui ne souffrait en aucune façon, manœuvrait son bras en tous sens avec une puissance très suffisante, et cela malgré ses soixante-huit ans, après avoir été atteinte d'une des fractures les plus graves de l'extrémité supérieure de l'humérus, et cela sans avoir été hospitalisée un seul jour.

Si je cite cette observation topique par l'âge de la malade, ce n'est pas que je veuille la présenter comme une exception. J'en ai beaucoup d'autres qui pourraient être citées avec autant d'avantage.

Il y a quelque chose de très particulier dans la série de ces observations, c'est que je puis fournir la gamme tout entière des succès dans tous les temps, et voici pourquoi. Quelque enthousiaste que je puisse être de mes propres conceptions, je n'ai pas abordé cette thérapeutique avec une telle audace que, du premier coup, j'aie massé sans hésitation et sans tâtonnement. Au début, j'ai hésité à intervenir dès le premier jour ; j'ai commencé par réduire, suivant mes habitudes passées, puis j'ai placé des appareils exactement contentifs ; je les ai replacés après le massage ; j'ai mobilisé les premières fois avec discrétion et seulement après plusieurs jours de massage. Enfin, ce n'est que progressivement que je suis arrivé à masser les sujets de ces fractures aussitôt qu'ils se présentent à mon observation.

Eh bien, les résultats de la comparaison de tous ces faits sont parfaitement nets. Plus j'ai été hardi et prompt dans l'intervention, plus j'ai observé de résultats satisfaisants. Au début, j'obtenais bien une accalmie très nette dans les accidents douloureux et une amélioration très réelle des mouvements, mais la raideur persistait encore assez sérieuse et assez longtemps prolongée. J'avais à compléter le traitement par des soins attentifs. J'avais bien, il est vrai, la satisfaction d'observer des sujets qui ne restaient pas infirmes comme autrefois, mais le succès n'était pas complet. Ce n'est que depuis que je suis intervenu hardiment et rapidement que cette fracture, si redoutable pour ses suites particulièrement menaçantes chez les vieillards, s'est transformée pour moi en un traumatisme presque bénin, après lequel je suis assuré d'obtenir une réparation parfaite, même dans les plus mauvaises conditions.

Or tous ces résultats sont compatibles avec des formes de fractures où la mobilité du foyer passe pour être considérable et très redoutable.

Fractures de l'extrémité inférieure de l'humérus.

Au point de vue spécial de la thérapeutique où nous nous sommes placé, les fractures de l'extrémité inférieure de l'humérus peuvent être rapportées aux groupes suivants :

1° Fracture avec pseudo-luxation du coude en arrière, fracture propre surtout aux enfants et aux jeunes sujets;

2° Fractures des adultes avec mobilité sans très grande tendance à la déformation du membre ;

3° Fractures des vieillards avec grande mobilité sans tendance au déplacement grave; ces fractures présentent le bruit de noix caractéristique[1];

4° Fractures intercondyliennes ou intra-articulaires. — Fractures du coude proprement dites.

La première variété de ces fractures est au premier abord très embarrassante. C'est cette fracture si commune chez les jeunes enfants, qui s'accompagne du renversement du coude en arrière et donne si bien l'illusion de la luxation du coude, que c'est surtout avec ce diagnostic tout fait que nous arrivent les jeunes sujets. Ici aucune raison pour laisser per-

---

1. Voir au Traitement des contusions graves du coude

sister une difformité grave, par conséquent aucun doute sur la nécessité d'une réduction immédiate. Cette réduction est si facile avec le chloroforme, qu'il n'y a là aucune difficulté pratique. Mais c'est après cette réduction que commence l'embarras du chirurgien. On a laissé subsister l'appareil inamovible appliqué à la suite généralement pendant six semaines, et on a assigné, dans ces cas, de longs mois au retour des fonctions.

J'ai abaissé d'abord la durée du maintien de l'appareil, malgré la crainte du retour de la déformation, à trois semaines de séjour, puis à quinze jours. J'ai trouvé là une immense amélioration. Mais j'ai encore dû, dans tous ces cas, m'occuper beaucoup du traitement consécutif, car la raideur articulaire, pour être singulièrement atténuée, n'en persistait pas moins assez longtemps. Mais, chaque fois que j'ai diminué le temps d'application de l'appareil, en même temps que j'obtenais une amélioration des résultats, j'observais que la crainte de la reproduction de la difformité est absolument chimérique. Aussi j'estime qu'il faut abaisser encore cette durée d'application, et ne pas la prolonger au delà d'une semaine. Je suis même convaincu qu'après trois ou quatre jours on trouverait des conditions favorables, pour masser et mobiliser le coude sans menacer la forme du membre. Toutefois, je ne saurais conseiller une aussi courte durée de la contention à ceux qui n'ont pas la longue expérience de notre manière de procéder. Comme correctif à la suppression aussi prématurée de l'appareil, je conseille de remettre un appareil inamovible aussi peu serré que possible, permettant des mouvements modérés, mais nous mettant à l'abri des mouvements intempestifs, des agitations de l'enfant.

Pour achever ce qui concerne le massage de cette fracture, dont certains préceptes trouveront toujours leur application chez les enfants, je recommanderai de pratiquer un massage plus rapide, et plus varié que chez l'adulte, mais aussi plus léger. Les tissus mous et malléables de l'enfant sont impressionnés bien plus aisément et son cal est aussi plus excitable que celui de l'adulte. L'exubérance est aussi un fait beaucoup plus habituel chez lui, et dans une bonne thérapeutique, il faut en tenir compte. Aussi, après avoir fait des manœuvres, tout ce qui est nécessaire pour éteindre la douleur et la sensibilité, il faut s'arrêter assez vite et insister de préférence sur les mouvements provoqués qui seront, avec une gymnastique régulièrement surveillée, les agents les plus intéressants du retour à des fonctions normales. Ces mouvements provoqués devront, on se le rappelle, comprendre non seulement les articulations immédiatement compromises (coude), mais toutes les articulations du membre supérieur.

Chez l'enfant, plus encore que chez l'adulte, il ne faut pas s'en rapporter au sujet pour l'exercice des mouvements, mais les exécuter soi-même ou les régler avec une précision parfaite. En dehors de cette manière de procéder, il faudrait ou redouter les mouvements excessifs, ou plus souvent encore les mouvements insuffisants à la suite desquels le traitement de la fracture est insuffisant et indéfiniment prolongé.

SUR LA NÉCESSITÉ DE MASSER MODÉRÉMENT LES ENFANTS
ET D'UTILISER POUR EUX SURTOUT LA MOBILISATION.

Cette fracture, qui est surtout commune chez l'enfant dans sa forme la plus grave, me donne une excellente occasion d'insister sur le cas particulier de la chirurgie des fractures chez l'enfant.

D'abord, bien qu'il soit incontestable que les articulations et les muscles des sujets jeunes souffrent moins de la privation des mouvements que les articulations et les muscles des sujets adultes ou âgés, la raideur articulaire et musculaire consécutive à l'immobilisation est très commune chez l'enfant, et les fractures de l'extrémité inférieure de l'humérus en fournissent de nombreux exemples. Il y a donc lieu de se préoccuper pour l'enfant, comme pour l'adulte, de modifier le traitement classique et défectueux des fractures articulaires chez l'enfant.

Mais il faut être très attentif à ce fait que l'enfant ne supporte pas le massage aussi bien que l'adulte; il n'en tire pas les mêmes bénéfices, et il peut y rencontrer quelques inconvénients. Peut-être peut-on en trouver la raison dans l'excitabilité plus grande de son système nerveux, dans la vitalité plus grande de ses os, dans la facilité du périoste à s'irriter et à sécréter. Mais, quelle que soit la raison, le fait me paraît incontestable.

Aussi, je crois qu'il faut chez l'enfant s'attacher surtout à demander au massage l'insensibilisation du foyer de la fracture. Or, pour obtenir ce résultat, les pressions énergiques et profondes sont parfaitement inutiles. Des passes très légères et très répétées tenant, comme je l'ai dit bien des fois, presque des passes magnétiques, donneront cette insensibilisation. L'insensibilisation obtenue, c'est à la mobilisation provoquée et spontanée qu'il faut s'attacher.

Pour cette mobilisation il faut se rappeler que le mouvement qui restera défectueux après le traitement, c'est le mouvement d'extension du membre. C'est donc à faire exécuter ce mouvement de bonne heure qu'il faut s'attacher. Mais au début, pour faire exécuter les mouvements de cet ordre avec plus de prudence, le masseur doit tenir le foyer de fracture dans sa main, tandis que de l'autre main il exécute ou dirige les mouvements. Sans cette précaution le mouvement ébranlerait trop le foyer de fracture et serait douloureux.

Avant la solidité complète du membre, ce sont tout naturellement des mouvements de médiocre amplitude qu'il faut faire exécuter. Mais aussitôt que l'os est solide il ne faut pas craindre de donner à l'extension toute l'étendue possible. Dès le quinzième jour on peut étendre ainsi le membre avec des pressions douces, mais soutenues. Après la troisième, et surtout la quatrième semaine, le sujet peut commencer à exécuter des mouvements, à l'aide de poids plus ou moins lourds et gagner encore pour l'étendue des mouvements.

Je ferai remarquer en terminant que ces mouvements provoqués ou spontanés seront très faciles à obtenir, parce que, contrairement à ce qui se passe pour les sujets qui ont été soumis à l'immobilisation classique, ceux qui ont été traités comme je le conseille ne souffrent pas. Or ce qui gênait surtout le traitement complémentaire, indispensable pour ces fractures, par la gymnastique et les mouvements provoqués, c'était la douleur secondaire engendrée par l'immobilisation et ajoutée méthodiquement aux bienfaits de l'enraidissement.

FRACTURE DE L'EXTRÉMITÉ INFÉRIEURE CHEZ L'ADULTE.

On observe quelquefois, chez l'adulte, la fracture de l'extrémité inférieure avec un déplacement analogue à celui que l'on observe chez l'enfant. On lui appliquera des règles du même genre. C'est-à-dire que dans ces cas on aura recours au massage après la réduction, et on ne fera passer au membre qu'un très court espace de temps dans l'appareil contentif. Il faut seulement faire remarquer que chez l'adulte, il est beaucoup plus important encore que chez l'enfant de ne laisser le sujet que le temps le plus court possible dans l'appareil. Du reste, chez l'adulte comme chez l'enfant, même après les grands déplacements, la consolidation suffisante est très rapide, et cinq à six jours après avoir fait une bonne réduction, on pourra très bien se mettre au massage ; et après le massage une bande roulée suffira à maintenir le membre, sans effort, en bonne situation.

Mais, chez l'adulte, on observe plus communément la fracture, avec un médiocre déplacement se traduisant par une sorte d'incurvation du membre en arrière. Dans ce cas, si le déplacement est tout à fait insignifiant, ce qui arrive quel-

quefois, le mieux est de ne songer à aucune tentative de
réduction, la légère déformation observée ne gêne en rien
les fonctions. On pratique alors le massage sans préparation. Dans le cas où la déformation présente quelque importance, on en doit pratiquer la réduction, ce qui se fait à
l'aide de tractions, avec ou sans chloroforme. Le chloroforme est employé en somme assez souvent avec ces fractures, à cause de l'énorme gonflement qui trouble les
examens et le diagnostic et rend toutes les manœuvres
pénibles. Dans le cas de son emploi, comme nous l'avons dit
plus haut, le massage peut et doit toujours être fait avec
avantage.

Si l'immobilisation est nécessaire, il faut bien se garder
d'employer un appareil lourd et compliqué. Pour immobiliser les fragments, il faut ici immobiliser le coude. Je
tiens à noter que, même dans le cas de déformation réduite,
les fragments ne sont pas difficiles à maintenir. Avec une
petite gouttière plâtrée très peu serrée, ou même avec une
bande roulée, fixant une attelle en fil de fer coudée, on
maintient très suffisamment la bonne forme du membre.

MANŒUVRES DU MASSAGE.

Le massage dans cette région comporte naturellement les
règles ordinaires, plus quelques particularités intéressantes.
On doit noter par exemple le mode de fixation préalable du
coude, du foyer de fracture. C'est par l'intermédiaire du
coude que se fait aisément cette fixation. Le sujet étant dans

la position assise, le coude est saisi à pleine main par la main gauche. Le massage est fait alors par la main droite restée libre. Dans ce cas les tractions de la main gauche doivent être faites directement en bas, et le coude étant appuyé sur un coussin, le bras pend en quelque sorte le long du corps.

Si le sujet est couché, c'est encore avec la main gauche qu'on saisira le coude pour le fixer, mais alors il faut avoir soin de placer le bras le long du corps et non de le faire reposer en avant sur le thorax. Cette position serait défectueuse en permettant aisément à des mouvements de rotation de la diaphyse sur son axe de se produire lors des pressions. Dans la position que j'indique le long du corps, ces mouvements de torsion sont beaucoup moins à craindre.

Les manœuvres seront ici faites comme de coutume avec la main droite, soit avec le pouce, soit avec l'extrémité des doigts. Elles demanderont beaucoup de douceur et de persévérance au début. En effet, dans cette région on doit arriver bien plus lentement aux pressions énergiques, à cause de l'extrême sensibilité du foyer de fracture, et aussi à cause de la difficulté de le fixer bien solidement au début. Le gonflement est ordinairement considérable et rend les parties difficiles à impressionner.

Une forme de pression est ici particulièrement bonne à exercer, ce sont les pressions circulaires avec la main tout entière, toujours en remontant le long du membre, pressions en bracelet. On exerce ces pressions circulaires, soit avec une seule main, quand on se sert de l'autre main pour fixer le foyer, soit avec les deux mains quand on a à sa disposition un très bon aide qui exécute bien cette fixation du foyer de la fracture. Le volume considérable du membre rend ici nécessaire souvent cette pression en bracelet avec les deux mains.

Il est inutile ici de s'étendre bien longuement sur ces manœuvres, que nous retrouverons presque identiques pour les fractures du coude, pour les fractures intra-articulaires.

C'est à l'occasion de celles-ci que nous en avons donné une description complète avec les figures. Les modes de fixation sont les mêmes ; les nécessités de manœuvres superficielles, circulaires et prolongées sont les mêmes ; il faudra donc, de toute nécessité, se reporter au chapitre des fractures du coude pour avoir une idée bien complète de la question.

MOUVEMENTS PROVOQUÉS.

Pour le complément du massage, les mouvements provoqués joueront ici un très grand rôle. On n'oubliera pas en effet que les mouvements du coude sont facilement atteints aussi bien en ce qui concerne la flexion qu'en ce qui concerne les mouvements de pronation et de supination de l'avant-bras. Or ces mouvements de pronation et de supination méritent d'être soignés et réparés, presque au même titre que les mouvements de flexion du coude. Je ferai même remarquer qu'il y a lieu de s'en occuper avec plus de sollicitude. A cause du voisinage de la fracture et de l'articulation du coude, à cause de l'isolement qui existe en quelque sorte entre l'articulation de la tête du radius, et la grande articulation du coude, il semblerait que les mou-

vements de flexion et d'extension du coude aient plus de
chance d'être compromis. En réalité les mouvements de
flexion ou d'extension du coude sont si nécessaires, que le
sujet aura de nombreuses occasions de travailler par ses propres efforts à la restitution de ces fonctions. Au contraire
et surtout s'il souffre, il aura beaucoup de tendance à négliger les mouvements de pronation et de supination. Il restera dans la pronation où on le place, et qui lui permet
beaucoup de mouvements utiles à ses fonctions. On peut
faire la même remarque dans tous les cas où les mouvements du coude sont en jeu.

Quiconque a fait et suivi des résections du coude, sait par
expérience que, tandis que les mouvements de flexion sont
très faciles à restituer, les mouvements de pronation et de
supination sont très difficiles à obtenir, même lorsque les
lésions de l'articulation radiale n'existaient pas, et alors
qu'il a été possible de respecter l'intégrité de l'articulation
radiale. Dans les cas de traumatisme ou d'arthrite plus ou
moins intense du coude, il en est de même. Or que faut-il
pour sauvegarder ces mouvements de la tête radiale? Il n'y
a qu'un procédé à suivre, c'est de mobiliser cette tête du
radius aussitôt que faire se peut. Dans le traitement des
réséqués, dès le premier pansement, je procède à cette
mobilisation. Dans le traitement des sujets atteints de fracture de l'humérus, près du coude, il ne faut pas négliger
de procéder de même. Aussi ces mouvements de pronation
et de supination faits avec douceur, mais avec beaucoup
de persévérance après toutes les séances de massage, seront
absolument nécessaires.

On remarquera que pour ces mouvements, comme pour ceux de flexion du coude, il n'est pas du tout nécessaire d'attendre que l'humérus soit bien solide pour les provoquer sans danger pour les foyers de fracture. Nous avons vu qu'il est facile et possible de masser sans ébranler ce foyer, à fortiori pourra-t-on produire tous les mouvements de la région, même les mouvements extrêmes, sans que le foyer de fracture, sans que le cal très jeune aient rien à souffrir? Il suffit pour cela de fixer avec une main ce foyer de fracture. Si je le note, du reste, ce n'est pas à propos des mouvements que l'on provoquera après une semaine ou deux. A ce moment, il faudrait beaucoup de bonne volonté pour causer quelque trouble. Mais dès les premiers jours, on pourra et on devra déterminer ces mouvements, si on veut obtenir les résultats parfaits auxquels il est possible de viser.

Je ferai également remarquer, à propos de ces mouvements, que les mouvements provoqués par le chirurgien seront toujours sans inconvénients, tandis qu'il faudra éviter ceux qui seraient faits violemment par le sujet. Aussi, tandis que certains mouvements réglés à l'avance, une certaine gymnastique bien calculée, auront d'excellents résultats, des efforts violents pour soulever des poids, ou pour déplacer le corps manqueraient le but et seraient dangereux. Il faut en effet plutôt chercher l'amplitude des mouvements que leur puissance. Or l'amplitude considérable de ces mouvements sera toujours facile à atteindre quand on cherchera à les faire après la séance du massage, c'est-à-dire après l'anesthésie suffisante de la région.

APPAREILS. — CESSATION DE L'IMMOBILISATION.

Pour cette fracture un point délicat du traitement sera de déterminer l'instant où la liberté définitive doit être donnée au membre. C'est bien là le cas, sans doute, de faire appel au tact chirurgical. Mais il serait encore plus satisfaisant de donner une bonne règle bien facile à suivre. Malheureusement ce n'est pas chose facile à déterminer. Cependant nous pouvons dire que cette liberté à accorder au membre doit être très vite venue. La consolidation suffisante pour empêcher toute déformation nouvelle dans un membre que l'on maintient encore en écharpe, est seulement l'affaire de quelques jours aussi bien pour les sujets dont le coude avait subi peu de déplacement que pour ceux qui ont dû subir des essais de manœuvres de réduction. Sans doute ces derniers devront être surveillés de plus près pendant quelques jours. Mais il ne s'agit là, en tous cas, que de quatre ou cinq jours, et les périodes de semaines et de mois pendant lesquelles on imposait aux gens atteints de fractures de cette sorte un repos rigoureux, doivent absolument disparaître de la pratique. Elles sont inutiles, elles sont dangereuses et quand on pratique le massage et les mouvements provoqués, le maintien d'une immobilisation imparfaite ne doit encore durer que quelques jours.

Fractures de l'extrémité articulaire de l'humérus ou fracture du coude.

Je dis fracture du coude en m'occupant de ces sortes de fractures, parce que les autres fractures siégeant au coude, forment des espèces particulières, comme la fracture de l'olécrane ou la fracture de l'extrémité supérieure du radius, fracture rare et parente de la luxation. En pratique les fractures du coude sont les fractures de l'extrémité inférieure de l'humérus, siégeant sur la trochlée, sur le condyle ou sur l'épicondyle ou l'épitrochlée. Ce sont des fractures directes ou par arrachement toujours produites avec gros traumatisme articulaire. Ces sortes de fractures présentent les caractéristiques les plus importantes en ce qui nous concerne. En dehors de celles qui se rattachent à des luxations du coude, ces sortes de fractures ne présentent aucune tendance à un déplacement préjudiciable aux fonctions du membre. Elles intéressent largement les articulations, les tendons, la synoviale. Elles sont très douloureuses et s'accompagnent d'une impotence fonctionnelle qui prélude aux troubles définitifs généralement graves dans les fonctions du membre.

Ne voilà-t-il pas plus de raisons qu'il n'en faut, pour tous ceux qui ont suivi attentivement nos enseignements, de se décider à intervenir par le massage et les mouvements provoqués. Aussi je puis dire que ces fractures donnent des occasions parfaites de l'intervention que je préconise. Et c'est le cas de leur appliquer les principes sur lesquels j'ai tant de fois insisté dans ce livre. Le massage et les mouvements devront être pratiqués avec d'autaut plus de hâte que l'avenir des mouvements est plus menacé.

MOUVEMENTS D'EXAMEN.

La formule de traitement que je propose simplifie d'ailleurs bien l'examen et la thérapeutique des traumatismes de la région. Le diagnostic est souvent d'une très grande difficulté, et on voit souvent dans la pratique, immobiliser des coudes non seulement dans des cas où l'on a pu faire un diagnostic ferme de la fracture du coude, mais aussi dans certains cas où cette fracture restant douteuse, on immobilise quand même par peur des mauvais résultats qui suivraient les mouvements de la région fracturée. D'ailleurs les chirurgiens qui procèdent ainsi le font d'après une donnée générale, celle qui admet que, l'immobilisation devant prévenir les accidents de l'inflammation articulaire, il y a toujours avantage à immobiliser l'articulation traumatisée, même dans le cas où il n'y aurait que contusion grave de l'articulation sans fracture.

Eh bien, pour ma part c'est au nom du *principe absolument opposé* que je conseille d'agir et je dis : si vous avez devant vous une fracture du coude, massez hardiment et vous suivrez la thérapeutique la plus sage et la plus préservatrice des mouvements; mais si vous massiez sans être bien assuré de la fracture, j'admets que dans le cas où vous feriez une erreur de diagnostic, dans le cas où la contusion grave de l'articulation ne comprendrait pas de solution de continuité

osseuse, vous suivriez encore la thérapeutique la plus sage
et vous éviteriez à votre patient les conséquences désastreuses
de l'immobilisation d'une articulation traumatisée.

On me fera dire, pour ce cas comme on me l'a fait dire
pour d'autres, que je professe que le diagnostic est inutile.
Loin de là. Mais j'estime qu'il est fort heureux qu'un groupe
naturel de lésions aient une même thérapeutique désignée,
car on met ainsi le sujet à l'abri des conséquences d'une
erreur de diagnostic possible pour tout le monde. De plus
j'avoue humblement que, dans le cas où la détermination de
ce diagnostic me paraîtrait gravement préjudiciable au
sujet, je ne me ferais pas un très grand scrupule de procéder au traitement sans avoir épuisé lesdits moyens dangereux de vérification du diagnostic. J'estime qu'on ne saurait
jamais trop critiquer certaines formes barbares de recherche
des fractures, que l'on exécute en quelque sorte sans tenir
compte d'autre chose que de la curiosité du diagnostic et
sans s'attacher suffisamment à sauvegarder l'intérêt du
patient.

Or si l'examen d'un coude, siège de traumatisme grave, est
très douloureux, et si d'autre part le traitement doit être le
même quel qu'ait été le résultat anatomique du traumatisme,
on conçoit très bien qu'il y ait des circonstances où l'on
pourra masser sans être tout à fait assuré de l'existence de
la fracture.

Les manœuvres d'examen devront consister dans la palpa-
tion douce de la région combinée avec des mouvements peu
étendus de flexion du coude, de pronation et de supination.
Je dis péu étendus, parce que l'amplitude de ces mouvements

n'est pas nécessaire. Si pendant qu'on les provoque on palpe bien la région, on y sent ou bien la mobilité anormale ou même la crépitation. En appuyant sur les saillies compromises par le traumatisme, on ajoute à ces notions celle des douleurs localisées qui complète bien le diagnostic autant qu'il est possible de le faire.

MANŒUVRES DE MASSAGE.

On remarquera qu'en ce qui concerne la nature des manœuvres, elles auraient beaucoup d'analogie lors des premières séances dans les cas de gros traumatismes avec fractures et dans celui de gros traumatismes sans fractures. Il faut en effet viser d'abord la disparition de la douleur et la diminution du gonflement et les premiers efforts n'auront pas d'autre but. Ici, il n'y a pas en quelque sorte de foyer de fracture à immobiliser. Il faut seulement immobiliser l'articulation tant que ses mouvements sont douloureux, c'est-à-dire au début des premières séances. Pour cela la main gauche peut tenir le foyer de fracture, c'est-à-dire le coude dans la main. Mais le coude est ordinairement très volumineux, et ce mode de fixation n'est pas très pratique. Il est plus simple et plus commode de bien appuyer le coude par sa partie postérieure, sur des coussins, et, tout à fait au début, de faire fixer l'avant-bras et le bras par un aide. Ordinairement dès la deuxième séance cette fixation est inutile, et il suffit que le coude soit bien appuyé sur les coussins pour que les pressions soient bien efficaces et ne provoquent aucune douleur.

Pour ces fractures plus encore que pour d'autres plus superficielles, la séance doit être progressive. Les premières pressions doivent être appliquées avec beaucoup de patience et très longtemps prolongées. On n'éteint la douleur que par des pressions extrêmement répétées toujours dans le même sens. On éprouvera pour cette région, plus nettement encore que pour les autres, ce fait que j'ai noté tant de fois, c'est que les pressions doivent être de même sens, de même ordre si on veut obtenir l'anesthésie d'une région très douloureuse. Si on change le sens ou la nature des manœuvres, le résultat est infiniment plus long à obtenir et ne sera obtenu que d'une façon moins parfaite.

Les séances pour les fractures de cette région devront être *plus longues* que celles faites pour d'autres régions, et, si on veut bien réussir, il faut avoir le plus grand soin de laisser le massage donner *tout son résultat avant d'aborder les mouvements provoqués*.

Voici en pratique ce que vise ce précepte. J'ai recommandé dès le début de ce livre d'utiliser les mouvements provoqués à chaque séance de massage, et j'ai eu bien soin de recommander de ne faire ces mouvements provoqués qu'à *la fin de la séance*. Les faire plus tôt n'est pas d'une bonne pratique. On pourrait cependant pour certaines fractures déroger à ce sage précepte, sans de très gros inconvénients. Ici il en est tout autrement. Dans le cas présent, faire ces mouvements de bonne heure au début de la séance du massage serait une faute de nature à compromettre tout le succès de l'opération. Au début de la séance la douleur est exquise, et le sujet pourrait se refuser à continuer un traitement aussi douloureux. En outre, même sur le sujet courageux qui, convaincu de l'efficacité du procédé, consentirait à le supporter, on observe le phénomène suivant. Si l'on a interrompu par des efforts douloureux la suite des manœuvres anesthésiantes, il faut en quelque sorte tout recommencer, revenir au point de départ. L'anesthésie est alors bien plus longue à venir, et il peut même arriver qu'elle ne vienne pas du tout. On se trouve donc amené à ne pas terminer la séance par des mouvements provoqués ou nécessaires, et cette séance est en quelque sorte perdue. L'ensemble des opérations à faire pour un pareil sujet est donc plus délicat que celui qui est accompli pour des fractures moins douloureuses et moins profondément situées.

La longueur moyenne de vingt minutes pour les séances de massage serait ici un peu courte. Si on veut les voir efficaces, il faut, au moins pour les premières, les conduire à vingt-cinq minutes ou une demi-heure.

Au cours de la séance, lorsque la contusion a été très violente, il faut tenir compte de ce fait que les saillies épiphysaires sont souvent très douloureuses, et même de ce que souvent au-devant d'elles il y a des contusions ou des excoriations qu'il faut avoir soin d'éviter.

En tous cas, de façon à faire plus facilement supporter la séance, il faut avoir soin d'employer une quantité considérable du corps gras que l'on a choisi. Cela rend les manœuvres à la fois plus faciles et moins douloureuses.

MOUVEMENTS PROVOQUÉS.

La séance terminée ou du moins la séance ayant été suffi-samment longtemps prolongée, on procède à la provocation des mouvements. Comme je l'ai dit tout à l'heure, il ne faut exécuter ces mouvements qu'avec une grande prudence. Lorsqu'on trouve que les mouvements sont suffisamment indolores, on doit faire d'abord des mouvements d'extension et de flexion. On remarquera qu'on arrive beaucoup plus vite aux mouvements de flexion qu'aux mouvements d'ex-tension. Ces derniers sont toujours limités au début. J'estime qu'il n'y a pas lieu de s'en préoccuper et que, dans l'espoir de voir les mouvements de flexion meilleurs dans l'avenir, il ne faut pas forcer ceux du présent. D'abord tant qu'il existe du gonflement, les mouvements d'extension doivent rester absolument imparfaits. Et puis il faut bien se dire que les mouvements d'extension reviennent bien, même sur le sujet chez lequel ils ont été très imparfaits à un moment donné, si le sujet en question continue les exercices nécessaires et surtout s'il prolonge avec persévérance les manœuvres de massage. Dans ce cas comme dans nombre d'autres, la force ne sert de rien. En vue de l'avenir, le point important est d'obtenir le plus de liberté possible, le plus de souplesse de l'articulation pour obtenir qu'elle fonctionne souvent sans douleur, de façon à être travaillée fréquemment. Ce résultat obtenu, les mouvements d'extension deviendront faciles à gagner, si on les recherche méthodiquement.

Pour une raison du même ordre, il faut toujours, à chaque

séance, faire des mouvements de supination et de pronation dans la mesure du possible sans provoquer de douleur et sans exagérer ces dits mouvements. Il faut seulement qu'ils soient chaque fois exécutés dans une mesure raisonnable. Si cette précaution est prise de bonne heure avec une régularité parfaite lors de chaque séance, l'avenir est assuré.

Pour cette fracture, comme pour la plupart des fractures épiphysaires pour lesquelles on n'est gêné par aucune question accessoire de déplacement fragmentaire, il faut intervenir le plus rapidement possible aussitôt après le traumatisme. J'ai eu des occasions de le faire quelques heures après le traumatisme, et ce furent mes cas les plus favorables. Cela est d'autant plus facile à pratiquer dans ces sortes de cas, qu'il n'y a en quelque sorte aucun point du membre sur lequel l'action directe du massage étant portée, puisse causer des inconvénients.

APPAREILS.

Quant à la fixation du coude, quant à l'appareil complémentaire qu'il y a lieu de faire porter, le minimum possible doit être recherché. J'ai dit tant de fois que l'immobilisation est sans utilité dans le traitement de l'arthrite, qu'il semblerait presque superflu d'y revenir à propos de cette fracture qui a emprunté à la blessure de l'articulation le principal de sa gravité. Cependant les habitudes des chirurgiens sont tellement invétérées qu'il faut insister quand même sur ce point. Après le massage, *aucun appareil*. On peut être amené à rouler une bande de flanelle autour du coude, quelquefois simplement pour la satisfaction morale du patient. Je constate pour ma part qu'elle n'a aucune efficacité.

Lors des premiers jours il peut y avoir avantage à reposer sur des coussins un coude énorme et encore douloureux. Dans ce cas on se trouvera bien de l'élever le plus possible. La main et le coude étant relevés sur des coussins, le moignon de l'épaule se trouve la partie déclive et la circulation du membre en est facilitée. Le mouvement de résorption est certainement plus facile, comme le démontre toujours l'atténuation des gonflements dans cette position.

Mais ces nécessités de maintien ne sont que de très courte durée. Dans beaucoup de cas on ne les observe même pas, et la véritable position à donner au membre est obtenue par la simple suspension de l'avant-bras à l'aide d'une écharpe simple.

On notera que dans cette situation les petits mouvements de la main ont une véritable facilité. Il en résulte que l'on peut obtenir dans l'intervalle des séances de massage un exercice salutaire pour le membre qui a été blessé. Ces petits mouvements qui entraînent toujours des mouvements correspondants du coude et de l'épaule, entretiennent l'activité musculaire dans le membre et favorisent, comme je l'ai dit tant de fois, le mouvement de résorption.

Il ne faut pas perdre de vue non plus que cette situation du membre supérieur est très bonne au point de vue de la santé générale du sujet. Les fonctions du thorax sont toujours assez gênées par tous ces appareils qui serrent plus ou moins

le coude et l'épaule contre le thorax. Ils ont quelquefois
de graves inconvénients auxquels on n'a pas pris garde, suffisamment convaincu qu'on était des nécessités primordiales
d'immobilisation, nécessités telles que jamais l'immobilisation obtenue n'était suffisamment rapprochée de l'immobilisation idéale nécessaire. Surtout sur des sujets qui
n'étaient plus jeunes, j'ai vu souvent des phénomènes de
suffocation, des troubles respiratoires, des gonflements
pénibles de l'estomac et des intestins très préjudiciables
à des sujets qui portaient un appareil fort inutile du reste.

Je suis tellement convaincu de l'inutilité et des inconvénients de tout appareil contentif que, même pour cette
simple écharpe que je recommande, je désire une suppression définitive aussi rapide que possible. Or, cette suppression,
on l'obtient facilement, même dès le deuxième jour. Pendant
quelques jours, si le membre se fatigue, les hommes engagent
la main dans le gilet ou dans la redingote à la façon de
Napoléon, et les femmes passent la main dans une petite
ouverture du corsage, une simple cravate rendra encore le
même service, si on veut absolument un agent de soutien.

RÉSULTATS DU TRAITEMENT.

Dans ce cas comme dans le cas des fractures de l'humérus
au-dessus du coude, les résultats de ce traitement frapperont
tous les observateurs impartiaux. Ces fractures intra-épi-
physaires peuvent compter parmi les plus redoutables de
toutes au point de vue de la fonction. Sur les sujets par-

venus à l'âge mûr ou à la vieillesse, elles sont habituellement l'origine d'une difformité définitive. Avec le traitement nouveau, on peut estimer que ce sont des lésions sans très grande gravité.

Avec ces fractures le défaut de consolidation ne s'observant jamais, on ne saurait se féliciter de ce que le membre prend une solidité parfaite. Mais c'est la souplesse de l'articulation, c'est la puissance du membre dont on est assuré. J'ai vu de ces fractures traitées par le massage donner des suites si simples, un rétablissement si rapide, qu'on a, peu de temps après, nié sans hésitation la fracture et qu'il a fallu la démontrer secondairement quand faire se pouvait, par la saillie du cal.

J'ai même dit en d'autres chapitres comment on obtenait des résultats favorables après la fracture compliquée de plaie. C'est une métamorphose absolue et uniforme des suites du traitement de ces fractures obtenue dans un espace de temps qui peut être moindre de trois semaines et ne passe presque jamais un mois pour les plus mauvais cas.

En exposant ces résultats, il ne faut pas oublier que les suites de ces fractures comportent non seulement des enraidissements persistants, mais, pour l'avenir, des poussées douloureuses, véritables poussées d'arthrite, plus marquées chez les rhumatisants. Or, tous ces résultats fâcheux disparaissent avec le traitement nouveau. L'articulation est souple et infiniment moins disposée à ces poussées douloureuses, que l'on considérait comme les suites du traumatisme et qui étaient plus encore les suites du traitement par l'immobilisation.

FIGURES POUR DÉMONTRER LE MASSAGE AU COUDE POUR TOUTES LES
FRACTURES DE L'EXTRÉMITÉ INFÉRIEURE DE L'HUMÉRUS INTÉRESSANT
OU NON L'ARTICULATION. —— FRACTURE DU COUDE.

Après la description que l'on vient de lire on conçoit
combien il serait difficile de déterminer une technique
de massage propre à chacune des fractures que nous avons
passées en revue; aussi, au point de vue de la pratique du
massage, avons-nous préféré les englober toutes sous la
dénomination de *fractures du coude*. Il y a sans doute là une
cause de confusion des termes. Mais les principes généraux
du massage visant toujours les lésions du coude, on verra
facilement qu'on peut appliquer à chaque variété de fracture
les principes que nous avons établis.

Les six figures qui suivent suffisent à montrer les temps
principaux à employer. Toutefois il faut se rappeler qu'elles
n'ont pas pour but de diriger exclusivement et que lorsqu'on
étudie les mouvements du massage on ne saurait oublier
ceux que nous avons déterminés pour les autres fractures de
l'humérus et certaines conditions de mobilité qui peuvent
se retrouver, quoique moins communément dans celle-ci.

MASSAGE AVEC LES POUCES SUR LE COUSSIN.

La figure 40 est un exemple de massage avec les deux pouces, le coude étant appuyé sur le coussin. On voit comment le coussin en gouttière reçoit l'extrémité inférieure de l'humérus. On conçoit que cet appui puisse servir également pour les fractures de l'extrémité inférieure de l'humérus, ou pour les fractures partielles de l'épicondyle ou du condyle. Ici le sujet est couché et les ébranlements sont sinon impossibles, au moins très difficiles. L'action associée des deux pouces est une action profonde très énergique.

Avec cette position, avec ce mode de soutien, tous les modes de massage peuvent être adoptés. Les figures suivantes sont consacrées au massage fait sur le sujet assis. Dans cette situation les risques d'ébranlement du foyer de fracture sont plus grands, mais il est aussi plus facile d'envelopper et de pénétrer le membre par les pressions.

Lorsque la douleur est atténuée ou lorsque le peu de chances de déplacement permet d'agir plus librement, ce sont surtout ces mouvements qui sont exécutés et la position du *coude en l'air* est certainement plus commode et plus profitable.

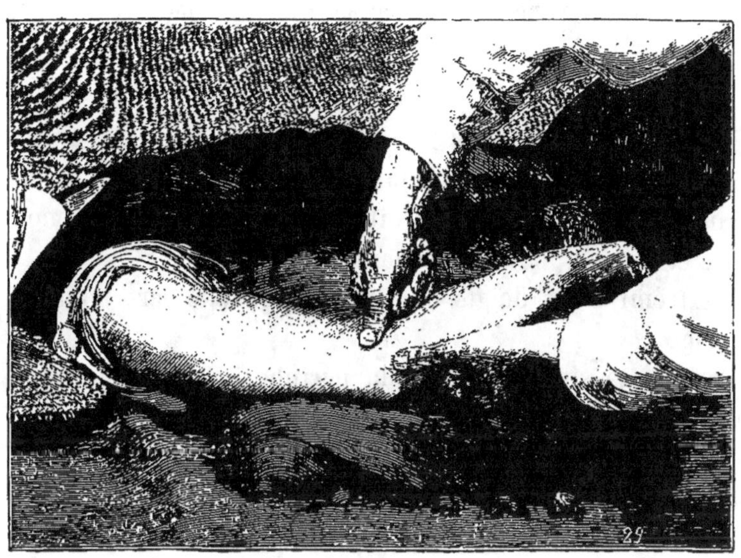

Fig. 40. — Fracture du coude.

Massage avec deux pouces; appui sur le coussin.

MASSAGE DU COUDE REPOSANT DANS LA MAIN.

Voici la situation (fig. 41) dans laquelle le massage est certainement le moins troublant, le moins ébranlant, si le coude repose dans la main droite de l'opérateur qui l'immobilise et sert de plan de résistance.

L'extrémité des doigts de la main gauche sert pour le massage.

Dans cette situation toute la périphérie du coude peut être massée. En effet, il suffit que la main droite se déplace peu à peu pour que la main gauche puisse exercer successivement les pressions sur tous les points de la périphérie du coude en avant comme en arrière et sur les côtés.

Du reste la main qui soutient le coude est en excellentes conditions pour apprécier l'intensité et la direction des pressions exercées par l'autre main. Elle peut être en l'air ou appuyée elle-même sur une table ou sur un coussin.

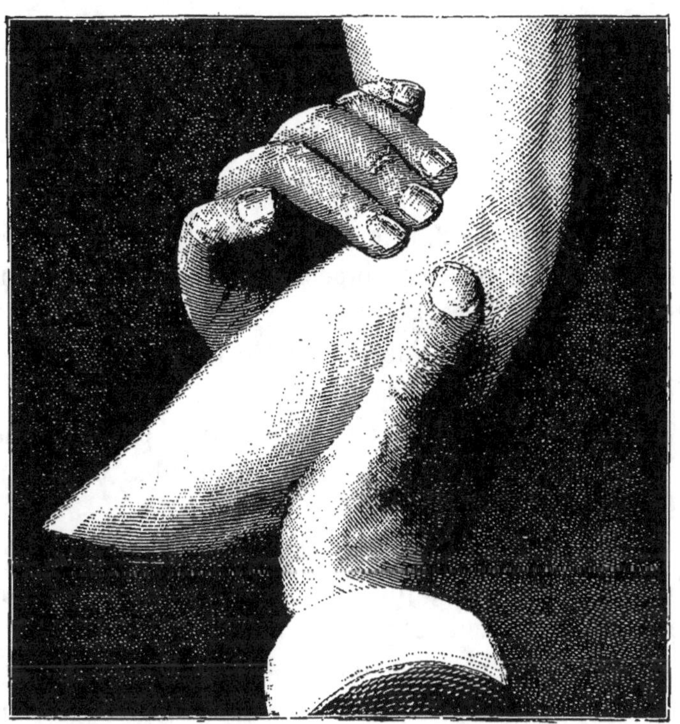

Fig. 41. — Fracture du coude.

Massage avec les doigts, le coude étant immobilisé dans la main.

PRESSIONS EN BRACELET ET FIXATION PAR LA MAIN OPPOSÉE.

Dans cette figure 42, bien qu'il s'agisse de pressions périphériques de massage en bracelet, les pressions peuvent être beaucoup plus énergiques.

Ici la main gauche de l'opérateur fixe le membre par des tractions qui sont exercées sur l'avant-bras.

La main gauche peut garder sa situation pendant que la main droite tourne tout autour du membre écarté du tronc.

S'il y a quelque mobilité ou beaucoup de douleurs, les tractions sont peu énergiques et les pressions de la main droite restent superficielles.

Au contraire, s'il y a peu de complications à redouter, les tractions donnent un solide appui pour les pressions qui sont énergiques et profondes et remontent sur toute la hauteur du membre.

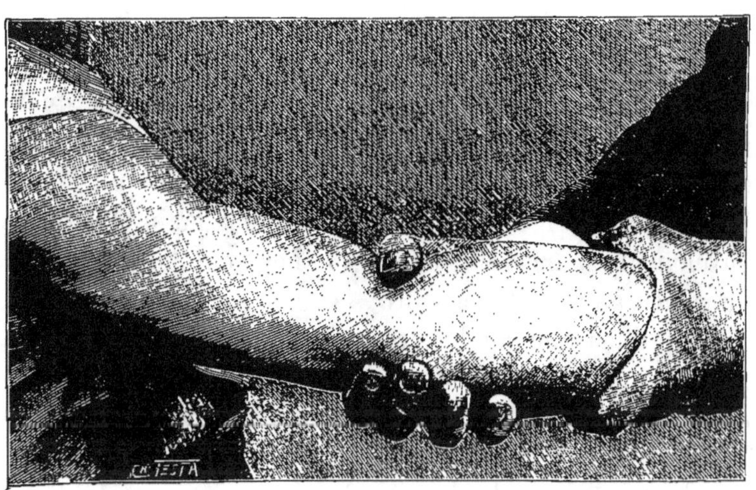

Fig. 42. — Fracture du coude.

Massage en bracelet le coude étant fixé par la main opposée.

FIXATION DU MEMBRE PAR TRACTION ET PRESSION DEMI-CIRCULAIRE DU BORD CUBITAL.

Fig. 43. — Au premier abord ce mouvement paraît à peu près identique au précédent. Cependant on remarquera que la main gauche qui fixe l'avant-bras est plus rapprochée de la main. En outre, tandis que dans la précédente figure l'agent du massage était le bord radial de la main et le pouce enveloppant le membre, ici c'est le bord cubital et l'action du pouce ne se fait pas sentir.

Si on remarque que les pressions doivent toujours se faire de bas en haut, on verra que celles-ci sont beaucoup moins générales que celles représentées dans la précédente figure. Elles sont beaucoup moins dures.

En outre, dans cette situation la main qui masse ne saurait tourner autour du membre que si la main qui fixe tourne aussi autour de l'avant-bras.

Il s'agit donc d'une manœuvre moins grossière, plus délicate, et qui convient soit au début du massage, soit dans les cas où la sensibilité persiste vive.

Elle convient aussi aux cas dans lesquels la face postérieure du coude a besoin d'être soignée par des pressions délicates comme pour les fractures de l'olécrane.

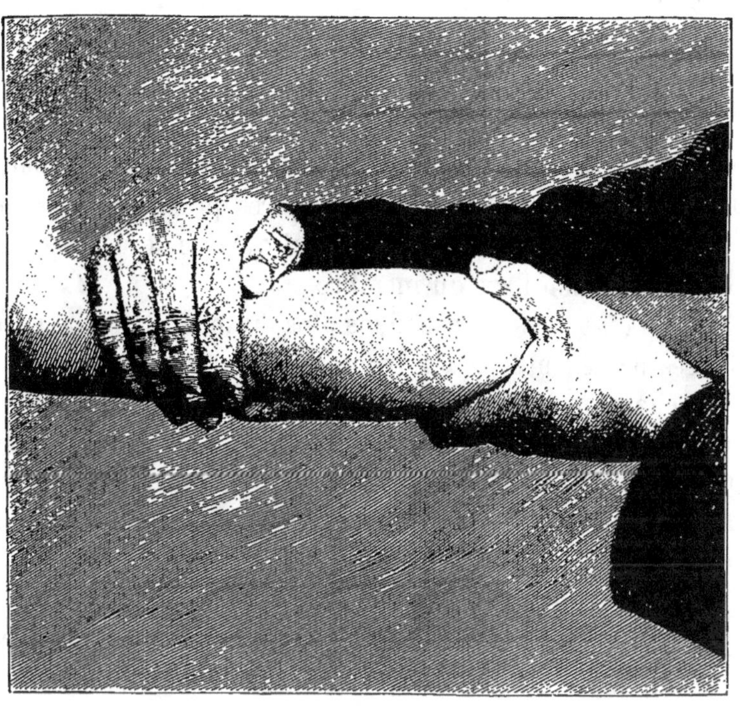

Fig. 45. — Fracture du coude.
Massage en bracelet avec le bord cubital de la main.

Fig. 44. — Ici le mode de fixation exécuté par la main droite est analogue à celui des figures précédentes. Mais c'est la face palmaire des doigts qui exécute le massage en remontant selon l'axe du membre.

C'est là un mode de pressions plus profondes que dans les figures précédentes et qui comporte une action beaucoup plus énergique. On en conçoit plusieurs modalités différentes : pressions étroites avec deux doigts ; pressions plus larges avec tous les doigts ; pressions plus longues et plus énergiques où l'action du bout des doigts réunis est complétée par l'action de la paume de la main.

L'action peut être exercée d'un côté ou de l'autre du membre par l'une ou l'autre main. Même en faisant fixer l'avant-bras par un aide, on peut employer simultanément l'action des deux mains en leur faisant suivre aux deux côtés du membre une marche parallèle.

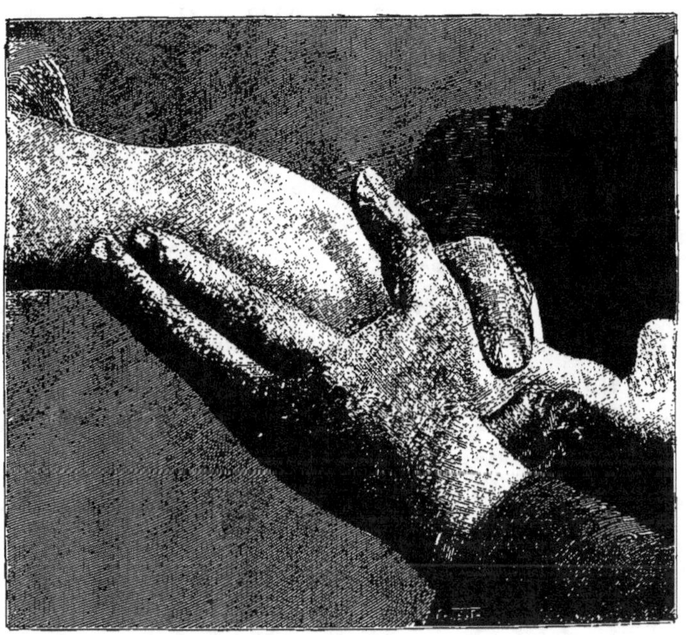

Fig. 44. — Fracture du coude.

Fixation avec la main opposée, massage avec l'extrémité des doigts.

Fig. 45. — Après les figures précédentes il est bon
d'étudier celle-ci, qui indique les formes les plus énergiques
du massage.

Sans doute on peut masser avec un seul pouce, comme
on le verra pour l'olécrane, et fixer alors l'avant-bras avec
a main qui ne masse pas.

Sans doute aussi l'action des deux pouces peut s'exercer
sur le coussin.

Mais ici le membre étant en quelque sorte *suspendu et fixé*,
l'action des pouces est encore soutenue par la pression des
index placés en arrière du membre et formant pince avec
le pouce.

C'est par ce moyen que les pressions seront le plus
énergiques et le plus profondes.

Le même massage à deux pouces peut être fait sur le
coude, sans maintien par un aide, quand le coude n'est
plus sensible aux mouvements.

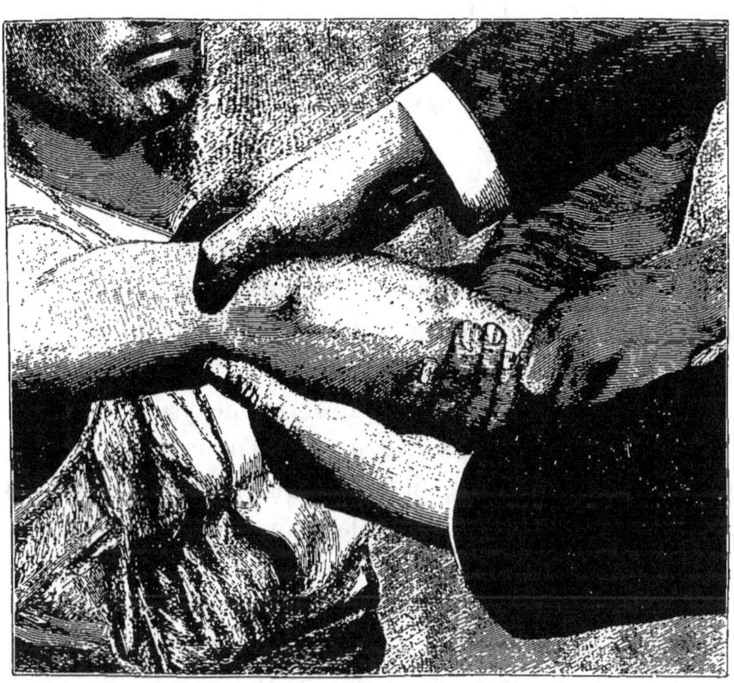

Fig. 45. — Fracture du coude.

Massage avec les deux pouces, un aide fixant l'avant-bras.

CHAPITRE XIII

TRAITEMENT DES TRAUMATISMES DU COUDE EN GÉNÉRAL.

On peut faire remarquer que cette amélioration dans les
résultats de la thérapeutique des fractures peut être obtenue
pour toutes les suites de tous les traumatismes du coude.
Que l'on suppose les contusions avec entorses graves du
coude ; elles ne sont pas ordinairement de pronostic beaucoup moins grave que la fracture dont nous parlons. Mais,
soumises à une même thérapeutique, elles donnent les
mêmes résultats satisfaisants. Je crois qu'aucune occasion
n'est meilleure pour rappeler que sauf les nécessités de
fixation de foyer de fracture, la thérapeutique serait identique. Encore pour les fractures ces nécessités de fixation
tiennent aux douleurs articulaires plutôt qu'aux chances de
déplacement des fragments. L'articulation étant aussi douloureuse en l'absence de fracture, dans ces cas on devra la
fixer par les mêmes procédés. Quant aux nécessités de mobilisation, elles sont les mêmes exactement ; et les précautions
pour arriver à la mobilisation seront identiques.

Suivant une expression vulgaire, le chirurgien aura ainsi
fait d'une pierre deux coups. En améliorant la thérapeutique

des fractures de cette région il aura encore obtenu la solution d'un problème de thérapeutique chirurgicale qui a beaucoup préoccupé tous les chirurgiens attentifs et soucieux de la restitution *ad integram* des membres qui ont subi des traumatismes graves.

Les traumatismes du coude sans fracture peuvent donner à la région un aspect des plus menaçants et amènent, avec un gonflement énorme, une sensibilité excessive; de là la nécessité de faire appel à toutes les ressources anesthésiantes du massage. De là l'emploi prédominant de toutes les formes du massage périphérique.

Dans ces cas l'obtention de l'anesthésie est peut-être un peu plus rapide que pour les cas de fractures. Cependant il faut se rappeler que cette anesthésie doit être bien complète et bien profonde, car elle doit être suivie des mobilisations méthodiques de la jointure, ainsi qu'on le fait au cours du traitement des fractures. La guérison peut sans doute être un peu plus rapide, mais elle sera obtenue à peu près aussi laborieusement.

Je reviendrai sur ces faits dans le chapitre qui termine ce livre.

CHAPITRE XIV

FRACTURE DE L'OLÉCRANE.

Les fractures de l'olécrane sont trop proches parentes des précédentes pour que l'on ne trouve naturel de les en rapprocher au nom de la thérapeutique. Ici la question se complique d'une notion nouvelle. La chirurgie moderne a introduit dans la thérapeutique des fractures de l'olécrane la suture immédiate, qui donne des résultats assez satisfaisants pour qu'on doive la préconiser tout d'abord. On doit noter en effet, à titre de notion générale, que la fracture de l'olécrane présente ce caractère particulier de désinsérer un muscle. Elle est donc suivie fatalement de troubles dans la nutrition et dans les fonctions de ce muscle ; de là des troubles assez sérieux dans les fonctions du membre. Si donc on peut réinsérer le muscle, on a le double avantage d'exécuter la réparation osseuse d'un seul coup et de réinsérer le muscle, c'est-à-dire de rendre immédiatement à l'avant-bras la totalité des mouvements du triceps dans lesquels la fracture doit jeter une véritable perturbation. Si on n'oublie pas que les antagonistes d'un muscle aussi important ne manquent pas de souffrir dans une certaine mesure de la perturbation apportée dans son fonctionnement, si on se rappelle l'amaigrissement musculaire, souvent considérable du bras, à la suite de ces fractures, on conçoit d'emblée tous les avantages que la suture immédiate de l'olécrâne peut présenter. Aussi, sur un sujet jeune, de ceux sur lesquels une grande opération doit donner peu de soucis, je crois qu'en principe il faut faire la suture immédiate de l'olécrane.

Resteraient donc à traiter d'une autre façon les sujets qui ont dépassé la quarantaine, pour lesquels on doit souvent être réservé en matière de grande intervention, mais aussi les sujets qui refusent systématiquement les opérations sanglantes et surtout ceux qui présentent certaines formes de fractures de l'olécrane qui ne sont pas très propices à l'intervention armée.

En effet, il y a des fractures de l'olécrane dans lesquelles le fragment a disparu en quelque sorte. Il est si petit que c'est là presque un arrachement de tendon plutôt qu'une fracture. Ou bien l'olécrane a été si bien broyé qu'il n'en subsiste en quelque sorte pas de point solide. Dans ces cas la difficulté du placement d'une suture serait plus grande et il peut y avoir avantage à refuser l'intervention sanglante.

Pour toutes ces raisons les occasions de traiter la fracture de l'olécrane par le massage seront encore assez communes et il est bon de consacrer ici un chapitre à ce mode de thérapeutique.

Avant de traiter des manœuvres à prescrire il y a lieu à bien établir les résultats à atteindre. Cette fracture se présente en effet dans des conditions très particulières, et si nous avons le droit de demander à notre thérapeutique des résultats satisfaisants, il ne faut pas ignorer qu'il y a des choses que nous ne saurions équitablement exiger. Sur le membre atteint de fracture de l'olécrane, le triceps huméral étant désinséré de son insertion principale, il se produit fatalement une atrophie assez rapide d'une partie de ce muscle et les muscles antagonistes ne manquent pas de maigrir aussi dans une certaine mesure, ce qui affaiblit le membre assez sérieusement et le modifie dans son aspect. Le chirurgien note le fait d'autant mieux, au cours du traitement par le massage, qu'il n'engage ce membre dans aucun appareil, et aussi parce que, son traitement faisant disparaître rapidement le gonflement, il est promptement en mesure de bien apprécier les changements subis par les muscles. Cette atrophie partielle est fatale. Dans le traitement classique, elle est infiniment plus grave et s'ajoute aux accidents de l'immobilisation, aux enraidissements et aux douleurs. Avec le massage elle est réduite à son minimum, mais elle existe; et si on veut comparer les résultats du traitement par le massage et ceux du traitement par la suture, il ne faut pas manquer d'en tenir compte, sans quoi on ferait accuser le massage de l'avoir produit, et on apprécierait mal la valeur relative des deux méthodes.

D'un autre côté il ne faut pas non plus s'exagérer l'importance de cette constatation, car l'atrophie partielle du triceps se corrige encore assez rapidement en vertu de plusieurs conditions de la réparation que provoque le massage. En effet sur les sujets traités par les appareils ordinaires, l'atrophie est énorme, parce que l'atrophie due à la désinser-

tion s'additionne avec celle qui est due à l'immobilisation ;
tandis qu'avec notre méthode l'atrophie due à la désinsertion
s'observe seule. Puis, même, celle-ci est bien moins considérable en définitive, parce qu'elle s'atténue de ce fait qu'aussitôt que la cicatrice a une tendance à se faire, les mouvements et le massage amènent la réparation des lésions qui
s'étaient installées.

La cicatrice fibreuse qui se forme est infiniment plus
parfaite que celle que nous observons dans la réparation de
la rotule ; elle est à la fois proportionnellement plus solide
et plus courte : il est donc facile de l'utiliser promptement
pour des mouvements variés et de rendre ainsi au membre
une forme satisfaisante.

Toutefois il faut être prévenu que si on regarde le membre
avec une attention que l'on n'a guère prêtée jusqu'ici à la
valeur musculaire des membres antérieurement atteints de
fracture, on aura à noter une différence notable avec le
membre congénère. Cependant, si l'on compare alors le
membre traité par le massage avec un membre traité par
les appareils pour la même lésion, on observera de telles
différences musculaires jointes aux enraidissements obtenus
par ce dernier traitement, qu'on comprendra d'un seul coup
tout le progrès obtenu par le massage et la mobilisation.

On est en droit de se demander tout d'abord pour quelles
raisons on immobilise un membre atteint de fracture de
l'olécrane, car si pour d'autres ruptures osseuses on conçoit
théoriquement les indications ou les prétentions de l'immobilisation, ici vraiment le but à poursuivre échappe absolument. Les appareils n'ont aucune influence sur le rappro-

chement des fragments, le cal fibreux est toujours le même.
Je sais bien que deux écoles se sont disputé la position à
donner au membre, les uns estimant que la position dans
l'extension rapproche les fragments tandis que la position
dans la flexion les écarte. En examinant attentivement
l'influence des mouvements sur l'écartement des fragments,
ce qui nous a été facile au cours des massages, nous avons
pu constater que, d'une manière générale, cette observation
est absolument inexacte. Déjà même du reste beaucoup de
chirurgiens, malgré la foi qu'ils avaient dans l'influence de
l'extension pour rapprocher les fragments, la repoussaient
parce que l'enraidissement étant une règle après le traitement de la fracture de l'olécrane, ils estimaient qu'il vaut
mieux avoir un membre enraidi dans la flexion qu'un
membre enraidi dans l'extension.

En somme, on peut estimer que l'immobilisation du coude
pour fracture de l'olécrane ne pouvait guère viser que la
douleur et la fameuse inflammation si redoutée après les
fractures articulaires.

Or déjà de nombreuses occasions se sont présentées, qui
ont permis de démontrer que le *rien faire* était infiniment
préférable à la thérapeutique ordinaire de ces fractures, que
même sans massage elles supportent le mouvement; et que,
lorsque le mouvement a été permis, les suites des fractures
sont infiniment plus satisfaisantes que lorsque la fracture
de l'olécrane a été régulièrement traitée. Il n'est pas rare
en effet d'observer des sujets sur lesquels la fracture de
l'olécrane a été méconnue et chez lesquels les résultats

de l'erreur de diagnostic sont infiniment plus satisfaisants que ceux d'un traitement régulier.

Il y a déjà bien des années, en ville, j'ai eu l'occasion d'en recueillir une observation très typique. Il s'agissait d'une dame de trente-quatre ans qui vint me montrer son coude en se plaignant d'y observer une petite déformation. Elle avait fait six semaines auparavant une chute de cheval dans une villégiature au fond de la Bretagne. Elle avait ressenti une douleur très violente dans le coude, suivie de gonflement considérable. Un médecin appelé lui avait dit qu'elle n'avait rien de cassé et que dès lors il y avait lieu de *forcer son coude* pour les mouvements plutôt que de l'immobiliser, malgré la douleur ; et elle avait si courageusement et si bien suivi ce conseil que les mouvements du membre étaient aussi parfaits que possible. Aussi cette dame, fort coquette, ne se plaignait que d'une seule chose. Elle remarquait une petite différence de forme entre ses deux coudes : celui qui avait été le siège du traumatisme était un peu plus large que l'autre. Mais ses mouvements étaient parfaits en tous sens, elle faisait remarquer qu'elle se coiffait sans peine, il n'y avait ni douleur ni enraidissement. Le coude était le siège d'une fracture de l'olécrane, qui ne pouvait laisser aucun doute, avec un cal fibreux très court et très solide.

Il s'agissait d'une femme intelligente. Je n'eus pas de peine à lui faire comprendre qu'elle était la victime heureuse d'une erreur de diagnostic ; que si par malheur le diagnostic eût été régulièrement fait, elle aurait été mise dans un appareil. Elle aurait eu une déformation au moins aussi considérable, mais en outre, après une immobilisation très pénible, elle aurait été vouée à un enraidissement probablement irréparable. Elle se déclara donc très satisfaite de son sort et renonça à la petite ambition de retrouver deux coudes absolument identiques.

Si le *défaut de soins* seulement mène à des résultats aussi satisfaisants, un *traitement régulier* bien suivi doit amener dans de meilleures conditions à des résultats plus parfaits encore. En effet, la fracture de l'olécrane, traitée par le massage, donne des résultats excellents et cette pratique du massage est ici relativement facile. Ne remarque-t-on pas immédiatement que dans cette région la partie à ménager, le foyer osseux, est très restreint, tandis que les parties appelées à ressentir le bénéfice direct du massage constituent toute la région, tout le coude?

En outre ce foyer osseux si étroit ne craint ni les frottements, ni les écartements de fragments, ni les déviations secondaires. On n'a donc rien à ménager de ce côté.

Enfin la douleur qui accompagne un gonflement souvent énorme du membre est un symptôme dominant dans cette fracture, et l'on sait que l'atténuation puis la disparition du symptôme douleur sont au plus haut degré les caractéristiques du traitement par le massage.

On voit donc que le massage s'impose immédiatement aussi bien qu'il s'impose au nom des phénomènes secondaires qui menacent le sujet, puisque l'articulation étant largement compromise et les muscles péri-articulaires étant intéressés, sans cette intervention, l'enraidissement et le désordre musculaire surviendraient fatalement.

MANŒUVRES D'EXPLORATION.

Les mouvements pour l'exploration sont ici peu considérables. En général le gonflement et l'impotence du membre nous mènent aisément à faire le diagnostic par constatation directe.

Quand on vient à explorer un coude qui a subi un traumatisme, l'histoire du choc, le gonflement, la douleur et l'impotence du membre appellent souvent si bien notre attention, qu'il suffit de saisir l'olécrane avec les doigts pour constater la lésion de l'olécrane.

Il suffit alors de faire quelques mouvements d'extension de peu d'amplitude, de provoquer très légèrement la supination, pour s'assurer qu'il n'y a pas de complications, d'autres fractures.

Au cours de cette exploration, la surface du membre doit être étudiée très attentivement pour permettre de s'assurer qu'il n'existe aucune lésion de la peau devant constituer une contre-indication au massage immédiat.

Il faut être d'autant plus attentif dans cette étude préalable que les plaies qui compliquent la fracture de l'olécrane sont quelquefois réduites à de petites fissures capables d'échapper à un examen un peu superficiel. Comme je l'ai dit en d'autres circonstances, elles ne constituent pas une contre-indication définitive, car très peu de jours peuvent suffire à transformer les fractures ouvertes en fractures fermées. Mais elles indiquent des précautions nécessaires.

Ordinairement, les premières manœuvres sont d'autant

plus faciles que si on explore peu après le traumatisme, le gonflement n'est pas encore bien marqué et la douleur n'est pas à son maximum. La solution de continuité olécranienne est alors facile à sentir, on l'agrandit en augmentant la flexion. On constate l'impuissance à l'extension.

Mais si la douleur et le gonflement sont considérables, les constatations deviennent pénibles, difficiles, et nous devrons arriver aux manœuvres de massage proprement dites pour trouver l'artifice nécessaire à un examen utile et sans douleur.

MANŒUVRES DE MASSAGE.

Ici la seule difficulté que puisse présenter le massage réside dans la douleur, souvent extrêmement marquée. Il faut donc que les manœuvres du début soient très progressives. Il faut que ces premières manœuvres visent surtout l'anesthésie du membre. Le membre est immobilisé non pour maintenir les fragments, mais pour empêcher la douleur des mouvements de se produire, de sorte que tous les modes d'immobilisation pendant les manœuvres sont admissibles. Le repos sur un coussin est certainement un des meilleurs. Dans ce cas le membre est placé dans la demi-flexion, ou bien, sur le sujet étant couché, le membre est plutôt dans l'extension, mais toujours dans une extension incomplète. Cette dernière position est très favorable pour exécuter les premières manœuvres du massage sans secousses; et il faudrait bien se garder de chercher une autre situation si, ce qui est souvent le cas, on trouvait le sujet en cette position.

J'irai même plus loin à cet égard. Dans certains cas, après le traumatisme, il est certain que le membre a été le siège d'une grande violence ; la douleur très vive montre combien l'articulation a été atteinte sans qu'il soit possible *d'établir s'il y a fracture de l'olécrane* ou seulement *contusion violente* du coude à cause du gonflement et de la douleur. Dans ces cas, je recommande une pratique qui m'a très bien réussi en quelques circonstances. Avant de poursuivre plus loin les recherches *pour établir le diagnostic,* on peut carrément faire une séance de massage même très longue, et lorsque le massage aura obtenu l'anesthésie du membre, on constatera sans peine pour l'opérateur et sans douleur pour le patient, l'étendue des lésions auxquelles on a affaire. Dans bien des circonstances en matière de traumatismes, on aura occasion de suivre une semblable pratique, mais pour aucune lésion peut-être, elle ne saurait être plus applicable et plus intéressante.

Le diagnostic fait après anesthésie par massage paraît devoir constituer une pratique chirurgicale nouvelle et des plus précieuses.

Cette remarque préalable étant faite, nous noterons que les manœuvres du massage devront ici ressembler beaucoup à celles recommandées pour les fractures du coude dans lesquelles l'épiphyse humérale est compromise. Toutefois il est facile de concevoir que les manœuvres auront plus de liberté, pourront être plus larges et très rapidement plus énergiques. Le foyer de fracture est très étroit relativement à la surface à masser; il est superficiel et par conséquent très facile à limiter; et on peut estimer, étant donnée la forme des parties, qu'il est presque impossible de l'ébranler au cours des manœuvres.

Les pressions circulaires ou manœuvres en bracelet seront les premières exécutées pour obtenir l'anesthésie de la région. Elles doivent être tout d'abord très superficiellement et très largement faites. Elles doivent être pratiquées sur toute la périphérie du coude aussi bien en arrière qu'en avant. Si, dans la fracture de l'olécrane, les lésions siègent principalement en arrière du coude, on ne saurait méconnaître que toute l'articulation est intéressée, aussi faut-il que tout entière elle soit comprise dans l'ensemble des manœuvres à exécuter.

Pour les pressions circulaires, si le membre est très douloureux, il peut être nécessaire de fixer le membre et pendant les premières manœuvres on peut faire fixer l'avant-bras par un aide, le coude étant du reste appuyé sur un coussin et placé dans une demi-extension qui est la situation la plus favorable pour les massages circulaires.

Mais aussitôt que l'anesthésie est obtenue, ce qui arrive rapidement, si on a la patience suffisante pour prolonger les manœuvres circulaires sans les couper par d'autres manœuvres, le membre devient beaucoup plus facile à manier. On peut alors le retourner sans peine, modifier le degré de flexion. On peut aussi lui faire quitter le coussin en maintenant la contention de l'avant-bras, ou sans maintenir celui-ci, et on masse alors autour de l'olécrane. Les pouces ou l'extrémité des doigts sont tout indiqués pour faire ce massage aussi proche que possible de l'os fracturé, sans appuyer sur lui-même. Dans les premiers temps, cette partie de la manœuvre doit être très légèrement exécutée, mais bientôt on peut appuyer avec énergie sans causer de douleur.

Ces manœuvres avec le pouce et avec l'extrémité des doigts, manœuvres profondes et énergiques, doivent être également pratiquées *en avant de l'articulation*, en n'oubliant pas, comme je l'ai déjà dit, que dans la fracture de l'olécrane, toute l'articulation est intéressée et que la partie antérieure de l'articulation a droit à être massée.

Au bout de peu de temps, ces manœuvres avec le pouce et avec les doigts seront facilement faites, le membre étant placé tout à fait dans l'extension devant l'opérateur assis, et sans qu'il y ait appui sur un coussin. Surtout lorsqu'on agit avec les pouces, on peut prendre en arrière sur le membre un point d'appui solide avec tous les doigts de la main et faire des pressions aussi énergiques ou aussi douces que l'on veut.

Les pressions circulaires jouent ici un rôle très considérable ; je conseille non seulement de *toujours commencer*, mais de *toujours terminer* la séance de massage par des pressions de cet ordre. Je conseille aussi de toujours pratiquer ces pressions circulaires des doigts vers l'épaule. Si on venait à faire quelques-unes de ces pressions en sens inverse, il faudrait les faire tout à fait douces ; mais elles ne servent pas à grand'chose. Elles n'auraient de raison d'être qu'en cas d'énorme épanchement de l'avant-bras et pour étaler en bas en quelque sorte les caillots; et, en règle générale, elles sont inutiles.

La main et l'épaule méritent d'être massées, ce qui est un complément très heureux du massage direct du coude; dans certains cas graves surtout, toutes les jointures du membre semblent compromises par le traumatisme.

Pour cette fracture comme pour les autres, mais plus que pour certaines autres, il ne faut pas oublier qu'à mesure que l'on avance dans le traitement par le massage, les conditions qui se présentent à l'opérateur se modifient infiniment. Au début il y a, à un haut degré, douleur et gonflement. Puis ces phénomènes atténués ou passés, on constate les atrophies musculaires et les enraidissements qui menacent. Au début donc, manœuvres d'ensemble anesthésiantes. Plus tard, manœuvres étroites, localisées, plus énergiques et excitantes. Le tact de l'opérateur doit être appliqué à bien sentir cette double indication et à la suivre avec précision et persévérance.

FIGURES DU MASSAGE POUR FRACTURES DE L'OLÉCRANE.

Malgré l'importance du massage pour cette fracture, nous
ne présentons ici que deux figures nouvelles, en faisant
remarquer d'abord que toutes les figures que nous avons
données pour les fractures du coude peuvent être utilisées
pour diriger les manœuvres pour les fractures de l'olécrane.

Nous mettons du reste à nouveau sous les yeux du lecteur
deux de ces figures pour insister sur le point nécessaire des
pressions circulaires pour anesthésie.

Ainsi que nous l'avons dit au chapitre précédent, il y a
deux ordres de manœuvres bien distinctes, qui répondent
aux indications du début et de la fin du traitement. Les
figures qui suivent appartiennent, les deux premières au
premier mode général et anesthésiant, les deux suivantes
aux deux modes qui demandent des pressions étroites,
énergiques et localisées.

PRESSION CIRCULAIRE EN AVANT ET EN ARRIÈRE DU COUDE
POUR FRACTURE DE L'OLÉCRANE.

La figure 46 représente le mouvement de la main droite enveloppant toute la périphérie de l'articulation tandis que la main gauche fixe l'avant-bras près du coude. C'est par excellence la première manœuvre nécessaire dans les cas de gonflement considérable de tout le coude, le pouce et le bord radial de la main ont une action très douce et, sans bouger la main gauche, enveloppent l'articulation.

On peut remarquer que le mouvement que nous figurons ici ne semble pas se rapporter à l'olécrane, mais à tout le coude, aussi bien en avant qu'en arrière. C'est qu'en effet, au début, c'est le coude entier qui mérite l'action du massage. Il est impossible alors de la limiter à la région de l'olécrane.

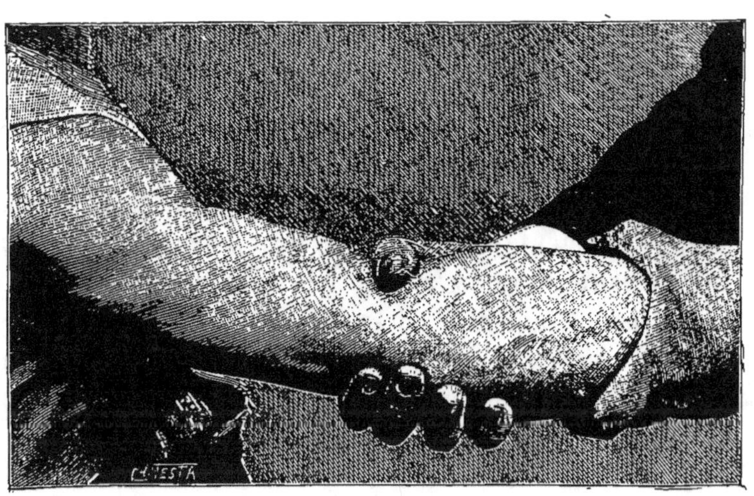

Fig. 46. — Fracture de l'olécrane.

Massage en bracelet de la main droite, le coude étant fixé par la gauche.

MOUVEMENT CIRCULAIRE ET SURTOUT POSTÉRIEUR A L'ARTICULATION.

La figure 47 nous donne un autre mouvement circulaire qui peut être limité d'une façon plus précise à la face postérieure du membre. Ce mouvement est plus énergique et succède au premier pour préparer l'anesthésie des membres, ou la détente nécessaire du *dégonflement périphérique*.

On peut voir ici que la main détermine ses pressions sur la région olécranienne elle-même. Elle peut répéter ces pressions en avant, mais après avoir insisté surtout en arrière, elle agit encore sur l'ensemble de l'articulation plutôt qu'au voisinage immédiat du foyer de la fracture.

Les deux figures qui suivent montrent au contraire les manœuvres tout à fait propres au massage de l'olécrane; ces manœuvres peuvent être multiples et nous en indiquerons seulement deux formes. L'action des pouces donne l'action définitive véritablement efficace autour de l'olécrane.

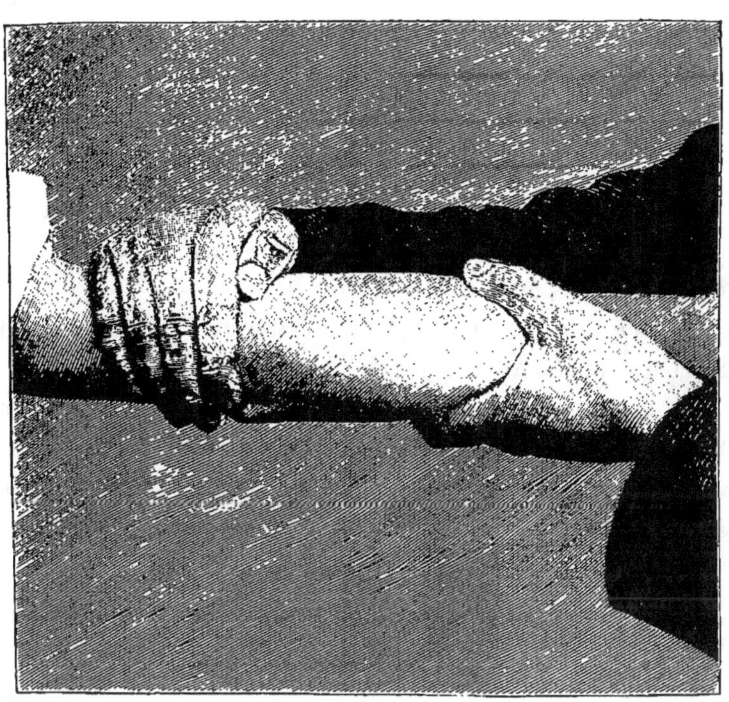

Fig. 47. — Fracture de l'olécrane.

Massage en bracelet, en arrière de l'articulation du coude.

Dans la figure 48 le sujet est assis et en face de lui le masseur fixe l'avant-bras de la main gauche tandis qu'il masse avec le pouce droit.

Dans ce mode de massage la fixation étant faite, le poids du corps représente un des modes de la résistance.

On pourrait sans doute, dans ces conditions, exercer des pressions assez fortes. Cependant il est sage, le membre étant en quelque sorte suspendu, de ne faire que des pressions modérées. Aussi l'action d'un seul pouce convient-elle absolument.

Dans la même situation on peut faire le massage en bracelet et sans pression profonde pour l'exécuter dans des conditions analogues à celles de la figure 46.

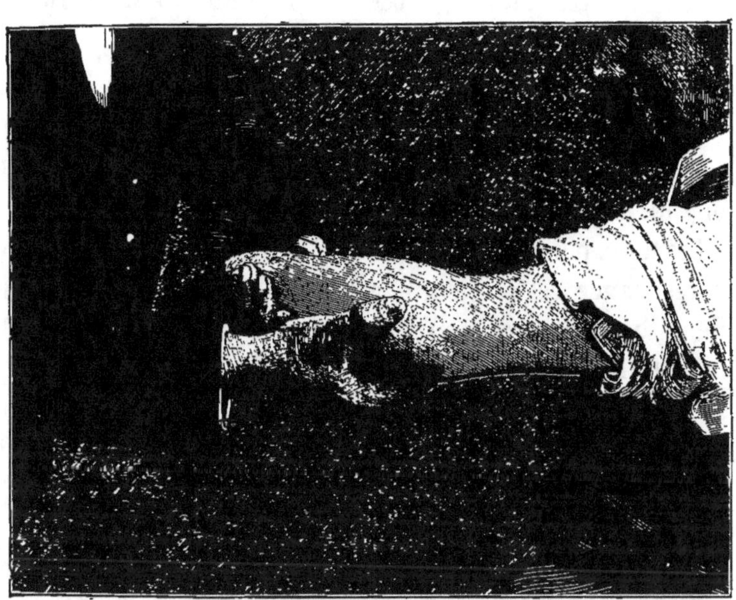

Fig. 48. — Fracture de l'olécrane.

Massage avec un pouce, l'avant-bras fixé.

MASSAGE AVEC LES DEUX POUCES SUR LE MEMBRE FIXÉ LE LONG DU CORPS DANS LA POSITION COUCHÉE.

Dans la figure 49 le sujet est couché, le bras est fixé le long du corps par son propre poids.

Les deux pouces sont employés simultanément et, comme la résistance est grande, il est facile d'exercer une action bien plus intense et bien plus profonde qu'il n'était possible de le faire avec le procédé précédent.

Ce sera surtout autour de l'olécrane et sur l'extrémité inférieure du bras que cette action sera utile. Sur l'avant-bras ce sont surtout les pressions d'ensemble enveloppant le membre qu'il faudra rechercher.

On conçoit, en examinant cette figure, que cette manœuvre donne aux pressions la localisation la plus précise.

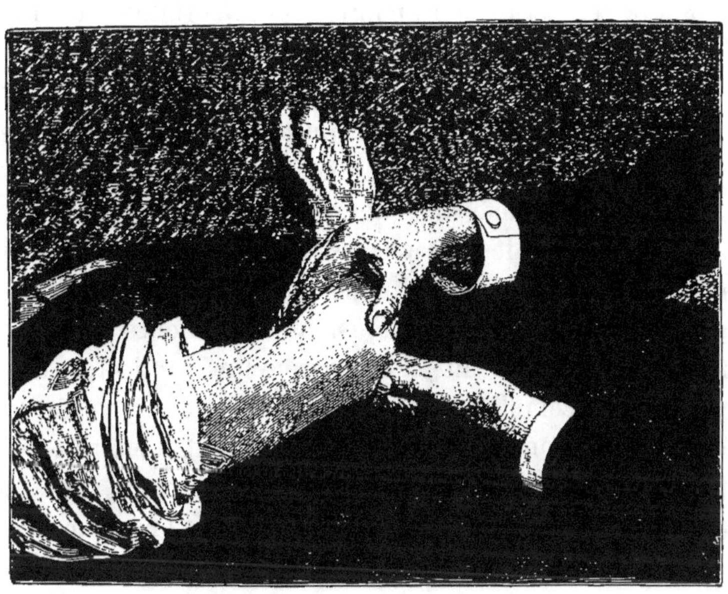

Fig. 49. — Fracture de l'olécrane.

Massage avec les deux pouces dans la position couchée.

DES MOUVEMENTS A PROVOQUER.

A propos des mouvements passifs à faire exécuter au membre, il y a plusieurs points très importants à étudier. On remarquera tout d'abord que deux ordres de mouvements ont peine à revenir dans un membre qui a subi ce traumatisme, l'*extension complète de l'avant-bras* et les mouvements de *pronation et de supination de la main*. L'extension complète manquera en vertu de l'imperfection de la réparation de l'attache osseuse du triceps. Mais elle manquera surtout comme dans tous les traumatismes du coude, après lesquels l'extension est toujours difficile à obtenir, sans qu'on ait jamais donné une explication théorique bien complètement satisfaisante de ce défaut de fonction. Si l'on ajoute à cela qu'il va être interdit pendant un certain temps de conseiller au sujet *de faire lui-même* des mouvements importants d'extension : on conçoit toute l'attention qu'il y a lieu d'apporter à la provocation de ces mouvements. En ce qui concerne les mouvements de pronation et de supination, il ne faut pas les oublier là, comme il ne faut jamais les oublier après tous les traumatismes du coude.

Les mouvements passifs d'extension doivent être provoqués dès les premiers jours et conduits aussi loin que possible. Rien ne s'oppose du reste à ce que l'on provoque de semblables mouvements. La douleur pourrait seule les faire mesurer, et si le massage a été bien fait la douleur disparaît.

Quant au mouvement lui-même, il n'est de nature à jeter aucun trouble dans la réparation de la fracture; par conséquent il peut être fait sans crainte. Aussi, lors de toutes les séances de massage, l'opérateur devra le renouveler aussi souvent qu'il est facile de le faire supporter au patient. Pour permettre de conduire à fond ce mouvement, le masseur fera bien de reprendre, dans l'extension aussi complète qu'il pourra la provoquer, les manœuvres avec le pouce autour de l'olécrane et sur l'articulation du coude en avant. On arrive souvent ainsi en reprenant le massage dans l'extension, après une série de mouvements passifs à obtenir un assouplissement de la région que l'on n'avait pas atteint en massant seulement dans la flexion ou dans la demi-extension.

En revanche il est inutile au début d'exagérer les mouvements de flexion du membre. D'abord ces mouvements ont dans une certaine mesure des inconvénients pour la réparation de l'olécrane. Puis il est d'expérience que les mouvements de cet ordre reviennent assez facilement dans un membre que le massage assouplit vite. Aussi l'avenir de ce mouvement ne doit-il pas occuper l'opérateur comme l'avenir du mouvement d'extension. Je ne conseille donc de s'attacher à la production de ce mouvement que lorsque la réparation est avancée vers le quinzième ou le vingtième jour et encore fera-t-on sagement de ne pas trop insister en ce sens. Lors de l'usage quotidien du membre guéri, ce mouvement revient de lui-même avec une véritable facilité chez les sujets qui n'ont pas été soumis à une extension permanente.

Lors de toutes les séances de massage on doit faire exécuter des mouvements de supination et de pronation. Je dis *mou-*

vements de supination d'abord et de pronation parce que le membre est naturellement dans la pronation lorsqu'il est au repos. A ces mouvements comme aux mouvements d'extension on peut donner toute l'amplitude nécessaire. On n'est arrêté que par la douleur ou par le gonflement qui ne limite que trop ces mouvements. Il faut d'autant plus s'attacher à les provoquer que le sujet auquel on pourrait les permettre ne les exécutera pas spontanément, au moins au début de son traitement. Tant qu'il y aura du gonflement le mouvement de supination sera limité. Mais dès que le gonflement disparaît ou diminue notablement, on peut provoquer ce mouvement *à fond* en quelque sorte. Là comme pour l'extension, ainsi que nous l'avons dit tout à l'heure, il sera bon, en plaçant la main dans la supination la plus accentuée que l'on pourra obtenir, de faire quelques manœuvres de massage avec les pouces ou avec l'extrémité des doigts. Après quelques instants de ces manœuvres dans cette situation, on obtiendra une augmentation notable de la supination, et en renouvelant la manœuvre avec la patience suffisante on obtiendra des mouvements de la main de plus en plus parfaits.

Je ne saurais trop recommander de s'attacher à provoquer ce mouvement, car une large part de la maladresse des sujets qui ont subi un traumatisme du coude vient de l'imperfection de ces mouvements qui peut gêner l'évolution du poignet même alors que le coude qui seul était atteint paraît être redevenu solide et puissant.

APPAREIL A PLACER ET MOUVEMENTS A PERMETTRE.

Dans l'intervalle des séances, y a-t-il lieu de placer un appareil. Un appareil proprement dit est chose absolument inutile. Il n'y a lieu à rien immobiliser. Mais même l'application d'une bande sur la région peut être discutée. Pour bien des régions je conseille de placer sur le membre une bande de flanelle roulée et modérément serrée. Ici je ne vois pas d'inconvénient à la bande modérément serrée. Elle peut être désirée par le malade et elle peut lui donner l'illusion d'une contention qui est trop dans les usages pour qu'on y renonce ainsi sans regret. Mais je crois que la recommandation de ne pas serrer doit être capitale. Lorsque le coude est fléchi plus ou moins complètement, la constriction par la bande pourrait rendre la circulation difficile et il faut beaucoup se défier de cette éventualité parce que nous avons besoin de toute la vitalité du membre pour suffire aux nécessités de la résorption. Aussi, dans l'application de la bande faut-il avec le plus grand soin noter qu'on peut, si on veut, exercer un peu de pression sur l'avant-bras, mais qu'il ne faut que peser très légèrement sur le bras, les tours de bande pouvant déterminer une pression nuisible.

Au début, lorsque le traumatisme est considérable, le coude repose sur un coussin, le sujet étant couché. Mais dès les premiers jours cette nécessité n'existe plus et le malade se lève habituellement le membre étant seulement suspendu par une écharpe. Je recommande alors une écharpe simple, et non une écharpe serrée contre le corps dans laquelle la main serait renfermée. Dans ce cas en effet tous mouvements de la main seraient impossibles et il serait difficile au sujet de sortir son membre de l'écharpe de temps en temps aussi bien pour dégourdir ce membre que pour lui faire exécuter certains mouvements complexes qui demandent une véritable liberté du membre.

Les *mouvements à permettre* peuvent être très variés. On peut dire qu'on n'a à défendre que les mouvements nécessitant une grande dépense de force ou ceux qui appellent une extension exagérée du coude. Cette réserve faite, un très grand nombre de mouvements de l'avant-bras entraînant plus ou moins des mouvements du coude pourront être exécutés avec avantage par le sujet. Même les mouvements du poignet peuvent sans inconvénients avoir une certaine force. Je citerai, par exemple, le mouvement fait de la main droite pour couper la viande. Ce mouvement, qui serait préjudiciable pour un sujet atteint de fracture du radius droit, n'aurait aucun inconvénient pour un sujet atteint de fracture de l'olécrane à droite.

Tous les mouvements dans lesquels le sujet fait de la supination de la main sont utiles. Les mouvements des doigts et de la main tels qu'on les exécute pour écrire ne peuvent être qu'avantageux. Quant aux mouvements du coude proprement dits, le sujet doit se garder d'exécuter les mouvements que nous avons cherché à lui faire exécuter passivement, *les grands mouvements d'extension*. Ici en effet il lui faudrait de grandes contractions du triceps amenant l'écart de l'olécrane et il faut les lui déconseiller. Pour les mouvements spontanés il faut traiter le membre à l'inverse de ce que l'on fait pour les mouvements passifs. Il peut au contraire exécuter les mouvements du coude de peu d'amplitude qui ne nécessitent pas une grande traction sur l'olécrane et n'entraveront certainement pas la réparation.

En somme, éviter les grands mouvements d'extension et tous les mouvements qui exigent pour la région un déploiement de force de quelque importance.

DURÉE ET SUITES DU TRAITEMENT.

Avec un bon traitement par le massage, la fracture de l'olécrane, qui a toujours été considérée comme un traumatisme grave, devient au contraire un traumatisme sans gravité. Elle reste sans conséquences secondaires pour les fonctions du membre; et la durée de l'impuissance du membre est très courte. Avec les traitements tels qu'ils étaient institués on assignait aux appareils un maintien de cinq à six semaines environ, après quoi le coude qui passait pour être solide était bien loin d'être guéri. Il fallait un temps considérable pour réparer l'enraidissement dû au traumatisme et à l'immobilisation. Il fallait des mois pour obtenir un coude avec quelque souplesse, et encore bien souvent la souplesse complète ne revenait jamais.

Avec le massage, ordinairement, dès la première semaine, le sujet peut faire assez de mouvements pour ne pas être complètement impotent de son membre. On peut estimer qu'à ce moment il est aussi avancé au point de vue des

mouvements possibles que les sujets qui sortent d'un appareil
au bout de six semaines. Il n'y a même aucune exagération
à affirmer qu'il est plus avancé.

Au bout de quinze jours les mouvements du coude ont
obtenu une véritable liberté et le chirurgien a plutôt à
donner des conseils pour faire limiter les mouvements que
le sujet peut tenter d'accomplir. Au bout de trois semaines
il a d'ordinaire pratiquement atteint à la guérison, car tous
les mouvements sont possibles et non douloureux; le coude
est souple; et si le sujet n'accomplit pas des travaux manuels
très vigoureux, on peut lui permettre à peu près tous les
mouvements.

Pour faire un bon traitement de la fracture de l'olécrane,
je ne conseille pas cependant d'abandonner complètement
le sujet à ce moment. Voici, je crois, la manière de procéder
la plus favorable.

Dès le début, dès les premières heures si possible, le
massage doit être institué. Il doit être continué chaque jour
et les séances doivent être longues. Pour obtenir de bons
résultats de ce massage, il faut par exemple des séances
beaucoup plus longues pour le coude, pour l'olécrane, que
pour le radius ou même que pour l'extrémité supérieure de
l'humérus.

Jusqu'à la troisième semaine inclusivement, les séances
quotidiennes seront continuées sans interruption, en donnant une augmentation progressive aux mouvements provoqués et à partir de la deuxième semaine aux mouvements
permis.

A partir de la troisième semaine on peut cesser les

massages quotidiens, mais je crois qu'il y a tout avantage à faire subir au membre des massages jusqu'après la sixième semaine. Il est seulement inutile de les faire quotidiennement; et on peut réduire les massages à deux ou trois par semaine, selon les circonstances. Je ferai remarquer à ce sujet que l'on peut fort bien se contenter des résultats obtenus à cette époque, et les chirurgiens qui n'ont pas l'habitude du massage devront considérer les résultats comme si parfaits qu'ils ne songeront pas à demander mieux. Mais on peut en persévérant obtenir des résultats si complets, si précis, une réparation si exacte, que j'estime qu'il faut la chercher; et je fais continuer dans les conditions que j'indique le massage jusque vers la fin de la sixième semaine. A ce moment il y a bien longtemps que tous les inconvénients de la fracture de l'olécrane ont disparu et la réparation est souvent si parfaite qu'il ne manque pas de gens pour contester l'existence même de la fracture.

Pour les suites du traumatisme en ce qui concerne l'olécrane, on ne constate pas de différence sensible pour le mode de réparation de l'os. On sait que cette réparation varie beaucoup avec les sujets. Chez quelques-uns la ligne de fracture est si bien réunie que c'est à peine si on constate le sillon sur l'os. Chez d'autres il existe un écart notable, un intervalle entre les fragments, intervalle qui s'augmente un peu dans la flexion forcée. A cet égard je n'ai pas observé de différence sensible chez les sujets traités avec les appareils, et chez ceux chez lesquels il n'y a eu aucun appareil.

En ce qui concerne les fonctions au contraire, la souplesse du coude est parfaite et la liberté des mouvements est telle qu'il ne saurait être établi aucune comparaison entre les sujets massés et ceux traités par les appareils. Les premiers sont vraiment guéris, les autres sont infirmes pour une énorme période.

Un observateur attentif peut constater, après la fracture de l'olécrane même bien traitée, une petite difformité qui passerait inaperçue pour bien des gens. Il existe et il persiste toujours un peu d'atrophie du triceps presque toujours limitée à la ligne médiane. A la vue on ne l'apprécie même pas toujours très complètement, car sous l'influence du massage une grande partie du muscle atteint s'est régénérée ; mais si on veut palper le muscle attentivement, on constate manifestement que sur la ligne médiane il est plus facile à déprimer ; il a une partie centrale plus maigre que celui du côté opposé. On relève donc ici une petite difformité qui est la conséquence fatale de la perte de l'insertion de certaines fibres musculaires qui n'ont pas pu retrouver un appui absolument parfait.

Cette atrophie partielle est toutefois infiniment moins étendue que sur les membres traités avec les appareils.

Quant au mouvement, le résultat est parfait. Le membre est puissant, la forme générale est si bonne que dans le plus grand nombre des cas on n'observe entre les deux coudes qu'une différence insignifiante. Au niveau de l'olécrane le coude manque souvent un peu de saillie, ce qui lui donne l'air d'être plus large. Dans toutes les positions, comparé au coude du côté opposé il ne diffère pas d'une manière sensible.

La limitation du mouvement d'extension est le seul point qui puisse déterminer une différence d'aspect. Elle est loin d'être constante et toujours identique, mais il y a des sujets chez lesquels on l'observe toujours un peu. L'extension ne saurait être conduite à son extrême limite, à ce point où à l'état normal on observe presque le renversement du coude en arrière. Il se passe là dans une moindre mesure ce qui se passe pour la fracture de la rotule quand elle a été traitée sans suture, et quand malgré cela elle a bien guéri; jamais alors le mouvement extrême d'extension ne revient. Ici il en est de même, mais à un moindre degré et il faut souvent l'attention d'un observateur prévenu pour bien reconnaître le fait chez un sujet d'ailleurs très satisfait de son membre.

Cette trace du traumatisme reste comme un témoignage de la supériorité du traitement par les opérations de suture pour ces fractures qui ont entraîné la désinsertion d'un muscle important qu'il est possible par une bonne opération, de réinsérer d'une façon complète, ce qui devra toujours être le traitement de choix chez un sujet jeune et lorsque le fragment de l'olécrane est assez important pour être bien saisi par la suture.

Je ferai remarquer encore que pour certains sujets qui professionnellement ont besoin de mouvements d'extension parfaits et puissants, cette suture s'imposerait. Je suppose, par exemple, un maître d'armes ou un amateur d'escrime voulant garder la plénitude de ses moyens, il ne faudrait pas hésiter à faire la suture qui peut seule lui donner la perfection et la solidité dont il a besoin. J'ai cité du reste ce cas parce que si l'on examine attentivement les cas dans lesquels cette perfection de l'extension est indispensable, on reconnaîtra que ce sont des cas très rares, et c'est là une des raisons pour lesquelles on peut conserver le massage comme traitement des fractures de l'olécrane, tandis que la suture s'impose pour le traitement de la fracture de la rotule. Là, la puissance et la perfection des mouvements d'extension sont autrement nécessaires.

Il est probable que pour le cal fibreux la possibilité d'être étiré et allongé comme celui de la rotule existe malgré le massage. Quoique la réparation soit plus solide et plus satis-faisante après le massage, je ne vois pas de bonnes raisons pour qu'on espère éviter le fait absolument. Mais il ne faut pas oublier que ce fait n'a pas du tout pour l'olécrane l'importance qu'il a pour la rotule ; il ne pourrait donc pas sérieusement influer sur les décisions à prendre contre le traitement par le massage.

CHAPITRE XV

FRACTURE DE CLAVICULE.

Au premier abord la fracture de clavicule ne semblerait pas justiciable du massage, puisqu'il s'agit précisément d'une fracture pour laquelle la mobilité fragmentaire fait le désespoir des chirurgiens, au point que les inventions pour la contenir sont aussi nombreuses que peu efficaces. Il y a deux faits cependant qui nous amènent à ce traitement. D'abord il faut, en nombre de cas, renoncer à nos prétentions de rétablir la forme par un bon appareil et il faut nous contenter d'un résultat à peu près satisfaisant au point de vue de cette forme. En outre les variétés de fractures diffèrent les unes des autres assez complètement pour que nous en rencontrions qui puissent être traitées très avantageusement par le massage, justement parce que les chances de déplacement des fragments sont absolument insignifiantes.

On doit ajouter à cela que la douleur, dans ces fractures, joue un rôle considérable. On sait qu'elle est une des causes premières de l'impotence du membre et l'on conçoit *a priori* que, lorsque le massage est possible, il doit être fort désirable. On verra qu'en étudiant avec soin les variétés et les conditions de la fracture, on arrive bien à le pratiquer dans nombre de cas.

Fracture de la partie moyenne de la clavicule.

En indiquant la thérapeutique des fractures de clavicule il est impossible de ne pas faire remarquer que tout l'avenir du traitement de cette fracture doit fatalement être modifié. Dans un bon nombre de cas. le déplacement fragmentaire est énorme et quoi qu'on en ait dit le chirurgien est jusqu'ici resté impuissant à le corriger, quelle que soit du reste l'ingéniosité de ses appareils et quelles que soient ses prétentions. La difformité qui suivra peut avoir de graves inconvénients aussi bien au point de vue de la forme qu'au point de vue des fonctions du membre, de son innervation ou de sa circulation.

Ici la chirurgie moderne est toute-puissante, car nous avons la précieuse ressource *de la suture des fragments qui* est applicable à tous les sujets qui sont en mesure de subir une grande opération et qui peut permettre de rétablir la forme et la continuité de la clavicule. En bien des circonstances il sera parfaitement inutile d'attendre qu'une grosse difformité de la clavicule ait provoqué des accidents pour procéder à cette suture. Il faut, pour ces cas, introduire comme chirurgie régulière de la fracture ce qui n'a été pratiqué qu'exceptionnellement; et les mouvements hâtifs que permet cette manière de faire font arriver rapidement à un résultat des plus satisfaisant, dans ces cas en réalité très graves.

FRACTURES A MOINDRE DU DÉPLACEMENT. — MASSAGE.

Lorsque la fracture ne donne pas lieu à un déplacement assez considérable pour justifier cette manière de faire, mais lorsqu'elle conserve une grande mobilité fragmentaire, dans les fractures de la partie moyenne de la clavicule, on est réduit aux appareils imparfaits de maintien des fragments. Même dans ces cas on peut intervenir par le massage. Un opérateur attentif peut, en épargnant bien le foyer de fracture, ou pour mieux dire l'extrémité des fragments, masser avec de véritables avantages. On sait en effet que ces fractures sont très douloureuses, et on a montré que le principal de la perte de fonction était dû à la douleur. Or ce massage fera tomber très facilement cette douleur.

MOUVEMENTS DE RECHERCHE.

Les mouvements de recherche sont ici faciles et de peu d'étendue. La recherche d'une fracture de la clavicule à la partie moyenne ne comporte ni grands efforts ni grands déplacements. Le palper fait avec délicatesse dans la région douloureuse nous fait toucher le déplacement et le foyer de douleur. Pour mieux sentir nous pouvons imprimer au bras quelques mouvements d'oscillation très modérés, en maintenant une main dans la région de la fracture supposée. Avec le déplacement des fragments nous sentons même ainsi quelquefois la crépitation. Rien n'est plus facile que de déterminer ce foyer de fracture.

MOUVEMENTS DE MASSAGE.

Pour éteindre la douleur on massera d'abord avec l'extrémité des doigts ou avec les pouces au-dessus de la clavicule et au-dessous et on massera sur tout le moignon de l'épaule avec la main tout entière.

Le massage doit être fait ici sans déplacer le membre, qui reste toujours dans la même position, le bras tombant le long du tronc. Il sera toujours plus facile dans ces cas d'exécuter les manœuvres du massage sur le sujet assis devant l'opérateur, assis lui-même sur une chaise. Le coude repose alors sur un coussin ou tout simplement sur le genou même du patient qui le relève un peu en plaçant le pied sur un tabouret élevé.

A mesure que la région deviendra moins sensible, les pressions des doigts pourront être plus larges. On pourra employer toute la main, les doigts réunis et même la paume.

MOUVEMENTS PROVOQUÉS.

Pendant les premiers jours les mouvements que l'on fait exécuter après le massage seront de très petite amplitude. On peut cependant déjà faire exécuter des mouvements assez importants à l'humérus, à la condition de saisir la clavicule à pleine main et de la bien immobiliser ainsi. Cette précaution prise, on peut faire exécuter à l'humérus des mouvements d'abduction et ce qui est plus intéressaut encore, des mouvements de rotation. Les mouvements de translation en avant et en arrière sont toujours faciles et reviennent toujours facilement.

Malgré son extrême mobilité apparente, la fracture de la clavicule est suivie aussi très rapidement d'une consolidation suffisante pour assurer contre tout nouveau déplacement que l'on pourrait craindre de provoquer avec le massage. Dès le huitième ou le dixième jour vous avez toute liberté de masser la fracture sans craindre d'ajouter à la déformation.

APPAREILS.

Contrairement à la pratique ordinaire on peut renoncer à toute contention importante de la fracture de clavicule à cette époque sans rien modifier à l'avenir de la déformation. La plupart des chirurgiens ont aujourd'hui renoncé à l'emploi des appareils compliqués. Les appareils le plus souvent employés aujourd'hui sont des appareils simples. L'écharpe de Mayor avec coussin dans l'aisselle est certainement un des plus répandus. Quel que soit celui auquel on a recours, on peut à cette époque le remplacer par un plus simple encore, par une écharpe qui suspende seulement le membre et donne liberté à la main.

MOUVEMENTS PERMIS.

Je pense qu'à partir de cette époque, quelque chose que l'on fasse, on ne modifiera guère la forme du membre. On ajoutera donc à la perfection du résultat en faisant des manœuvres de massage quotidiennes. Il faut toutefois, pendant les trois premières semaines, éviter de donner une trop grande amplitude aux mouvements provoqués, et il faut surtout conseiller au patient de ne pas exécuter des mouvements de trop grande amplitude. Une foule de petits mouvements lui seront utiles et entretiendront la souplesse du membre, mais les mouvements de trop grande amplitude ramèneraient des douleurs et ajouteraient sans doute à la difformité du cal.

RÉSULTATS.

En ce qui concerne la solidité de la réparation, malgré le mouvement, elle est de longue date démontrée pour la fracture de la clavicule, non seulement par les fractures qui se sont réparées sans traitement, mais parce que, quel que soit le traitement, le mouvement des fragments ne saurait être entravé. La pseudarthrose est très rare dans la fracture pour cet os et attribuable à des causes de tout autre ordre.

Ces quelques considérations suffisent pour montrer comment on peut accommoder le massage aux fractures de clavicule même avec mobilité et en tirer un excellent parti.

J'ai eu quelques occasions de traiter ainsi des fractures de la partie moyenne en faisant une part plus ou moins large à l'immobilisation des premiers jours, et j'estime que plus on avancera dans cette voie, plus les résultats seront satisfaisants.

FRACTURE DE CLAVICULE SANS GRANDE MOBILITÉ FRAGMENTAIRE.

Les considérations qui précèdent s'appliquent aux fractures de clavicule avec lesquelles la tendance au déplacement paraît considérable; il est facile, avec diverses précautions, de leur faire supporter si bien le massage que l'on modifie profondément le traitement au grand bénéfice du patient. Toutefois, on ne peut se dissimuler que le monde médical aura longtemps encore une répugnance considérable pour ce traitement. Je le conseille et je le pratique, mais je n'ai pas l'espoir qu'il soit régulièrement accepté et pratiqué avant longtemps encore. Malgré tout ce qui a pu être vu et signalé par nombre de chirurgiens célèbres, on attribuera aux appareils immobilisants une action efficace sur la réparation de cette fracture à mobilité incontestable. Mais il y a des formes de fracture de clavicule qui sont telles que la tendance au déplacement est insignifiante et que leur situation même les fait très favorables pour le massage. Dans ces cas le traitement transforme les suites de la fracture du tout au tout sans comparaison possible avec ce que donnaient les appareils et il y a lieu d'y insister.

En dehors des fractures de la partie moyenne de la clavicule que nous venons d'étudier, on peut observer les fractures de l'*extrémité interne* et de l'*extrémité externe*.

Fracture de l'extrémité interne de la clavicule.

Ces fractures ne me paraissent pas aussi rares que Malgaigne le fait supposer, ce qui tient peut-être à ce qu'il a voulu faire une classe à part des fractures tout à fait limitées à l'immédiat voisinage de l'articulation sterno-claviculaire. J'ai eu pour ma part l'occasion de les traiter par la mobilisation seule et par le massage et la mobilisation. Je pense qu'il faut comprendre dans ces fractures de l'extrémité interne précisément toutes celles qui occupent le quart de l'os et qui sont du reste remarquables par le peu de tendance au déplacement.

Le déplacement est si peu accusé ou si mal caractérisé que ces fractures sont souvent l'occasion d'erreurs de diagnostic, soit qu'en l'absence de tous déplacements on les prenne pour des contusions avec gros épanchements sanguins, soit qu'avec un certain degré de déplacement on ait tendance à les prendre pour des luxations. On a attribué à des causes diverses l'absence de déplacement. Malgaigne l'attribue à la solidité du périoste de la région et je pencherais volontiers pour cette explication, en faisant remarquer que cette solidité s'étend à une assez grande partie de l'extrémité interne et justifie l'admission d'un assez bon nombre de fractures, parmi celles classées comme appartenant à l'extrémité interne et ayant de ce chef des caractères communs.

Si ces fractures sont le plus souvent sans grand déplacement, elles sont en revanche caractérisées par beaucoup de douleur et beaucoup d'épanchement sanguin. Cet épanchement peut être assez gros et assez dur pour qu'on fasse sur la région un diagnostic de tumeur ainsi que le rapporte Malgaigne.

Dans ces conditions on conçoit difficilement pour quelle raison on applique un appareil de contention et surtout pourquoi on le maintiendra pendant des semaines. Tout au plus une écharpe qui relève le coude avec ou sans coussin dans l'aisselle, peut-elle être recommandée. Encore le but à poursuivre paraît-il être surtout de chercher à soulager la douleur, et la nécessité de cette écharpe ne saurait dépasser les premiers jours.

Mais si on fait le massage, la douleur et le gonflement, l'épanchement sanguin vont disparaître rapidement et les conditions de réparation de la fracture vont être modifiées du tout au tout.

S'il existe un certain déplacement on en tiendra compte, ainsi que je viens de le dire, en relevant le moignon de l'épaule, ce qui doit suffire à faire disparaître à peu près le déplacement. L'écharpe sera appliquée aussi peu serrée que possible, et de façon à donner dès les premiers jours toute la liberté possible pour les déplacements du membre.

MOUVEMENTS DE RECHERCHE.

Ces mouvements sont assez délicats, non qu'ils exposent à un grand déplacement, mais parce qu'ils peuvent être accompagnés de beaucoup de douleurs. La main qui palpe doit déterminer la saillie douloureuse, la contourner et l'étudier; et les mouvements légers imprimés au bras et au moignon de l'épaule servent à constater que la saillie est en dehors de l'articulation, soit à une distance variable de cette articulation. S'il y a quelque mobilité on la constatera mieux par de petits mouvements que par de grands; et la pression directe sur le foyer douloureux achèvera de déterminer la nature de la fracture.

MANŒUVRES DU MASSAGE.

Le massage qui doit être pratiqué le plus rapidement possible ne peut guère être fait ici qu'avec les pouces. On devra tourner en quelque sorte autour du foyer de fracture avec ces pressions des pouces et ce ne serait que vers la fin de la séance que l'on pourrait faire des pressions, non avec toute la main, mais avec les doigts assemblés pour presser une surface plus large, au-dessus ou autour de la clavicule.

Les pressions en large surface avec la main peuvent se pratiquer plus largement si on s'éloigne du foyer de la fracture.

J'ai vu, dans un cas traité à la consultation externe de l'hôpital Saint-Louis, la disparition de la douleur et même de tous les phénomènes si rapide et si parfaite qu'on aurait été bien tenté d'admettre peu de jours après qu'il n'y avait pas de fracture, si on n'avait le premier jour fait un examen très attentif. J'estime même, après avoir constaté le fait, qu'on aura dans ces cas beaucoup de peine à empêcher les sujets de se servir de leur membre très rapidement, puisque tous leurs moyens sont vite revenus.

MOUVEMENTS PROVOQUÉS.

Dans les mouvements à faire exécuter au membre après le massage, on a toute liberté d'agir en quelque sorte, car sauf les mouvements dans lesquels l'épaule est fortement rejetée en arrière, on ne troublerait guère la réparation. Bien entendu il faudrait être un peu plus réservé les premiers jours dans les cas qui s'accompagnent d'une déformation de quelque importance.

A propos de la pratique du massage, pour ce cas particulier j'attire l'attention sur la nécessité d'employer très largement la substance destinée à lubrifier la région. Cette nécessité est connue pour toutes les régions où on masse avec des saillies osseuses exposées. La peau prend une sensibilité particulière, elle se déplace moins facilement, elle glisse moins et si on veut que le massage soit tout à fait indolore et vous mène promptement à l'anesthésie cherchée, il faut, de toute nécessité, rendre la région très glissante.

APPAREILS.

Comme je l'ai dit plus haut, un simple appareil de soutien est nécessaire seulement les premiers jours.

RÉSULTATS.

Pour ce cas, la guérison est extrêmement rapide et le malade rentre en possession des fonctions de son membre dans un espace de temps qui ne dépasse guère une quinzaine de jours. Après la troisième semaine on peut certainement autoriser les travaux s'il ne s'agit pas de grands travaux de force et du port de lourds fardeaux.

Fracture de l'extrémité externe de la clavicule.

Les fractures de l'extrémité externe de la clavicule sont bien autrement fréquentes que celles de l'extrémité interne. Celles-ci sont très habituellement sans aucun déplacement, et caractérisées surtout par la douleur ; et dans les cas très rares de déplacement, il semble que les appareils n'aient guère réussi à faire corriger la déformation. Je n'ai eu, pour ma part, aucune occasion d'observer cette fracture avec déplacement, tandis que j'ai eu plusieurs occasions de faire masser des sujets atteints de la fracture sans déplacement.

On conçoit, sans qu'il soit besoin de beaucoup insister
sur ce point, que cette fracture est éminemment favorable
au massage. Ici tout appareil est négligeable, ou du moins
si pendant les premiers jours et à cause de la douleur, on
peut avoir quelque avantage à soutenir le membre dans
une écharpe simple, au bout de très peu de jours le patient
lui-même retire l'écharpe comme j'ai eu l'occasion de
l'observer et se contente de porter la main dans son vête-
ment s'il craint encore de laisser son bras ballant.

MOUVEMENTS DE RECHERCHE.

Pour la recherche de cette fracture, le chirurgien a peu
de précautions à prendre, car il voit très rapidement, en
examinant un moignon de l'épaule douloureux, et par la
limitation de la douleur à un point très net, quelle est la
nature de la lésion. S'il y a de la crépitation, elle s'offre
d'elle-même en quelque sorte et sous l'influence de
pressions très légères. La seule difficulté qui puisse compliquer cette recherche est le gonflement, d'ordinaire peu
considérable, ou des lésions de la peau dont la douleur se
confond avec les douleurs de la fracture.

MANŒUVRES DE MASSAGE.

Le massage fait immédiatement, doit être fait très largement. Ici, au contraire de ce qui peut être fait pour la précédente variété de fracture, il faut employer au début, non

les pouces, mais la totalité de la paume de la main ou au moins toute la face palmaire des doigts.

Ces pressions très larges en bracelet devront être faites du moignon de l'épaule vers le cou et très répétées avant de recourir aux pressions plus profondes faites avec les pouces.

Il faut tenir compte, en effet, de ce fait, que si une douleur spéciale limitée au foyer de fracture, a pu être nettement déterminée, il y a en outre très souvent une douleur d'ensemble, une sensibilité très vive de tout le moignon de l'épaule, et c'est là ce qu'il s'agit d'atténuer avant toutes choses.

Le massage, ici, doit être patiemment assez prolongé et s'il est bien fait on assiste à un véritable coup de théâtre. Dès la première séance, un sujet qui s'était présenté avec une épaule très douloureuse, si douloureuse même que la détermination de la lésion avait pu être assez laborieuse, ce sujet peut être si bien délivré de ses douleurs qu'il déplace son épaule en tous sens, lève le bras et se déclare complètement guéri. J'ai eu l'occasion d'observer le fait et d'être obligé d'exercer une pression directe et nette sur le foyer de la fracture pour démontrer au patient que son os n'était pas réparé du tout et qu'il y avait quelques précautions à prendre pour empêcher le retour de la douleur et favoriser la réparation de l'os.

MOUVEMENTS PROVOQUÉS.

Les manœuvres de massage terminées, on a toute liberté pour faire exécuter des mouvements passifs puis des mouvements actifs au sujet. Il n'y a guère que les mouvements d'extrême élévation de l'épaule dont il faille être ménager pour les premiers jours.

RÉSULTATS.

En ce qui concerne la durée du traitement, il est difficile de la fixer définitivement. Mais il est certain qu'elle peut être infiniment courte, surtout si le sujet n'est pas astreint à des travaux qui nécessitent des mouvements très violents, en quinze jours ou trois semaines, tout est bien fini.

Toutefois je mettrai en garde contre un incident qui pourrait survenir chez les sujets trop pressés de renoncer au traitement, et que j'ai eu l'occasion d'observer en d'autres circonstances ou du moins chez des sujets insuffisamment massés.

Il s'agit du retour d'une douleur fixe de la partie supérieure de l'épaule. Aussi je conseille aux sujets les plus heureux, à ceux qui sont le plus rapidement satisfaits de leur traitement de ne pas y renoncer très brusquement et de s'assurer par quelques séances de massage supplémentaire, le bénéfice d'une guérison parfaite sans douleur aucune dans une région parfaitement solide.

FIGURE.

Pour ne pas multiplier indûment les figures, je n'en ai
donné qu'une nouvelle en ce qui concerne la clavicule. Cela
ne veut pas dire que cette fracture ne mérite que ce mode
de massage. Cela veut dire seulement que le massage m'a
paru suffisamment indiqué dans le texte, et déjà dans les
exemples donnés pour le massage du moignon de l'épaule à
propos de la fracture de l'humérus.

MASSAGE POUR FRACTURE DE CLAVICULE A LA PARTIE MOYENNE.

La figure 50, ci-contre, représente le massage avec les
pouces appliqués pour une fracture de clavicule à la partie
moyenne. Elle a pour but de montrer comment deux pouces,
tout en évitant bien nettement le foyer de la fracture,
peuvent exercer une action énergique sur la région.

L'avant-bras est fixé par un aide, ce que rend nécessaire
la mobilité du foyer.

Ce mode de pression doit être varié avec les variétés de
fracture, car les deux pouces doivent suivre en quelque sorte
les limites du foyer et l'envelopper.

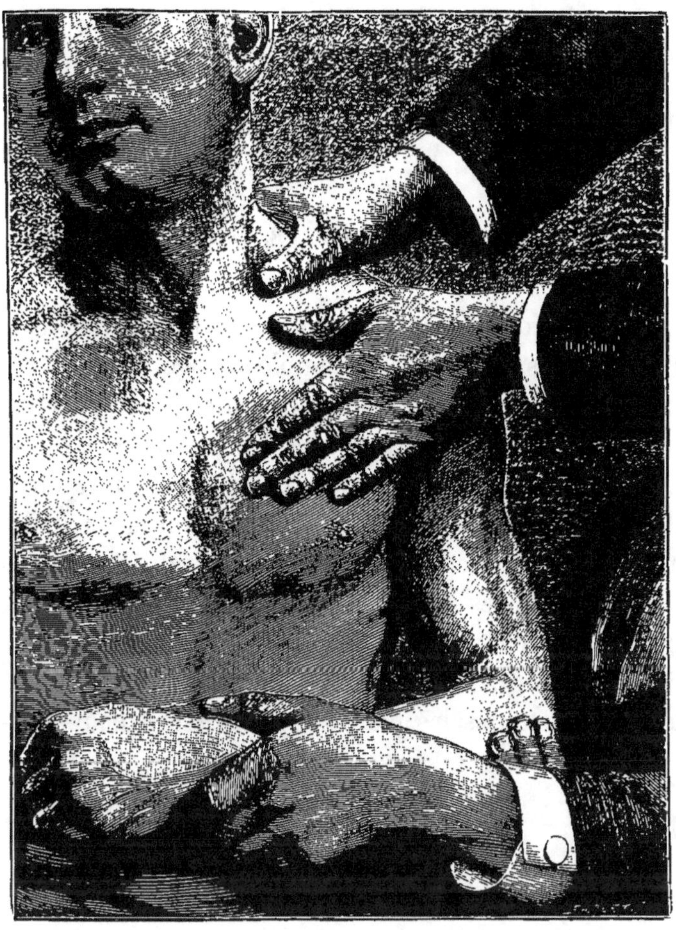

Fig. 50. — Fracture de la clavicule.

Massage avec les deux pouces pénétrant autour de la clavicule
dans les deux fosses sus et sous-claviculaires.

MASSAGE POUR LA FRACTURE DE CLAVICULE, EXTRÉMITÉ EXTERNE.

En reproduisant la figure 51, j'ai eu l'intention d'attirer l'attention sur le mode à employer pour masser autour de l'extrémité externe de la clavicule. Ici le massage est largement fait d'ensemble avec les pouces et avec la paume des mains, et ce que l'on a fait pour l'extrémité supérieure de l'humérus est tout à fait applicable à la clavicule.

Il était nécessaire de faire apprécier par cet exemple les variations nécessaires des manœuvres pour les diverses fractures de clavicule, suivant le siège et les conditions de mobilité différentes. Du reste, pour ce massage, il est bon de se reporter à toutes les planches de massage pour l'humérus et l'épaule.

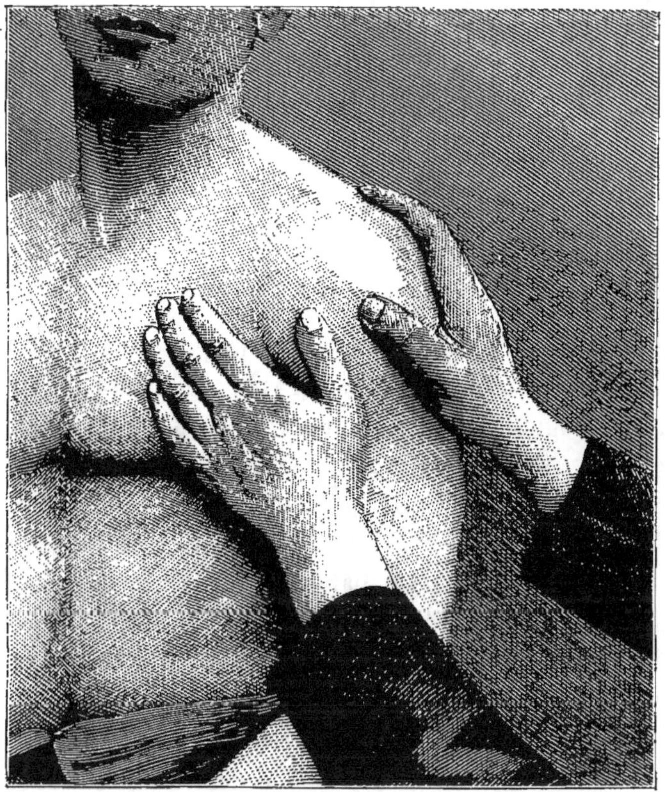

Fig. 51. — Fracture de clavicule au tiers externe.

Le bras tombe et l'opérateur masse avec la paume des mains et les pouces
sans autre fixation.

CHAPITRE XVI

Malgré la rareté des fractures de l'omoplate, j'ai eu deux fois occasion de les faire traiter par le massage. Dans un cas, il s'agissait d'une fracture du corps de l'omoplate siégeant vers l'union du tiers inférieur et du tiers moyen, et, dans un autre cas, d'une fracture de l'épine de l'omoplate. Dans le premier cas il y avait crépitation et mobilité très marquée sans déplacement. Dans le second cas la mobilité était difficile à déterminer, mais la crépitation était très nette.

On conçoit très bien au premier abord que les fractures de l'omoplate constituent un excellent champ pour le massage. Elles ne donnent guère lieu à des déplacements et causent des douleurs assez vives avec des troubles marqués dans les fonctions, une grande gêne dans les mouvements de l'épaule.

Je crois que si les fractures de l'omoplate ont passé pour si rares aux yeux des auteurs, c'est d'une part qu'elles ont été souvent méconnues, et d'autre part que, guérissant assez facilement, elles n'ont pas laissé de pièces bien intéressantes pour les anatomo-pathologistes.

Tandis que certains chirurgiens de grande expérience ont pu dire qu'ils n'avaient jamais eu l'occasion de les étudier, j'ai pour ma part observé à peu près toutes les variétés de ces fractures.

Outre les deux cas que je cite plus haut, j'ai vu plusieurs cas de fractures du corps, j'ai vu la fracture de l'acromion.

Ce qu'il y a de plus frappant dans l'observation de ces fractures, c'est que la tendance au déplacement est médiocre. Pour dire mieux, on peut affirmer que le déplacement n'est pas de nature à déterminer un trouble quelconque dans les fonctions. Ce déplacement avec un chevauchement médiocre est caractérisé plutôt par une sorte de courbure, d'inflexion de l'os sur lui-même.

Dans les cas les plus communs, le sujet a subi une grande violence, les traces de la contusion et l'épanchement sanguin sont considérables. Cela constitue sans doute des conditions difficiles. Mais avec un peu de précautions, avec de la patience, on vient à bout de découvrir et de limiter ces lésions.

La plus commune de toutes est sans doute la fracture du corps de l'omoplate, surtout celle qui siège au-dessous de l'épine.

Vient ensuite la fracture de l'épine elle-même que j'ai eu l'occasion d'observer au moins deux fois.

Enfin, la fracture de l'acromion, quoique plus rare, se présente encore quelquefois et, en sa situation superficielle, n'est pas l'objet de trop de difficultés dans les recherches.

Il faut, avant de procéder à une exploration quelconque,

se bien souvenir que toutes ces parties, sauf l'acromion, sont enfouies dans des masses musculaires.

Mais on conçoit aisément que par des mouvements doucement exécutés, on puisse provoquer de loin des mouvements légers du foyer de fracture et le déceler assez clairement.

MOUVEMENTS D'EXPLORATION.

La recherche de la fracture est souvent laborieuse. On peut la confondre avec toutes les contusions graves jusqu'à ce qu'on ait trouvé la crépitation. Chez beaucoup de sujets, la fracture est méconnue, le sujet n'est pas traité et la réparation ne s'en fait pas plus mal au point de vue de la *solidité osseuse*. Mais il n'en est pas de même de *la douleur* qui persiste souvent très pénible.

Sur l'épaule qui a été le siège du traumatisme, la main de l'opérateur doit chercher d'abord le foyer de la douleur. Avec une grande circonspection, on arrive à la limiter. On sait alors la région du traumatisme, et si on tient un bon compte de la nature du traumatisme, on a des éléments sérieux de jugement.

A ce moment alors, on peut déterminer des mouvements discrets — en fixant la partie supérieure de l'omoplate et appuyant sur l'extrémité inférieure, — en immobilisant l'angle inférieur et en élevant le bras, — en appuyant sur l'angle inférieur au moment de provoquer une profonde inspiration. Ces mouvements divers peuvent montrer et la mobilité et la crépitation.

Pour l'épine de l'omoplate, l'épaule étant fixée, on l'entoure en quelque sorte avec les doigts et on l'ébranle doucement. Une pesée directe suffira à mobiliser l'acromion.

Les mouvements spontanés du sujet sont souvent arrêtés par une douleur dont le malade détermine très bien le siège, ce sera encore un renseignement utile.

Enfin, l'épanchement sanguin lui-même, souvent le fruit d'une contusion directe, peut encore nous guider dans la découverte du foyer.

<h3 style="text-align:center">MANŒUVRES DE MASSAGE.</h3>

La recherche de la fracture doit être faite avec soin et la localisation de la douleur ou du maximum de douleur ainsi que la crépitation sont les symptômes utiles qui permettent une conclusion. Si on y met l'attention suffisante, on arrive bien à faire ce diagnostic. Mais ici comme dans d'autres circonstances où j'ai signalé la situation, je suppose qu'il reste un doute, que la fracture ne puisse pas être prouvée. Cela aurait-il un inconvénient? Non, évidemment; avec notre manière de faire.

On peut s'effrayer de ne pas découvrir une fracture quand il paraît indispensable de l'immobiliser. Mais en cas de contusion de l'épaule le traitement serait le même, et si le foyer de fracture est si difficile à déterminer, c'est que les manœuvres du massage ont peu de chances de l'ébranler. Je ne verrais donc pas de bien grands inconvénients, lorsque les manœuvres de recherches sont pénibles et infructueuses, à les arrêter et à masser sans aller plus loin, sans se préoccuper de pouvoir affirmer la fracture.

Cette manière de faire mérite d'autant plus d'être signalée et encouragée à l'occasion que l'expérience nous apprend que des fractures de l'omoplate, qui lors des premiers jours avaient été difficiles à découvrir à cause du gonflement et de la douleur, deviennent faciles à déceler quelques jours plus tard. En outre la nature même des manœuvres du massage fait que, même avec un foyer mal déterminé, elles pourraient être faites sans grand inconvénient. On n'a guère à faire en effet de ces manœuvres avec l'extrémité même des doigts ou des pouces qui risquent d'irriter directement un foyer de fracture. Ce sont plutôt des manœuvres larges exécutées avec toute la main qu'il faut prescrire.

En effet, le foyer de contusion est large, la sensibilité très vive, exaspérée en un point, est souvent aussi très étendue dans toute l'épaule; et l'épanchement peut être très large. Les manœuvres du massage devront être constituées surtout par de larges pressions avec toute la paume de la main et qui emboîteront en quelque sorte toute l'omoplate.

Ces manœuvres larges seront très répétées des angles de l'omoplate vers l'articulation de l'épaule.

Lorsqu'elles auront été assez répétées pour amener une anesthésie satisfaisante de la région, on pourra faire des pressions plus profondes avec l'extrémité des doigts réunis.

Les pressions larges à exercer sur l'omoplate seront faites le sujet étant assis, ou mieux, couché sur le côté. Ainsi fixé sur un plan résistant, il sera beaucoup plus *solide* pour la main qui presse.

On pourra employer toute la face palmaire d'une main ou les deux mains ensemble en saisissant, en quelque sorte, tout le tronc bien au-dessous de l'angle de l'omoplate et remontant au-dessus de l'épine dans les cas de fracture de cet angle. Les deux mains doivent ainsi envelopper beaucoup plus que l'*aire* de l'omoplate et porter leur action sur toutes les masses périphériques qui souffrent du traumatisme.

Pour l'épine de l'omoplate on partira de moins loin, une seule main suffira, et on aura seulement grand soin de ne pas *accrocher* la saillie de l'épine pour ne pas déterminer de douleurs.

Dans la fracture du corps, le risque d'ébranler le foyer est très petit quand la main est placée bien à plat.

Bien entendu, tous ces mouvements seront exécutés, surtout la main remontant de l'angle de l'omoplate vers l'épine. Les mouvements inverses devront toujours être rares et légers. Quand on devra recourir à des actions plus profondes avec l'extrémité des doigts ou avec les pouces, on aura soin de mieux préciser et de mieux ménager le foyer, que l'on connaît alors très bien.

Dans les cas les plus douloureux, il est bon de faire ces mouvements profonds avec une main, l'autre fixant en quelque sorte l'omoplate et protégeant la région de fracture.

On peut après quelques jours, soit pour la main tout entière, soit pour ces manœuvres profondes, masser sur le sujet bien assis devant soi. Mais il faut alors tenir compte de ce fait que l'épaule n'est plus fixée par la masse du corps, mais par l'action de ses muscles, et cette fixation peut devenir douloureuse. Il faut donc alors agir avec discrétion et tâcher de bien fixer simultanément les deux épaules pour donner le plus complètement possible la résistance du tronc plutôt que celle d'une seule épaule.

Le sujet qui tourne le dos, à cheval sur une chaise, est alors dans des conditions favorables.

En tout cas, les pressions larges, avec des séances très longtemps prolongées, doivent dominer dans l'ensemble des manœuvres de massage et constamment viser l'extinction parfaite de toute douleur spontanée ou provoquée par les mouvements.

MOUVEMENTS PROVOQUÉS.

Quant aux mouvements à faire exécuter au patient, ce sont tous les mouvements de l'épaule en ne leur donnant pas trop d'amplitude. Il est inutile en effet d'entraîner le bras loin du corps ou d'amener le coude tout à fait en arrière du tronc au moins pour les premiers jours. Mais tous les mouvements de l'épaule peuvent être faits sans inconvénient.

Lorsque l'anesthésie a été si bien obtenue que les mouvements ne provoquent plus de douleur, il faut engager le sujet à ne pas faire des efforts par trop violents, parce que, s'il recommençait trop rapidement des travaux de force, la douleur pourrait renaître et amener à reprendre le traitement d'une façon complète.

Ceci n'est pas inutile à dire, car après un massage bien fait les résultats pour cette fracture sont tout à fait surprenants. En effet, après très peu de jours, de cinq à huit jours, il semble que le sujet soit tout à fait guéri. Au début il fallait soutenir un peu l'épaule; une écharpe était nécessaire pour arrêter les mouvements douloureux. Mais, à ce moment, aucun appareil n'est demandé. Le patient, gêné de ces entraves, les rejette toutes et se sert de son membre qu'il laisse pendre comme celui du côté sain. Il exécute tous les mouvements de médiocre amplitude sans accuser aucune douleur et son membre lui paraît aussi fort qu'à l'état normal. Dans les deux cas que j'ai eu l'occasion d'observer les choses se sont passées ainsi.

Cependant il est manifeste qu'après huit jours une lésion semblable, tout en n'étant plus douloureuse, ne saurait être réparée. Il faut donc tenir compte du fait dans les conseils à donner au blessé et ne l'encourager qu'à certains mouvements limités, à certaines fonctions compatibles avec le défaut de réunion de l'os.

Les variétés de fracture de l'omoplate que je n'ai pas eu l'occasion de traiter, fracture de l'acromion, fracture de l'apophyse coracoïde, me paraissent tout à fait susceptibles d'un bon traitement par le massage. Occupant une région plus étroite et plus accessible, elles auraient besoin d'une action plus limitée, c'est-à-dire du massage avec les pouces et avec l'extrémité palmaire des doigts. Mais on n'aurait pas d'avantage pour elles à faire une contention inefficace et fort gênante.

CHAPITRE XVII

Je n'ai pas eu l'occasion de traiter des fractures de côtes
par le massage ; les occasions d'hospitaliser les malades qui
en sont atteints ne sont pas très communes et il faudrait,
pour faire cette tentative d'une façon intéressante, observer
de très près le sujet. Cependant je me suis dit bien souvent
qu'à cause de la douleur exquise subie par tant de malades
on aurait très probablement une ressource utile dans le
massage. Il est bien certain qu'un côté seulement du foyer
de fracture est accessible. Mais malgré cela on aurait
peut-être une action assez satisfaisante des pressions faites
avec les pouces ou avec l'extrémité des doigts autour de la
partie accessible du foyer de fracture. Je ne verrais certainement aucun inconvénient à faire cette tentative. Il faudrait de toute évidence éviter les pressions directes sur le
foyer, sur l'os, tout au voisinage de la rupture.

Je ferai remarquer en passant qu'on ne saurait ici reprocher au masseur de mobiliser les os de façon à les empêcher
de se souder. J'ai précisément indiqué les côtes qui se
réparent toujours, toujours solides, comme donnant un

bon exemple de la réunion facile des extrémités qui se déplacent.

Je serais d'autant plus disposé à modifier la thérapeutique des fractures de côtes que, tout en admettant le soulagement par les ceintures fixatrices, je ne crois pas que cette fixation immobilise bien sérieusement la côte.

En étudiant la thérapeutique actuelle des fractures de côtes, on constate que pour que la fonction se rétablisse, il n'est pas du tout indispensable que la côte soit solide et réparée. Il suffit que le foyer ne soit pas douloureux. Suivant la vaillance des sujets, l'empressement à travailler est chose très variable, et beaucoup font des mouvements violents avant toute possibilité de réparation. Cependant la constatation d'une pseudarthrose après fracture de côte est chose tellement rare, que pour ma part je n'en ai jamais constaté.

Il ne s'agirait donc pour la pratique nouvelle que de profiter d'une constatation ancienne, et d'améliorer une thérapeutique d'inaction en supprimant de bonne heure la douleur, tout en conservant le bandage de corps, ce minimum de fixation qui limite le traumatisme nouveau par la fonction.

CHAPITRE XVIII

FRACTURE DES OS DE LA MAIN.

J'ai réservé pour la fin de l'étude du massage au membre supérieur les fractures de la main qui ont le plus souvent les métacarpiens pour siège. Une première remarque est à faire à leur sujet. Ordinairement, toujours avec les idées régnantes sur l'immobilisation même sans massage, on leur assigne un traitement beaucoup trop long.

D'abord s'il y a déplacement des extrémités des os, en quatre ou cinq jours, la déformation est bien acquise : il y a une solidité telle que rien ne pourrait plus déplacer les fragments pour les amener en une autre situation plus conforme à la situation normale.

En outre la main est un des organes pour lesquels l'immobilisation est le plus préjudiciable.

Enfin, ces fractures, quoique sans gravité sont souvent très douloureuses.

Pour ces trois motifs le massage est bien indiqué dans ces fractures et j'ai eu plusieurs occasions de l'appliquer. Il m'est arrivé de retirer au bout de cinq jours un appareil qui avait été appliqué. Il m'est arrivé aussi de n'appliquer aucun appareil. J'ai en particulier le souvenir d'un homme qui avait reçu un coup d'une manivelle sur le dos de la main qui avait brisé le deuxième métacarpien et qui me fut adressé pour lui faire mettre un appareil. Il souffrait beaucoup, n'avait aucun déplacement sensible; il fut massé et guérit très parfaitement après un petit nombre de séances de massage qui avaient très rapidement fait disparaître la douleur.

RECHERCHE DE LA FRACTURE.

Dans ces cas il faut recommander une véritable prudence dans la recherche de la fracture. Les fragments sont ordinairement opposés ou engrenés de telle sorte que la réparation est bien préparée. Avec la manie de la recherche de la crépitation il n'est pas rare que l'on modifie très malheureusement ces bonnes dispositions. J'ai eu l'occasion de voir, il y a des années déjà, un sujet chez lequel j'avais constaté une fracture de métacarpien avec plaie *sans déplacement*. Je donnai le conseil de laisser la main enveloppée sans appareil spécial et de masser doucement au bout de peu de jours. Un chirurgien de grand renom qui vint voir le malade quelques heures après moi, dans ses recherches de la crépitation, déplaça si bien les fragments qu'il fallut des manœuvres de réduction douloureuses et l'application d'un appareil pour remettre les choses en bon état.

Sauf en cas de gonflement considérable, le diagnostic de cette fracture n'est pas difficile; par conséquent ces manœuvres violentes sont parfaitement inutiles, et, la crépitation manquât-elle, on pourrait parfaitement s'en passer. Mais dans le cas de gonflement très considérable où cette recherche serait difficile, il y aurait tout avantage à ne pas insister, à masser, à faire ainsi disparaître la douleur et le gonflement, et l'on constaterait par la suite, en observant le cal, que la fracture avait bien réellement existé. J'ai eu l'occasion de procéder ainsi et mon patient ne s'en est pas mal trouvé.

MANŒUVRES DE MASSAGE.

Les manœuvres du massage seront simples. Ce seront au début des pressions de toute la main, d'ensemble, des manœuvres en bracelet; et, lorsque la douleur sera un peu atténuée, des pressions avec l'extrémité des pouces.

Ces manœuvres seront répétées quelques jours de suite et seront parfaitement suffisantes pour amener une guérison très rapide avec conservation parfaite des fonctions de la main.

MOUVEMENTS A PROVOQUER.

Il faut, dans les mouvements à faire exécuter après le massage, *détailler* en quelque sorte les mouvements passifs des doigts. C'est là le point important, car le sujet qui a souffert immobilise volontiers ses doigts, et si ceux-ci ne sont mobilisés très rapidement, la raideur et la lourdeur de la main sont susceptibles de persister fort longtemps.

Quant aux mouvements actifs, ils peuvent être permis très rapidement, surtout en ce qui concerne les mouvements de peu d'étendue. Il faut seulement recommander au sujet d'éviter les mouvements dans lesquels on ferme la main avec violence, comme lorsqu'on soulève des poids, lorsqu'on fait des tractions énergiques.

Ces grands mouvements de fermeture de la main ont en effet une tendance à faire fléchir l'os brisé, et, si une déformation secondaire pouvait se produire, ils la détermineraient.

Tous les petits mouvements des doigts au contraire ne peuvent qu'entretenir la souplesse de l'organe sans exposer à aucune chance de déformation, ni sans rappeler aucune douleur.

RÉSULTATS DU TRAITEMENT.

Les avantages de ce traitement par le massage sont manifestes de deux façons différentes.

D'abord le traitement est très rapide et l'on est tout surpris de voir qu'en très peu de jours on n'observe en quelque sorte plus trace du traumatisme.

Puis dans les suites de traitement la douleur disparaît. Or c'est, dans la suite des fractures des métacarpiens, un phénomène très fréquent que la douleur persistante au niveau du foyer de la fracture amenant une gêne véritable dans les manœuvres de préhension.

Or avec le massage cette douleur disparaît rapidement et les fonctions de la main redeviennent complètement possibles et faciles.

CHAPITRE XIX

Les fractures du membre inférieur diffèrent sensiblement de celles du membre supérieur en ce qui concerne le massage. Il ne serait pas moins nécessaire sans doute de les soumettre au massage, de mobiliser rapidement les articulations et les muscles et de rendre au plus tôt les fonctions au membre. Mais la situation des os et la nature de leurs fonctions qui les amènent à subir des efforts et des pressions considérables modifient les conditions dans lesquelles notre intervention peut se produire.

En outre, pour beaucoup de points où les fractures se produisent, la forme même de l'os et la puissance des muscles qui agissent dans des directions nouvelles, entraînent la production d'une déformation importante et d'une mobilité dangereuse contre laquelle le chirurgien peut avoir à lutter. En pratiquant la méthode nouvelle, le danger n'est pas en effet la difficulté de la réparation osseuse, causée par les mouvements des manœuvres, mais le déplacement secondaire des fragments et la production d'une difformité trop grave. Telles sont les conditions qui pour certaines fractures doivent rendre impossible le traitement par le massage ou mener à le faire très modifié. Mais cependant, en tenant compte de ces notions générales et en abordant avec conviction le traitement par le massage, on reconnaîtra, l'expérience aidant, que pour certaines fractures du membre inférieur le massage est le seul traitement rationnel et que pour d'autres en apparence moins propices à ce genre de traitement, avec des artifices, avec une habileté suffisante, on l'applique encore très régulièrement au grand bénéfice du patient. Enfin on pourra reconnaître que parmi les fractures pour lesquelles le massage devait au premier abord être écarté, il y en a beaucoup encore pour lesquelles on peut en obtenir un bénéfice sérieux si on pratique avec discrétion des manœuvres bien combinées avec les traitements destinés à déterminer une contention rigoureuse.

Au membre inférieur comme au membre supérieur ce sont les fractures voisines des articulations qui forment le champ le plus favorable pour l'application du massage. Fort heureusement ce sont ces fractures pour lesquelles le massage est le plus utile; et il n'y en a guère d'entre elles pour lesquelles je ne sois arrivé à l'appliquer avec succès en transformant du tout au tout, on peut le dire, la thérapeutique et les suites de ces fractures. Au premier rang de ces fractures du membre inférieur qui doivent être traitées par le massage, il faut placer la fracture du péroné. Aussi je commencerai par elle comme pour le membre supérieur j'ai commencé par la fracture du radius, non seulement parce que les occasions d'appliquer la thérapeutique seront nombreuses, mais parce que la description plus longue et plus complète pour elle nous permettra de bien établir le type et les variétés des manœuvres à exécuter pour le membre inférieur, manœuvres qui sont ensuite reproduites avec les variantes nécessaires dans les autres régions du membre inférieur.

Mais de ce que les occasions de masser la fracture du péroné sont plus fréquentes, plus complètes, plus parfaites que les occasions de masser d'autres fractures, il ne faut pas conclure que la thérapeutique par le massage doive être limitée à cet os. Non seulement on doit actuellement l'étendre à tous les segments du membre sous les formes que j'ai indiquées; mais on doit réussir à étendre chaque jour son champ d'action par des artifices.

Le traitement des fractures du membre inférieur avec des appareils permettant la marche est actuellement préconisé. Il est certainement fondé sur un principe excellent. Il poursuit un but analogue à celui que j'ai poursuivi en massant. Je crois qu'il est plus difficile à réaliser, je crois aussi que là où l'on peut comparer les deux méthodes, on trouvera des résultats moins parfaits.

CHAPITRE XX

FRACTURE DU PÉRONÉ.

C'est la fracture qui a été massée le plus souvent par les inconscients du massage, les uns étant instruits, mais massant parce qu'ils méconnaissaient la fracture, les autres étant ignorants, et, comme les rebouteurs, massant en pensant qu'il n'y avait rien de cassé mais *quelque chose de démis à rebouter* ou à remettre en place.

Depuis mes publications on a un peu massé les fractures du péroné, assez timidement du reste, mais le gros des praticiens continue à placer des appareils qui restent en moyenne six semaines et laissent après eux des raideurs difficiles à réparer et dont l'influence se fait sentir souvent toute la vie.

Quelques-uns se trouvent très hardis parce qu'ils ont abrégé sensiblement la durée d'application de ces appareils.

Tout cela est bien loin de la vérité, bien loin de la thérapeutique rationnelle de la fracture du péroné, qui doit être autrement hardie et qui peut rendre les suites de la fracture si bénignes qu'elle puisse compter seulement pour quelques jours de chômage, tandis qu'à l'heure actuelle il faut encore

la compter comme un accident grave, pénible pour ceux qui
ne travaillent pas manuellement, et vraiment redoutable
pour ceux qui travaillent et portent des fardeaux.

J'ai massé régulièrement la fracture du radius avant la
fracture du péroné, tout en agissant dans les deux cas vers
la même époque. J'étais encouragé à agir ainsi par mes
premiers essais sur la fracture du radius, mais j'y étais aussi
préparé par les observations que j'avais faites depuis longtemps sur la fracture du péroné elle-même.

J'avais très fréquemment massé *dans l'entorse* et j'estimais
que l'*entorse et la fracture du péroné* ne sont pas séparées par
des différences fondamentales. Je pensais aussi, et j'en avais
la preuve, que dans un grand nombre de cas des fractures
du péroné avaient été massées par erreur parce qu'on les
avait prises pour des entorses; et cependant les accidents
formidables dont on menaçait les auteurs de cette erreur ne
s'étaient pas présentés.

En outre, toujours hanté de la préoccupation de mobiliser
de bonne heure les régions atteintes de fracture, j'avais fait
des essais sur les sujets atteints de fracture du péroné.
J'étais arrivé à lever les appareils beaucoup plus rapidement
que ne le faisaient la plupart de mes collègues. Mais j'avais
rencontré ici plus de difficulté que pour la fracture du
radius, pour laquelle la suppression de tout appareil et la
mobilisation prématurée m'avaient si bien réussi. Ici la
mobilisation prématurée était douloureuse. Les malades se
souciaient peu de marcher sur des membres qui paraissaient
peu solides. Je gagnais quelques jours seulement sur le temps
employé par les autres et j'observais encore des raideurs

secondaires comme avec les appareils appliqués trop longtemps, tout en arrivant à des résultats un peu plus favorables.

Ce qui manquait à cette pratique de la mobilisation prématurée, c'était le massage, et j'avais à peine commencé à
l'employer que je vis tous les résultats de ma pratique se
métamorphoser.

Dès le début, la douleur disparaissant, les malades étaient
les premiers à souhaiter la mobilisation que je provoquais et
cherchaient à faire tant de mouvements qu'il fallut les retenir
plutôt que les pousser à marcher.

La fracture du péroné, comme toutes les fractures articulaires, compte parmi celles qui bénéficient le plus du massage.
Je dis comme toutes les fractures articulaires, bien que certaines variétés de la fracture ne comprennent pas l'articulation à proprement parler. Mais dans ce cas même l'articulation est tellement proche qu'elle souffre de la fracture par
un même mécanisme, sans compter qu'en outre de la lésion
osseuse, des lésions évidentes se rencontrent toujours dans
l'articulation et dans son voisinage immédiat.

On peut donc dire que toutes les variétés de la fracture du
péroné à l'extrémité inférieure sont justiciables du massage.
J'ajoute immédiatement que le bénéfice du même traitement
doit être accordé aux fractures de toute la diaphyse du
péroné et que je l'ai fait avec grand succès pour l'extrémité
supérieure.

En effet, la seule contre-indication du massage pour cette
fracture appartiendrait à certaines tendances au déplacement. La tendance au renversement du pied en dehors, à

la luxation du pied me paraît être à peu près la seule contre-indication.

Encore faut-il bien faire remarquer que cette contre-indication ne subsiste que si on ne trouve aucun artifice pour éviter le déplacement tout en pratiquant le massage. Or je puis dire que dans ce cas, comme dans bien d'autres, il est possible de tourner la difficulté en massant avant de placer un appareil, en maintenant l'appareil en place seulement pendant trois ou quatre jours, en le retirant pour le massage, en le remettant en place ensuite. Je ferai même remarquer que la durée de l'application de cet appareil protecteur devra être courte. Du douzième au quinzième jour, toute tendance au déplacement est complètement disparue. On peut alors laisser le membre à lui-même ou tenu par un appareil très léger. Il ne faudrait pas sans doute à ce moment permettre la marche, qui pourrait encore provoquer des déformations. Mais les simples déplacements du pied dans le lit seraient incapables alors de reproduire les déformations. Il y a alors un commencement de réparation assez solide pour tenir les parties en contact. Je parle, bien entendu, non des cas où l'on a mis un appareil sans masser, en se promettant de masser le membre solide, mais des cas où le membre a subi plusieurs bonnes séances de massage, car il ne faut pas oublier que le massage *active dans une mesure considérable* le processus de réparation des fractures.

La réserve que je viens de faire est la seule qu'il faille faire pour les fractures du péroné; en dehors des cas de mobilité permettant un déplacement du pied, la fracture peut être traitée carrément par le massage, sans appareil ou avec des moyens de contention insignifiants, pour lesquels le placement correct dans le lit sera l'adjuvant le plus sérieux.

Comme je l'ai conseillé pour toutes les fractures, le massage devra être commencé le plus tôt possible après la production de la fracture, et plus tôt il aura été pratiqué, plus parfaits seront les résultats.

VARIÉTÉS ET CARACTÈRES DES FRACTURES DU PÉRONÉ.

Les fractures du péroné se présentent dans des conditions assez différentes, et l'on conçoit assez bien les discussions sur le mécanisme, parce qu'il est évident aujourd'hui qu'il n'a pas l'uniformité qu'on lui a attribuée. Dans ce mécanisme, l'adduction et l'abduction du pied peuvent certainement jouer un rôle, et on conçoit très bien ces deux mécanismes différents, si on tient compte avec l'adduction de la traction sur la pointe de la malléole externe par les ligaments. On pourrait même ne pas rejeter la possibilité de la production de la fracture par diastasis, comme la voulait Maisonneuve, tout en lui assignant des cas extrèmement rares. Mais quelles que soient les explications, les interprétations du mécanisme, on se trouve en présence de variétés très différentes.

Un caractère très général de ces fractures est celui sur lequel avait insisté Malgaigne. Un très grand nombre existent avec si peu de déplacement, que la contention n'a

guère d'objectif. Malgaigne avait déjà montré que pour
beaucoup de cas, il serait possible d'abandonner le sujet
dans son lit sans aucune espèce d'appareil. Il est vrai que
cette proposition était restée à l'état platonique, et qu'on
n'en avait tiré aucun principe thérapeutique. Malgaigne
avait même si bien insisté sur ce fait, qu'il attribuait les
descriptions de Dupuytren au désir de justifier ses propositions sur le mécanisme de la fracture et les nécessités de
son appareil. Non seulement pour lui la dénomination de
coup de hache était mauvaise, presque ridicule, mais la
déformation correspondante n'existait que bien rarement.

Deux caractères sur lesquels Malgaigne avait également
bien insisté ont une très grande importance au point de
vue de notre exploration. La douleur de la fracture avec
sa localisation est absolument pathognomonique, et il suffit
de la constater nettement sur la continuité de l'os pour
pouvoir affirmer la fracture.

L'épanchement sanguin, sans avoir le même caractère
absolument pathognomonique, est encore très caractéristique de la fracture quand il existe. L'ecchymose a une
véritable importance; en la voyant, on peut à l'avance en
quelque sorte affirmer la fracture. On peut dire qu'à cela
il y a quelques exceptions, et que l'on voit des entorses
graves accompagnées d'ecchymoses. Je n'en disconviens
pas et j'en ai montré des exemples. Je ferai toutefois
remarquer que ces entorses sont caractérisées, non par
la déchirure des ligaments à proprement parler, par leur
rupture dans leur partie moyenne, mais par leur arrachement avec des fragments osseux, de peu de hauteur, mais

assez larges. Ce sont ces arrachements d'os qui sont la source de l'hémorrhagie et ces lésions ne diffèrent pas sensiblement de celles des fractures de l'extrémité de l'os.

Les entorses de ce genre ont du reste, de tout temps, été considérées comme des lésions graves, et leur thérapeutique doit se rapprocher de celle des fractures véritables du péroné, car, tandis que pour les entorses ordinaires traitées par le massage, on peut permettre la marche au bout de peu de jours, pour celles-ci, il faut être plus prudent et ordonner un repos consécutif un peu prolongé.

Parmi les signes de la fracture, on doit naturellement citer la crépitation, mais il faut bien savoir qu'il est absolument inutile de la rechercher. Dans les cas où il y a une grande mobilité, on la trouve sans la chercher, quelquefois même au début avec une mobilité moindre, même avec des manœuvres très délicates de recherche de la douleur on la rencontre; et on peut en tenir compte. Mais dans tous les autres cas, il faut bien se garder de recourir aux pratiques pitoyables qui aboutissent à des déplacements inutiles de fragments pour une curiosité sans objet.

MANŒUVRES DE RECHERCHE.

Auprès d'un sujet chez lequel la nature du traumatisme et l'aspect des parties font soupçonner une fracture du péroné, on examinera avec douceur le membre étendu sur un coussin. Le gonflement et l'ecchymose auront frappé la vue, et l'attention de l'observateur aura dû se porter sur les renseignements que le sujet a pu donner sur le mécanisme de son accident, mécanisme sur lequel il ne faudrait pas toutefois trop insister, le sujet ayant toujours une grande tendance à tenir compte, dans ces cas, plus de la cause de sa chute que du mode même de cette chute. Ce n'est souvent qu'avec beaucoup d'attention que, pour certains sujets, on peut reconnaître qu'il s'agit bien d'une lésion de cause indirecte, tandis que le sujet vous avait tout d'abord affirmé qu'il s'agissait d'une lésion de cause directe. Par exemple, il a été frappé dans une rixe et il est tombé. C'est le coup qui est la cause du mal selon lui. En réalité, c'est dans la chute qu'il s'est fait une fracture du péroné en se *tordant le pied*.

Pour pratiquer l'exploration proprement dite du membre, il est absolument inutile de faire souffrir le malade, car la douleur que nous cherchons est une douleur locale, qui souvent nous est indiquée par le sujet lui-même qui vous montre le point où tous mouvements, toutes secousses ont leur retentissement. Puis il est absolument inutile de rechercher cette douleur par les déplacements du pied. C'est par le toucher directement exercé qu'il faut préciser sa localisation. Ce toucher, prudemment fait, va, du même coup, nous donner tous les enseignements sur l'étendue du foyer de fracture, sur l'épanchement sanguin et sur le déplacement s'il existe.

Non seulement il est inutile pour tout cela d'ébranler le pied violemment, mais il est facile de le faire fixer par un aide de telle sorte que toute secousse imprévue soit ménagée. A défaut d'aide qui vous permette d'employer les deux mains pour rechercher le foyer, vous pouvez aisément fixer la jambe de la main gauche, tandis que vous explorez ce foyer de la main droite.

C'est au moment où vous fixez ainsi le membre, que vous pouvez apprécier les déplacements s'il y en a, car il faut des lésions bien considérables pour que vous les ayiez d'abord aperçues sur le membre que vous n'avez pas encore manié, et ces désordres énormes sont d'une rareté infinie. La déformation la plus apparente quand vous saisissez un pied et que vous l'examinez successivement de face et de profil est le renversement du pied en dehors. Ce renversement peut être caractérisé par une très légère inclinaison de la plante du pied; il peut aller jusqu'à la luxation du pied en dehors.

Il est important de bien apprécier cette déviation de la plante du pied, car si elle a un caractère un tant soit peu marqué, elle indique la nécessité d'appliquer un appareil au moins pendant quelques jours, et surtout elle indique qu'il faut absolument empêcher le sujet de marcher au cours de son traitement. Nous verrons plus loin que bien des patients ne s'en font pas faute.

La déviation caractérisée par le coup de hache est très rare et on ne l'observe presque jamais à l'œil. Même avec de gros déplacements osseux, il faut, pour la mettre en relief, que les mains, appuyant dans la région, dépriment la peau du membre au niveau des fragments pour qu'on puisse la noter, même dans les cas les plus graves sur lesquels nous allons revenir et avec lesquels un redressement du pied et une contention serrée peuvent être nécessaires.

La déviation de la pointe du pied en dehors n'existe que lors de désordres énormes, et alors que la mortaise a été véritablement effondrée.

Si, le pied étant bien fixé pour éviter tout ébranlement, les pouces ou l'extrémité des doigts explorent le péroné sur toute la longueur de son trajet, et de bas en haut, on trouve un point douloureux, soit immédiatement au-dessus de la pointe de la malléole, soit à mi-trajet de cette malléole, soit à la base même au point où s'allonge le col qui relie la malléole au corps ou à la diaphyse du péroné. Rien n'est plus facile que de déterminer le point exactement douloureux dans une exploration attentive. Tout au plus, dans les cas obscurs, peut-on se permettre de saisir le pied et de tendre en quelque sorte la région en l'inclinant à peine en dedans.

Dans quelques cas au cours de cette recherche, même en la faisant avec beaucoup de délicatesse, on a perçu une crépitation légère, qui ne peut être une crépitation sanguine, car si celle-ci se produisait, ce ne serait que parce que les doigts seraient appuyés sur un foyer sanguin, facile à limiter, volumineux à contourner, et alors on n'aurait aucun doute sur l'origine de la crépitation. La question ne se poserait pas.

Dans toute cette région on n'observe pas de déformation à proprement parler. Cependant les doigts perçoivent très souvent une rainure parfaitement sensible. Plus tard, quand le péroné sera bien consolidé, dans le même point exactement, on observera une petite saillie en forme de crête ; ce sera le cal que l'on sentira.

On peut dire qu'ainsi le diagnostic est fait. Sans doute il faut encore étudier l'état de l'articulation, il faut avec soin examiner son côté interne, et voir ce qu'il est advenu du ligament latéral interne, et même de l'extrémité de la malléole interne. Mais toute cette exploration complémentaire peut s'accomplir sans ébranlement douloureux.

Lorsque dans son exploration le doigt remonte sur le péroné, il peut encore trouver la sensibilité spéciale limitée en un point sensiblement plus élevé et franchement au-dessus de l'articulation tibio-tarsienne. C'est là où le doigt constate la déformation spéciale en même temps qu'il détermine la douleur. Mais Malgaigne avait grandement raison de dire que la déformation de la fracture du péroné est très rare. Même si nous sommes dans la région où le coup de hache peut être observé, ce coup de hache est tout à fait exceptionnel. Ou bien on n'observe pas de déformation sensible, ou bien on observe une dépression de l'os négligeable et sans mobilité latérale appréciable de la mortaise tibio-tarsienne, ou bien on observe une véritable dépression, enfoncement du fragment supérieur du péroné ordinairement accompagné d'un certain degré de renversement du pied en dehors.

Dans ce dernier cas, il n'est pas rare d'observer un arrachement assez complet de la malléole interne. Mais il ne faudrait pas croire que la déchirure du ligament latéral interne soit l'apanage exclusif des fractures du péroné avec grandes déformations. On trouvera cette déchirure dans nombre de cas, où il n'y a aucun déplacement et aucune tendance au déplacement ; et le nombre des fractures du péroné pour lesquelles j'ai pu faire masser sans appareil, alors que le ligament latéral interne était déchiré, est considérable.

Il y a donc lieu ici, en même temps que l'on détermine la localisation de la douleur, en même temps qu'on étudie la déformation, de bien mesurer la tendance au déplacement. Or tout se peut faire simultanément et sans peine. La localisation de la douleur se fait essentiellement par des pressions alternatives dans les régions soupçonnées, c'est-à-dire sur les ligaments péronéo-tibiaux et sur le péroné lui-même. Malgré la sensibilité qui existe tout au pourtour de l'articulation, on voit d'ordinaire assez aisément le maximum des points douloureux que le sujet vous désigne lui-même soit en pressant sur les points douloureux, soit en vous désignant les points qui l'ont fait souffrir depuis son accident, au cours de ses essais de marche ou simplement pendant ses mouvements au lit.

En suivant avec soin les préceptes sur lesquels j'ai insisté, le chirurgien arrivera, sans faire souffrir son patient, à constater la réalité de la fracture et toutes les conditions qui lui sont utiles pour la thérapeutique.

Ce n'a pas toujours été la coutume d'agir ainsi.

Il n'est pas inutile, à propos de l'examen pour cette fracture, de rappeler une des aberrations chirurgicales les plus remarquables au sujet d'un signe qui a été et qui est encore sérieusement recherché au grand dommage du patient et de son articulation. Je veux parler

du mouvement qui permet de constater si la mortaise péronéo-tibiale a conservé son élasticité. Certains chirurgiens,
renouvelant un supplice de l'Inquisition destiné à vous
disloquer les articulations, n'ont pas craint de conseiller
de saisir le pied d'une main, tandis que l'autre main tient
la jambe, en cherchant à entraîner violemment le pied en
dehors. Si la malléole externe est intacte, le pied est ramené
par l'élasticité de l'os contre la malléole interne, même
avec bruit. Si le péroné est brisé, cette élasticité ne peut
plus entrer en jeu et le pied ne rentre en place que doucement, que mollement, en quelque sorte. C'est là sans doute
un souvenir de la férocité avec laquelle a été exercée la
chirurgie, et de l'aberration où la manie de rechercher
certains signes des fractures a pu conduire les chirurgiens pourtant les plus éminents.

C'est au contraire avec la plus grande douceur que le
chirurgien qui vient de constater la réalité d'une fracture
doit explorer les mouvements possibles, se rendre compte
de ce qui est douloureux, du champ qui peut être donné à
des mouvements provoqués, en un mot étudier tout ce qui
concerne l'état du membre, les conditions des articulations,
des muscles et de la peau.

Ici comme en beaucoup de régions, ainsi que je l'ai répété
nombre de fois, il ne faudrait pas se faire scrupule, en cas
de douleur excessive, *de recourir au massage pour anesthésier la région avant même d'être assuré d'un diagnostic
exact*. D'abord le chirurgien peut se souvenir, pour cette
fracture en particulier, que bien souvent on l'a traitée
comme entorse par le massage en commettant une erreur

de diagnostic et que les malades ne s'en sont pas plus mal trouvés. Et puis c'est une règle générale pour moi que d'agir ainsi, et les gonflements douloureux sont si bien modifiés par cette pratique qu'il n'y a pas lieu d'hésiter. Enfin, même s'il existait un déplacement important que masque le gonflement, les manœuvres à employer seraient incapables de l'augmenter.

MANŒUVRES DU MASSAGE.

La fracture est bien étudiée, bien déterminée en ajoutant aux notions générales connues sur les fractures les notions nouvelles sur lesquelles je me contente d'insister; car pour le péroné pas plus que pour les autres fractures je n'ai la prétention de donner une histoire complète, mais seulement les indications et les notions qui intéressent particulièrement le massage.

On procède alors aux manœuvres du massage, et cela sans tarder. Pourquoi reculer? Du reste plus le massage est rapproché de l'époque du traumatisme, plus ses résultats seront complets; plus vite le sujet aura été massé, plus vite il sera soulagé de ses douleurs.

Sans doute, après l'examen, il aura fallu bien déterminer les cas où il y a lieu de pratiquer le massage pour tout traitement et les cas beaucoup plus rares où il y aura lieu d'appliquer un appareil après le massage. J'y reviendrai plus loin après avoir bien déterminé la nature des manœuvres qui sont applicables à cette fracture en donnant le plus d'exemples possible des variantes de ces manœuvres, car il s'agit en somme d'une fracture très commune que l'on aura souvent l'occasion de masser et on pourra plus tard appliquer à d'autres fractures dans d'autres circonstances, les manœuvres appliquées à celle-ci.

Les explorations préliminaires vous ont d'abord bien indiqué les points qui ne doivent pas supporter de pressions directes.

Là comme partout il n'y a qu'une région à éviter, c'est le point précis de la solution de continuité de l'os. Or, précisément le point où l'os est brisé est déterminé par l'excessive douleur à la pression, par la douleur localisée bien connue. Il ne faut pas oublier qu'un appoint douloureux, spécial à la pointe de la malléole interne, indique aussi un tout petit foyer de déchirure osseuse qui doit être évité dans les manœuvres, comme nous avons vu que les manœuvres pour la fracture du radius doivent éviter l'arrachement de l'apophyse styloïde du cubitus.

Ces réserves faites, on voit que, eu égard au volume de la partie brisée, les surfaces à masser sont relativement considérables, d'autant plus que la région qu'il est nécessaire de masser s'étend non seulement à l'articulation tibio-tarsienne, mais à tout le pied et à une partie du mollet, de la jambe.

Il s'agit d'abord de fixer le membre sur lequel les manœuvres du massage doivent être exécutées.

Dans la plupart des cas la tendance au déplacement étant médiocre, l'immobilisation du membre est très facile et on peut la laisser un peu à la fantaisie de l'opérateur. Le

membre peut être placé sur des coussins sans être autrement fixé. L'opérateur peut le placer au-devant de lui sur
ses genoux, en ajoutant sur ses genoux un coussin mince
mais dur qui lui donne un point fixe pour ses pressions.

Dans le cas de tendance au déplacement comme dans
celui que nous avons signalé au début, ou lorsque, durant
les premières séances, on cherche à épargner des ébranlements douloureux, le mieux est de fixer le membre sur un
coussin et de l'immobiliser. Cette immobilisation peut être
faite par une main de l'opérateur qui masse avec l'autre
main. Ou bien, si l'opérateur veut masser avec ses deux
mains, il fait fixer le pied par un aide qui le tient à une ou
deux mains, le pied étant placé dans une flexion un
peu exagérée, situation où l'immobilisation est la plus
parfaite.

Les mouvements, les manœuvres du massage devront
être les suivants.

On conçoit que pour circonscrire les os, pour pénétrer
dans les anfractuosités qui sont autour des os et des articulations, l'emploi des pouces est tout indiqué, soit qu'on
agisse avec un seul pouce, soit que les deux pouces soient
mis en action simultanément. Or ici cette action des deux
pouces est très satisfaisante, car les deux pouces s'appuient
en quelque sorte l'un l'autre, surtout lorsque les pressions
doivent devenir énergiques.

Au contraire, au début de la séance, l'action d'un seul
pouce est plus facile à diriger, et à mesurer jusqu'à ce
que la période d'anesthésie ait été acquise.

L'emploi de la face palmaire des doigts est moins indiquée que l'action des pouces, mais elle est utile cependant, surtout en cas de gonflement considérable, ou sur les sujets gras chez lesquels les parties sont réellement volumineuses. Comme pour le pouce, on emploie une main, ou les deux mains simultanément quand le membre est assez peu sensible pour que l'action puisse être tout à fait énergique.

L'emploi d'une main tout entière formée en bracelet et permettant une sorte de passe d'effleurage ou du moins une action très douce de la main, est un mode d'action qui doit être très employé au début pour anesthésier le membre. Avec un peu de tact, la main évite de presser au niveau du foyer de la fracture au-dessus de laquelle elle passe. Pendant qu'une main exécute ce mouvement, l'autre main de l'opérateur peut fort bien fixer le pied s'il y a nécessité.

A la fin du massage, ce mouvement de la main en bracelet détermine avec avantage de larges pressions ascendantes auxquelles il est facile de donner la force nécessaire comme si on voulait chasser tous les liquides de la région, et ce mouvement complémentaire termine fort bien l'opération.

J'ai fait indiquer aussi le mouvement de meule qui peut ici être appliqué avec avantage, car on trouve souvent des épanchements considérables qui résistent longtemps aux pressions. Or ce mouvement de meule peut être gradué très facilement, il peut être doux ou énergique et il s'approprie très bien à toutes les nécessités si variées du traitement de cette fracture.

En effet, si toutes les variétés de la fracture du péroné

sont toutes justiciables du massage, les aspects du membre à masser et ses conditions de vitalité varient à l'infini et il faut que le masseur ait le tact de varier ses pressions et de les accommoder à ses nécessités.

J'ai dit que toutes les variétés de fractures du péroné sont justifiables du massage. En effet, ces variétés se distinguent essentiellement les unes des autres par la tuméfaction et par la douleur; or, plus les fractures causent de douleurs, plus elles subiront l'influence bienfaisante du massage.

Le gonflement de la région fracturée est rapidement modifié par les pratiques du massage. Tandis qu'une fracture du péroné traitée par les appareils ordinaires s'accompagne de gonflement encore un temps fort long, celle qui a été traitée par le massage n'est plus accompagnée de gonflement au bout de très peu de jours. Il n'y a donc pas lieu de séparer, au point de vue des indications, les fractures de la malléole, celles de la base et celles qui sont situées au-dessus de cette base, parce que les désordres qui les accompagnent sont plus ou moins étendus. Plus ces désordres sont étendus, et plus l'influence bienfaisante du massage se fera sentir.

En ce qui concerne la douleur, l'indication est peut-être plus nette encore. Les variétés de fracture du péroné diffèrent infiniment, par les phénomènes douloureux. Dans ces phénomènes douloureux, il y en a toujours de deux ordres, ceux qui ont pour siège l'articulation tibio-tarsienne ou les parties molles voisines, et ceux qui appartiennent au foyer même de la fracture.

On conçoit bien que plus les phénomènes du premier ordre seront marqués, et plus la nécessité du massage se fera sentir, puisque le massage, par ses propriétés analgésiantes, va, dès les premiers jours, faire disparaître ces douleurs. Quant aux douleurs du foyer de la fracture, ces douleurs d'une région limitée seront très attentivement appréciées, car elles vont nous servir de guide pour éviter les grands mouvements de ce foyer qui pourraient gêner la réparation, et en tous cas rendre les manœuvres pénibles.

Si cette douleur se marque vers la pointe de la malléole interne, elle nous montre qu'il y a eu là un arrachement. Mais elle ne pourrait nous donner une contre-indication. Nous verrons plus loin que l'on peut intervenir en cas d'arrachement de la malléole interne, mais aussi que quand on a affaire à une véritable fracture bimalléolaire, le massage peut encore être tout à fait indiqué.

Ce qui pourrait être nuisible, ce qui pourrait fournir une contre-indication, ce serait le déplacement ou la mobilité du pied. Encore faut-il bien savoir que cela ne pourrait indiquer qu'une nécessité de contention à faire succéder aux manœuvres de massage, et non une contre-indication à ces manœuvres elles-mêmes.

Cette mobilité de la fracture, la tendance au déplacement peut se présenter sous deux formes.

Dans certains cas, cette mobilité est médiocre, elle ne serait mise en jeu que par des pressions violentes comme celles du poids du corps par exemple. En un mot, dans ces cas, si le sujet venait à marcher, il déterminerait une déviation du pied. Mais s'il reste au repos au lit, le pied placé dans une bande roulée un peu serrée entre des coussins durs comme des coussins de sable, le déplacement n'a pas lieu. On conçoit aisément que cette tendance modérée au déplacement ne puisse pas gêner beaucoup pour le massage.

Supposons, au contraire, que la mobilité des os est telle qu'un déplacement considérable se produise par le seul poids du pied. Ou bien supposons un déplacement primitif considérable; ce déplacement ayant été réduit, se reproduit aisément. On peut encore utiliser le massage, mais il faut recourir à des artifices pour maintenir le pied en bonne situation pendant les dix ou douze jours qui lui sont nécessaires, pour retrouver une situation correcte avec une solidité suffisante.

Mais, que l'on n'oublie pas que parmi les fractures du péroné, ces fractures à tendances fâcheuses s'accompagnant du renversement ou de la luxation du pied, celles qui s'accompagnent de grosses difformités avec tendance du pied à abandonner l'axe du membre, sont de beaucoup les plus rares; et le chirurgien n'aura à s'ingénier pour des appareils que dans ces cas très exceptionnels.

Suivant la règle générale que j'ai posée, le recours aux manœuvres de massage doit être le plus prompt possible. L'intervention la plus rapide après le traumatisme donne les résultats les plus satisfaisants.

On peut se heurter à des difficultés véritables. Une plaie qui complique la fracture peut vous arrêter. Mais si les dimensions de la plaie sont petites, il n'y aura qu'un retard de peu de jours, la cicatrisation de cette petite plaie devant être rapide.

De simples écorchures peuvent être très gênantes. Mais une lésion plus commune encore, les phlyctènes, peuvent arrêter le masseur. On sait que sur certaines jambes présentant beaucoup de gonflement, ces phlyctènes se montrent avec une étendue considérable. Dans ces cas, les manœuvres de massage seraient imprudentes ou très difficiles. Je dis très difficiles, mais non impossibles, parce que j'ai eu l'occasion de diriger des opérateurs très soigneux qui évitaient des phlyctènes assez importantes et, sans masser aussi profondément et aussi largement que l'on doit le faire à l'état normal, réussissaient à masser dans ces cas difficiles, suffisamment pour avoir agi déjà d'une façon très favorable quand la guérison définitive des phlyctènes leur a permis de compléter leur œuvre par un massage plus parfait et plus profond.

La longueur d'une séance de massage pour le péroné doit être assez considérable, si on réfléchit à la grande étendue des surfaces à masser.

Il faut en effet que l'action du massage puisse être portée non seulement au voisinage immédiat du foyer de fracture et directement sur l'articulation tibio-tarsienne, mais il faut qu'elle s'étende à tout le pied et la jambe jusqu'au genou. Surtout chez les sujets chez lesquels la douleur est très vive et chez lesquels l'anesthésie sera longue à établir, il faut que le massage soit sérieusement prolongé surtout au moment des premières séances.

FRACTURE DU PÉRONÉ. — DESCRIPTION DES FIGURES.

J'ai donné pour cette fracture, que l'on a tant d'occasions de soigner, les figures les plus nombreuses. Il y a tout intérêt à le faire, car on trouvera la démonstration non seulement des manœuvres utilisables pour la fracture du péroné, mais des manœuvres applicables à d'autres régions.

IMMOBILISATION PAR UN AIDE, MASSAGE AVEC LES DEUX POUCES
ET LES DOIGTS.

On voit ici l'immobilisation (fig. 52) sur le coussin à employer surtout en cas de douleurs vives et surtout lors des premières séances. Il permet dès le début d'employer l'action combinée des deux pouces, en même temps que les doigts réunis, placés en arrière du membre, soutiennent et permettent une pression énergique.

Le mode de pression indiqué ci-contre est un de ceux qui peuvent être employés le plus efficacement. Il permet dé bien pénétrer les muscles et les tendons et il est ordinairement très bien supporté.

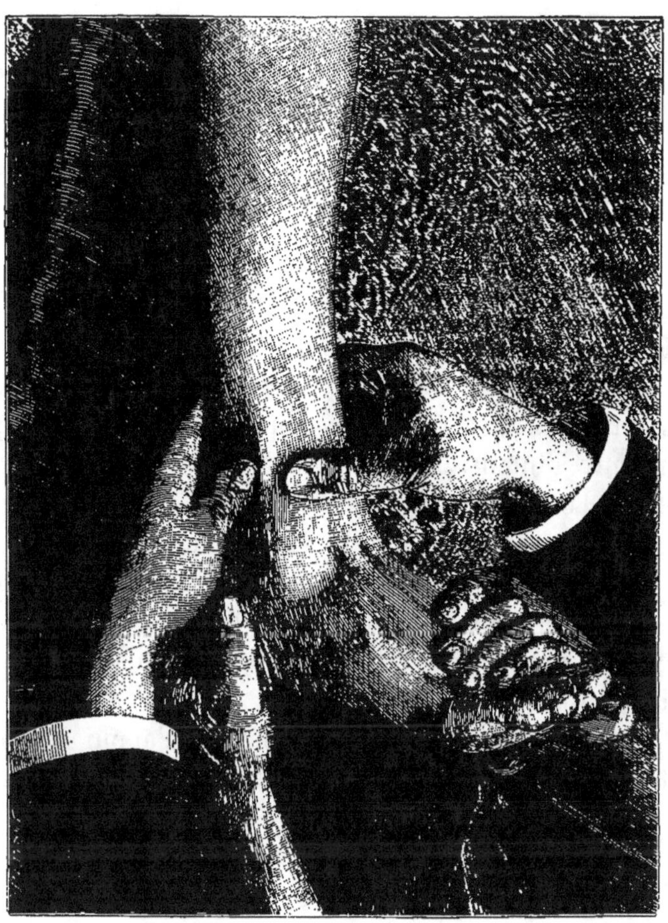

Fig. 52. — Fracture du péroné.

Immobilisation par un aide, massage avec les deux pouces et les doigts.

MASSAGE AVEC LA MAIN DROITE,
LE PIED ÉTANT FIXÉ PAR LA MAIN GAUCHE.

Dans la figure 53, le massage est fait avec l'extrémité des doigts. Ceux-ci enveloppent circulairement le péroné, passent en arrière de lui, le pouce sert de contre-appui; il mesure l'intensité de la pression et permet de l'augmenter. Les doigts du reste exécuteront la pression en avant du péroné comme ils le font en arrière.

Ces manœuvres sont à la fois très douces et très puissantes et le mode de fixation spéciale permet de les employer, même dans les cas où il y aurait une tendance à la mobilité.

Ils participent à la fois des manœuvres d'appui de l'extrémité des doigts et des mouvements en bracelet qui enveloppent largement le membre.

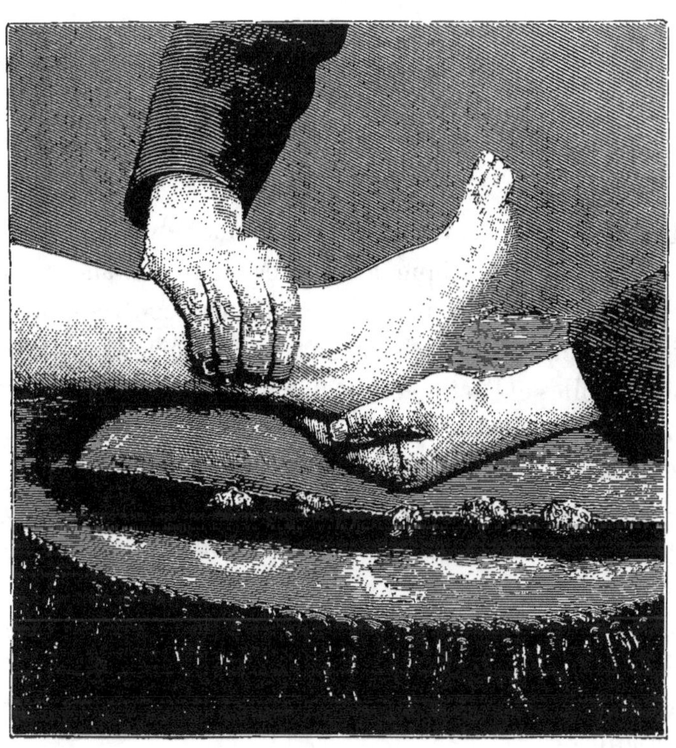

Fig. 53. — Fracture du péroné.

Massage avec les doigts, la main enveloppant le membre, le talon fixé

MASSAGE SUR LE COUSSIN AVEC L'EXTRÉMITÉ DES DOIGTS SEULEMENT,
LE TALON ÉTANT FIXÉ PAR LA MAIN GAUCHE.

Il semble au premier abord que la manœuvre représentée figure 54 soit identique à la précédente, mais on peut remarquer qu'ici le pouce ne fait pas contre-appui, les doigts pénètrent alors beaucoup moins fortement dans les parties molles et l'action est beaucoup plus douce que suivant le mode précédent. Les doigts peuvent être promenés de la même façon tout autour et au-dessus du foyer de fracture. Dès le début du massage, ces manœuvres seront employées avec avantage et joueront un grand rôle dans l'anesthésie préliminaire.

Le pied est ici encore fixé par le talon. On agit ainsi surtout pour les manœuvres du début, manœuvres qui doivent être très douces et sans ébranlement, du foyer de la fracture.

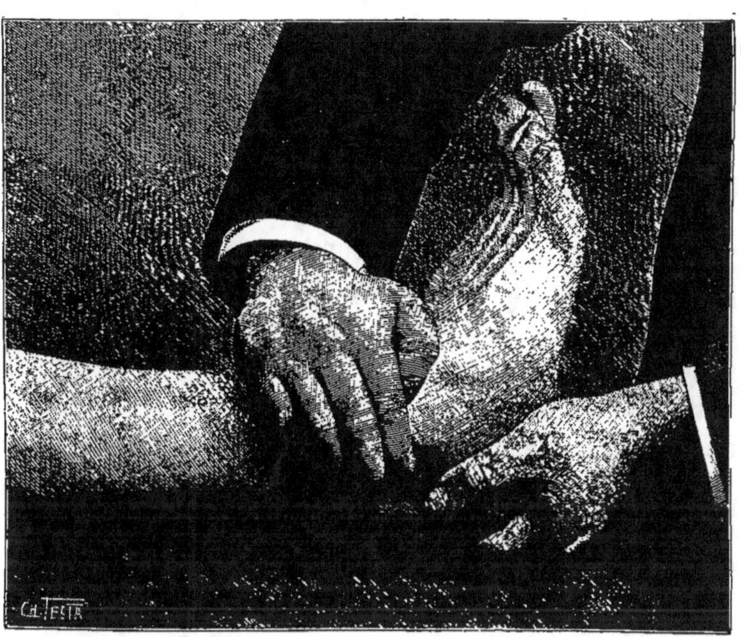

Fig. 54. — Fracture du péroné.

Massage sur le coussin avec l'extrémité des doigts seulement, en arrière du foyer,
le talon fixé.

MASSAGE SUR LE COUSSIN AVEC L'EXTRÉMITÉ DES DOIGTS
DES DEUX MAINS SANS FIXATION.

Dans la figure 55 les manœuvres de massage sont faites par l'extrémité digitale des deux mains. On les voit ici en arrière et en avant du péroné remontant vers la racine du membre.

Il s'agit d'une action énergique qui ne peut être employée que sur un membre bien anesthésié et alors qu'il n'y a aucune tendance au déplacement. C'est une manœuvre qui ne doit être employée qu'après les manœuvres plus douces des premiers jours.

On remarquera en examinant la disposition des mains que les extrémités digitales se dirigent en dedans et en arrière du foyer de la fracture. Dans ces deux sens l'opérateur est libre de donner à sa pression toute la largeur qu'il veut.

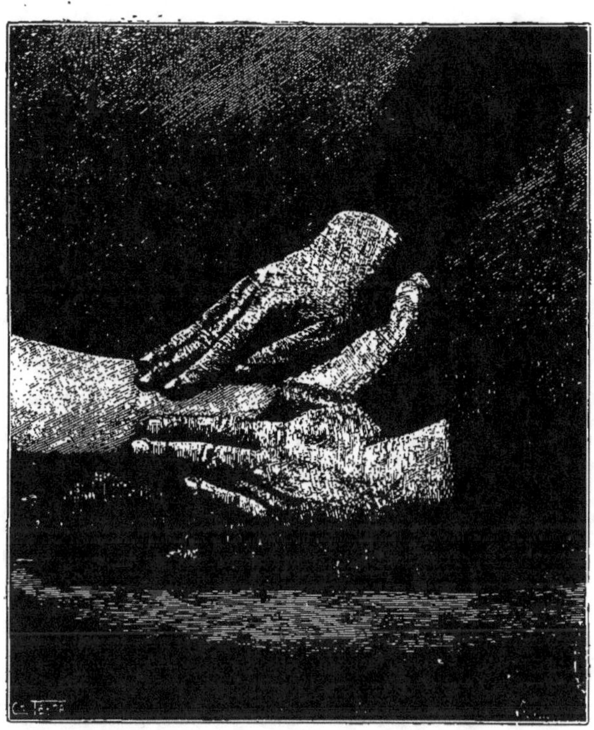

Fig. 55. — Fracture du péroné.

Massage sur le coussin avec l'extrémité des doigts des deux mains.

Dans la figure 56 est représentée une manœuvre très précise, très limitée et vraiment énergique. C'est une de celles dont l'action est le plus puissante.

Elle ne saurait être employée d'emblée, car elle serait alors très douloureuse. Elle n'est de mise que lorsque les premiers jours sont écoulés, lorsqu'il n'y a plus de douleur. Mais son action très efficace peut être portée bien plus haut que la région ici représentée.

Le talon et la face postérieure de la jambe ont un solide point d'appui, et les deux pouces vont tourner autour du foyer de fracture. Ils agissent aussi bien sur le tissu cellulaire périphérique, sur les gaines tendineuses que sur les parties de l'articulation qu'ils atteignent. C'est une des manœuvres les plus précises que l'on peut exécuter, manœuvres de perfectionnement très énergique.

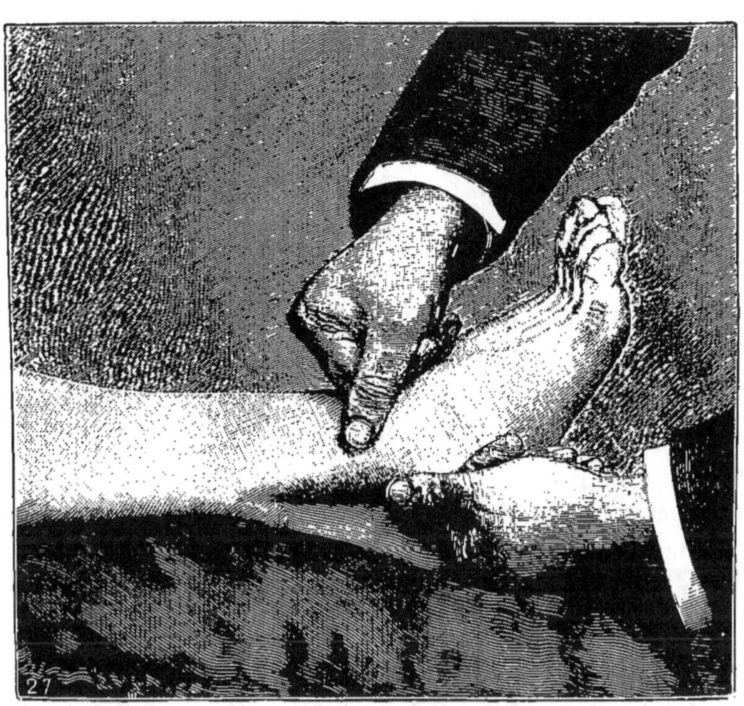

Fig. 56. — Fracture du péroné.

Massage sur le coussin, sans fixation, avec les deux pouces.

MASSAGE AVEC LES POUCES SUR LE COUSSIN
SANS FIXATION, MAIS AVEC LES DOIGTS EN ARRIÈRE DU MEMBRE.

Sur la figure 57, on étudiera un mode de massage analogue au précédent, plus énergique encore. Ici, il semble que toutes les parties serrées entre le bord radial de la main et le pouce doivent être exprimées en quelque sorte.

L'énergie développée peut être très considérable.

Je ferai remarquer que ce mode d'action très puissant est applicable dans les mêmes conditions à la malléole interne, et que cette manœuvre, ce *mouvement*, convient tout particulièrement aux différentes variétés de son arrachement.

On doit constater aussi dans cette figure des différences notables avec la précédente. Il s'agit en effet ici de manœuvres beaucoup plus larges; les doigts soutiennent en arrière l'action des pouces. En réalité tout l'appui n'est pas sur le coussin. Celui-ci est surtout là pour l'appui des mains. En réalité la région malade est prise dans une sorte de pince.

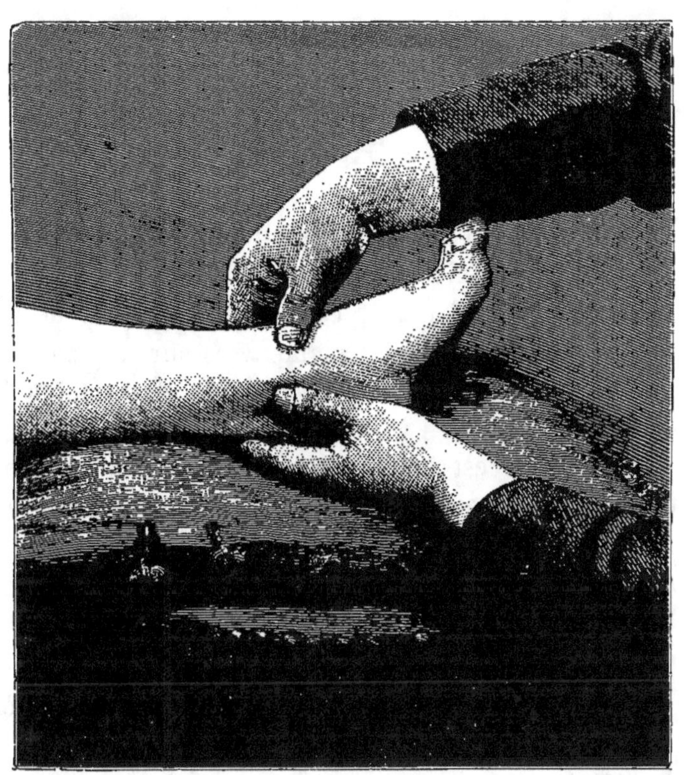

Fig. 57. — Fracture du péroné.

Massage avec les deux pouces, sur le coussin, les doigts en arrière.

MANŒUVRES DE MASSAGE. MOUVEMENT DE MEULE SUR LE COUSSIN.

La figure 58 donne une excellente représentation de mouvement de meule.

La main droite fixe le pied et forme le plan de résistance. On pourrait faire les manœuvres sur le pied étendu mais non fixé. Mais les conditions sont alors moins favorables.

Ici la solidité est très grande et on sent que la main gauche peut élargir les surfaces atteintes et augmenter l'énergie des pressions autant qu'il sera nécessaire, suivant l'âge de la fracture et les conditions de gonflement et de solidité.

On voit en étudiant la figure qu'il est possible de donner à ce mouvement toute la puissance ou toute la légèreté désirable.

Le maintien par la main qui fixe est toujours utile, même avec des actions très douces.

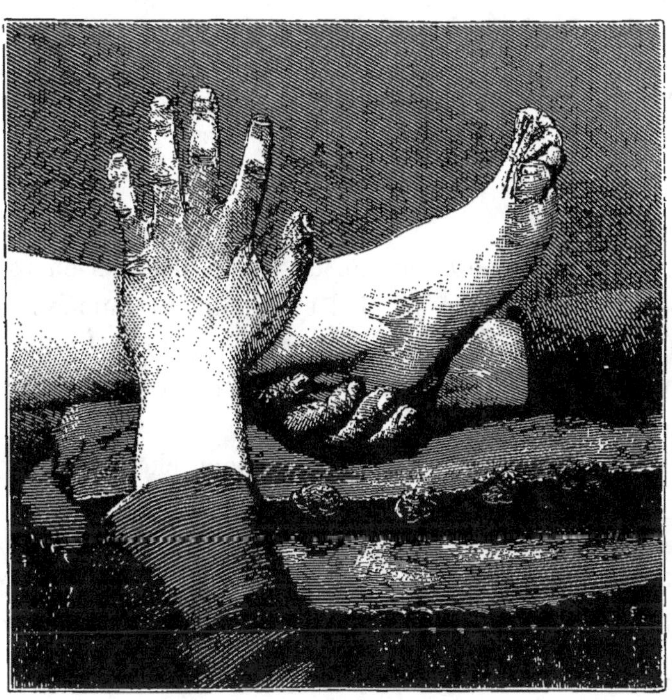

Fig. 58. — Fracture du péroné.
Mouvement de meule avec fixation du pied.

MASSAGE AVEC IMMOBILISATION SUR LE GENOU DE L'OPÉRATEUR.

ACTION DES DEUX POUCES.

La figure 59 représente un des modes d'action énergique des deux pouces sur un pied suffisamment immobilisé.

On remarquera que sur le genou on peut à peu près reprendre *toutes les manœuvres précédemment indiquées sur les coussins.*

On peut voir sur cette figure quelque chose de plus; le pied à portée de l'opérateur permet aux mains qui massent alternativement une fixation très facile. Ici les doigts pincent comme dans la figure 57, mais cette sorte de pincement contribue à fixer le pied en même temps qu'à masser au voisinage du tibia.

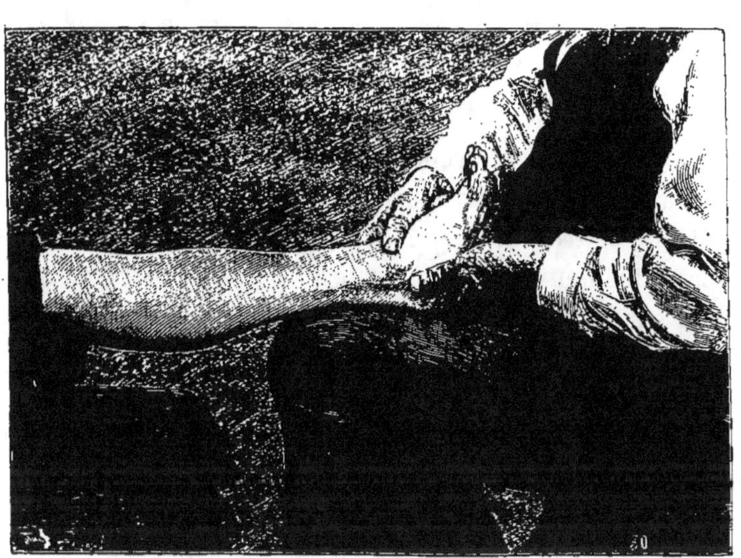

Fig. 59. — Fracture du péroné.
Massage sur le genou avec les deux pouces.

MASSAGE SUR LE GENOU AVEC IMMOBILISATION D'UN PIED
PAR UNE MAIN, ET MASSAGE AVEC TOUS LES DOIGTS DE L'AUTRE MAIN.

Fig. 60. — J'ai fait représenter ici sur le genou un mode
de massage très doux enveloppant en quelque sorte la
malléole et très différent des précédents.

Cette manœuvre, possible sur le coussin, est bien plus
facile sur le genou. Elle est excellente au début, dans les
cas de douleurs vives permettant néanmoins les manœuvres
sur le genou.

Elles sont également très applicables à la malléole
interne et peuvent contribuer beaucoup à épuiser la douleur vive dont elle est le siège.

Le mode d'enveloppement de la malléole par tous les
doigts de la main est en quelque sorte l'application à une
surface étroite d'un mouvement circulaire en bracelet. Il
faut donner les pressions aussi douces qu'on puisse les
souhaiter.

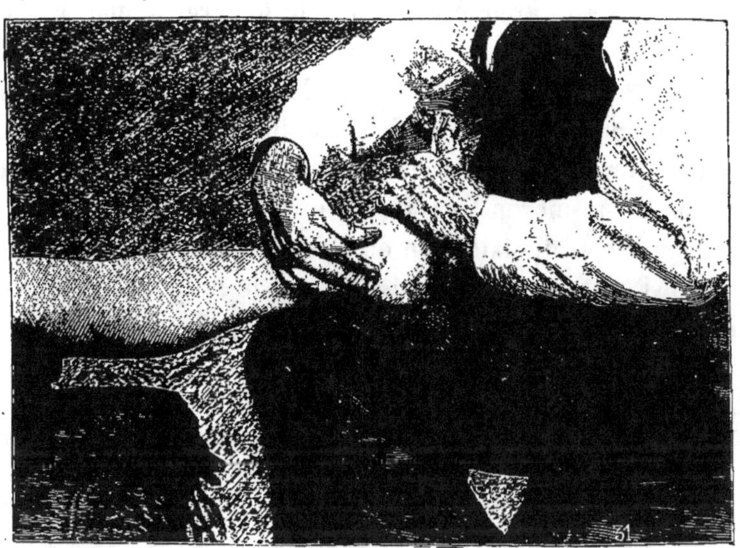

Fig. CC. — Fracture du péroné.

Massage sur le genou avec une seule main, le pied bien fixé par l'autre main.

APPAREILS A PLACER.

Dans l'immense majorité des cas, pour la fracture du péroné il n'y à ni réduction à faire ni appareil à placer. Une bande roulée, bande en flanelle si possible, placée après le massage, donne au membre toute la solidité désirable. Lors des premiers jours, lorsque la sensibilité est très vive, il peut y avoir avantage à caler le membre dans le lit; et j'emploie à l'hôpital un moyen très simple qui consiste à mettre autour du membre et du talon un ou deux sacs de sable. Le pied est ainsi soutenu et retenu et le malade ne peut lui imprimer des mouvements inutiles. Il y a lieu de mettre un cerceau au-dessus de lui ou tout autre objet pouvant empêcher la pesée des draps et des couvertures sur la pointe du pied. Pendant les premiers jours cette pesée aurait des inconvénients et il est facile de l'éviter sans imposer au sujet une contention rigoureuse.

Les différentes précautions que je viens d'indiquer ne sont guère nécessaires plus de huit à dix jours. Au delà de ce laps de temps le membre peut être plus libre et il peut suffire d'empêcher les pesées sur la pointe du pied. Encore faut-il remarquer que pour beaucoup de sujets ces précautions sont inutiles; quelques tours de bande et le repos au lit suffisent parfaitement après que le massage a fait tomber les phénomènes douloureux.

Dans des cas plus rares où il y a tendance au déplacement on doit après le massage mettre un appareil inamovible. On pourrait d'emblée mettre un appareil amovible et le retirer chaque jour pour faire une séance de massage. Dans les cas difficiles ce n'est pas la manière que je préfère. J'aime mieux, après une séance de massage très prolongée, placer un appareil maintenant bien les os, et, suivant les circonstances, cet appareil sera laissé exactement en place pendant quatre à huit jours. A ce moment l'appareil sera remplacé par un appareil amovible dont on doit tirer le membre chaque jour pour faire le massage. On pourra constater que ces quelques jours d'immobilisation ont parfaitement suffi pour donner au membre la solidité suffisante, pour éviter tout déplacement secondaire. Après l'accomplissement de la troisième semaine la solidité est parfaite et le maintien d'un appareil est tout à fait inutile, même dans les plus mauvais cas.

L'appareil inamovible qui m'a toujours paru préférable, c'est la gouttière plâtrée bien faite que je préfère toujours à l'attelle plâtrée en étrier. On transforme facilement ensuite l'appareil inamovible en appareil amovible et l'on peut aller souvent jusqu'à la fin du traitement sans avoir la peine de renouveler l'appareil.

MOUVEMENTS PROVOQUÉS.

Après chaque séance de massage les mouvements doivent être faits avec beaucoup de soin. Ce seront d'abord les mouvements d'extension et de flexion du pied exécutés avec la précaution de ne pas leur donner une amplitude exagérée. L'amplitude est inutile pour la conservation des mouvements; il faut seulement que le mouvement soit exécuté.

Puis sans ébranler l'articulation tibio-tarsienne qu'on immobilise avec la main pendant ce temps, on mobilisera chacune des articulations du pied et les orteils. La souplesse du pied est souvent compromise après les fractures du péroné. Chez les sujets âgés et rhumatisants il ne faut pas négliger non plus de mobiliser chaque jour le genou, ce qui fait exécuter en même temps quelques mouvements à la hanche, mouvements qui ne sont pas inutiles.

MARCHE.

La question de la marche est une grosse question avec ce traitement, parce que, dans la plupart des cas, le sujet qui ne souffre plus a le désir de marcher. Ne sait-on pas du reste que certains sujets marchent malgré une fracture du péroné pas soignée ou mal soignée?

En règle générale, *on doit défendre la marche*. L'effort de la marche est trop violent pour un os qui doit se réparer, sans compter que la mortaise tibio-tarsienne, ayant perdu sa consistance, le sujet est exposé à de nouveaux accidents qui changeraient les conditions de ses lésions.

En règle générale, je conseille donc aux patients de s'abstenir de la marche pendant dix à quinze jours. Après ce temps la marche sera permise avec modération, parce que le sujet peut être considéré comme guéri. Bien entendu je fais une réserve pour les sujets qui avaient de ces déformations qui ont amené à placer des appareils contentifs et auxquels je ne permets guère l'appui du pied sur le sol avant l'accomplissement de la troisième semaine.

Mais cette règle de défendre la marche subit fatalement de nombreuses exceptions.

D'abord le sujet qui ne souffre pas dans ses essais de marche est communément fort peu docile; et nombreux furent ceux qui m'ont avoué après le traitement qu'ils n'avaient pas cessé de marcher depuis les premiers jours où le massage avait fait disparaître leurs douleurs.

Puis il y a eu bien des cas dans lesquels je trouvais la lésion petite, le pied bien solide et où j'ai permis la marche dès la première semaine.

Enfin, à l'hôpital, il m'est arrivé bien souvent, au milieu de l'encombrement de l'hôpital Saint-Louis, d'être dans l'impossibilité absolue de recevoir des sujets atteints de fracture du péroné demeurant proche de l'hôpital. Dans ces cas, j'ai estimé qu'ils pâtiraient moins de la marche prématurée avec massage que de l'appareil qui leur serait fatalement imposé dans d'autres services; et, quand ils y consentaient, je les faisais venir chaque jour pour se faire masser. Dès la quatrième ou la cinquième séance de massage, ils appuyaient franchement sur le membre et je n'ai jamais eu à me repentir de cette manière de faire. Je m'étais quelquefois réservé de prendre le malade dans le service quelques jours plus tard alors que l'encombrement aurait diminué. je n'ai jamais eu l'occasion de le faire.

En principe, je conseille donc de ne permettre la marche

que du dixième au quinzième jour en faisant pourtant des exceptions et en tenant compte du poids et de la jeunesse du sujet.

DURÉE DU TRAITEMENT.

En compulsant les nombreuses fiches des sujets massés régulièrement depuis 1884 et en les comparant à celles des malades que j'avais traités les années précédentes, voici les résultats auxquels j'arrive. Avec mes habitudes anciennes de laisser peu de temps les appareils de fracture du péroné et de prendre tous les soins de mobilisation, j'avais déjà des résultats favorables et rapides. Mes malades, à l'hôpital Tenon ne gardaient guère leur appareil plus de trois à quatre semaines et en six semaines, la guérison était complète.

Avec le massage, la durée du traitement s'est abaissée à trois semaines et nombre de sujets ont quitté l'hôpital bien avant les trois semaines accomplies.

Mais tandis que les premiers, ceux qui avaient été traités par les appareils, envoyés en convalescence à l'asile de Vincennes ou à l'asile du Vésinet revenaient assez souvent se plaindre des accidents consécutifs à leur fracture, d'un peu de raideur, de gêne dans la marche, de manque de solidité, les autres, traités par le massage et infiniment plus rapidement guéris, étaient bien et définitivement guéris sans ces accidents secondaires.

A l'hôpital Tenon j'ai eu plus d'occasions de constater le fait et je l'ai observé mieux qu'en tout autre hôpital parce que ce centre hospitalier étant très éloigné de tout autre

avait une clientèle régulière de quartier en quelque sorte.
Il y avait de nombreuses occasions de retrouver ses clients;
et ceux qui avaient à se plaindre ne se faisaient pas faute de
revenir sans cesse.

Ce me fut donc une occasion excellente lorsque j'ai
commencé mes essais de massage et toutes mes expériences
de mobilisation de savoir très rapidement quelles seraient
les conséquences de mon nouveau mode d'intervention.

SOINS CONSÉCUTIFS.

La fracture du péroné avec les traitements classiques est
une fracture infiniment plus grave que ne la font les auteurs
classiques dans leur description. Cela est si vrai que les dic-
tons populaires en témoignent disant qu'il vaut mieux avoir
la jambe cassée par le milieu qu'à la cheville; et bien des
chirurgiens ont convenu de ce fait que l'entorse tibio-
tarsienne ainsi que la fracture du péroné sont souvent, chez
les sujets prédisposés, le point de départ d'accidents articulaires graves. Seulement ils attribuent le fait à l'inflammation dont l'articulation est le siège, au manque ou aux imperfections de l'immobilisation ou à la constitution du sujet.

En réalité, *c'est au traitement* qu'il faut reporter la gravité
des accidents qui peuvent suivre cette fracture.

Aussi le traitement ayant été débarrassé par le massage
de toutes ses conséquences fâcheuses, il n'y a guère de
traitement consécutif ou secondaire à prescrire. Tandis que
le sujet traité par les appareils peut être considéré comme

solide, mais non guéri, celui traité par le massage et la mobilisation est solide et guéri.

Dans le cas où après trois ou quatre semaines de massage on verrait revenir des phénomènes douloureux, le meilleur traitement serait certainement de recourir à nouveau au massage. Il n'y a pas besoin à ce moment d'y revenir avec la persistance et la régularité avec laquelle on massait au début; mais quelques séances de massage faites avec un peu plus de vigueur que celles qui se faisaient lorsque la fracture était toute récente, donneront les meilleurs résultats.

Je ne conseille pas les bains même excitants comme le bain sulfureux, dès les premières semaines. Je crois que dans les premières semaines, le bain est plutôt préjudiciable, et j'en fais rarement donner à l'hôpital avant que deux mois se soient écoulés depuis l'accident.

Dans les conditions que je viens d'indiquer, on verra que le traitement de la fracture du péroné change absolument toutes les conditions de cette fracture et ses suites, quel que soient d'ailleurs l'âge et les conditions générales du sujet; et l'on arrive non seulement à conclure à l'excellence du traitement, mais à reconnaître que la plupart des accidents observés antérieurement provenaient non de la fracture elle-même, mais de la manière très défectueuse dont elle était traitée, à tel point que dans bien des circonstances des sujets ont dû des suites meilleures à l'ignorance de leurs chirurgiens incapables de reconnaître certaines formes de ladite fracture.

Il y a loin de là à l'affirmation que nous avons entendu répéter tant de fois par les chirurgiens les plus éminents,

qu'une fracture du péroné mal contenue est la source de
nombreux accidents et que l'ignorance des rebouteurs qui
confondent la fracture du péroné avec l'entorse et la
massent, conduit aux accidents les plus graves. Ce n'est pas
l'erreur de diagnostic des rebouteurs qui est dangereuse,
c'est leur brutalité et encore a-t-il été reconnu par tous
ceux qui sont au courant de la question, que le massage est
une pratique si heureuse, que malgré cette brutalité et cette
ignorance, les accidents de cet ordre sont d'une infinie
rareté et ne peuvent être comparés avec ceux qui sont dus
à l'immobilisation.

CHAPITRE XXI

Bien que cette fracture soit peu commune et bien que les accidents qu'elle amène ne soient pas comparables avec ceux de la fracture de l'extrémité inférieure, je tiens à noter que le massage rend pour elle les plus sérieux services. Et je signale le fait après expérience faite, ayant eu l'occasion de traiter cette fracture avec succès.

Ici la douleur est d'ordinaire profonde et ne peut être décelée que par des pressions méthodiques. Souvent le sujet peut marcher, quoique en souffrant. En s'aidant du renseignement qui nous indique que cette fracture résulte d'une action directe, on trouve le foyer de la fracture qui peut être le siège d'une mobilité qu'on n'admettrait pas aussi grande *a priori.*

On sent souvent très nettement la crépitation et sur le sujet que j'ai fait soumettre au massage, mobilité et crépitation étaient parfaitement nettes ; la douleur était très vive.

De très larges passes d'une main, puis des deux mains, déterminèrent si bien l'anesthésie que des pressions plus profondes furent faites très prochainement.

Or, je fus frappé de l'extrême rapidité, de la disparition des phénomènes mobilité et douleur.

En peu de jours, le sujet marchait rapidement et l'on pouvait considérer comme disparus tous les signes de la fracture à l'exception d'un gonflement sensible dans la région.

Aucun appareil n'avait été placé et après quelques jours de lit, le malade ne voulait plus accepter le repos.

Je me suis promis de renouveler l'expérience en toutes occasions et je considère que cette fracture donnera une des meilleures applications du massage.

Malgré la mobilité possible des fragments, comme le sujet n'a pas perdu la solidité de son point d'appui, il est manifeste que, dès la douleur disparue, la marche est très possible. J'ai pu faire cette constatation très nettement. Je crois qu'elle doit dominer toute la thérapeutique de cette fracture.

CHAPITRE XXII

FRACTURE BIMALLÉOLAIRE.

Quelques chirurgiens ont pensé au début de mes publications et pensent encore avoir été très généreux avec moi, en m'accordant qu'on pouvait masser des fractures du péroné dans les cas légers, mais en rejetant tout à fait des cas de ce traitement, ceux où il existe un gonflement considérable avec désordres graves. Or, non seulement j'estime que dans ces cas compliqués de déchirure du ligament latéral interne et d'énorme augmentation de volume du pied on réussira bien, mais j'estime et j'ai prouvé, par de nombreuses observations, que la fracture bimalléolaire est une de celles qui donnent les meilleurs résultats pour le traitement par le massage. Je déclare même que toutes les fractures bimalléolaires sans exception devraient être traitées par le massage avec les variantes nécessaires, dans les manœuvres pour accommoder le traitement aux énormes désordres que représentent quelquefois ces sortes de fractures. Aucune peut-être n'a plus besoin de cette intervention du massage, et aucune peut-être ne donne de plus piloyables résultats par l'immobilisation telle qu'elle est communément instituée.

Avec de la prudence et de la patience, on peut arriver à associer une bonne immobilisation au massage pour les cas les plus difficiles, pour ceux où le pied a tendance à abandonner l'axe de la jambe. Mais heureusement les cas sont assez nombreux où cette tendance au déplacement n'existe pas, et où l'on peut intervenir même sans de grandes difficultés de placement d'appareils.

Les fractures bimalléolaires sont assez mal déterminées dans les livres classiques.

Sans vouloir m'étendre sur l'anatomie pathologique de ces fractures, je dois faire remarquer que de très grandes différences séparent les unes des autres les fractures bimalléolaires. On pourrait dire que les variétés qu'elles présentent sont infiniment nombreuses parce que les conditions diverses qui les différencient sont très multiples ; on peut, en tout cas cependant, au point de vue de la pratique, les diviser en trois formes bien distinctes :

1° Fracture du péroné et de la malléole interne à la base ; fracture bimalléolaire vraie, le péroné étant brisé au niveau de la partie inférieure de son articulation tibio-péronière.

Dans ces cas, en général, la tendance au déplacement est médiocre ; il n'y a guère de déviation de l'axe de la jambe. Au niveau des malléoles, le membre semble élargi, mais il s'agit là d'une apparence plutôt que d'une réalité, le gonflement articulaire et pré-articulaire jouant un grand rôle dans la déformation.

Ce sont ces fractures surtout avec lesquelles le déplacement ne saurait guère être la conséquence que des essais de marche d'abord, puis, lors du séjour au lit, des pressions, des couvertures ou des appareils maladroitement appliqués.

2° Fracture de la malléole interne avec fracture du péroné de niveau un peu plus élevé, tendance à l'éversion ou à la luxation du pied en dehors. C'est là une variété de fracture bi-malléolaire très mauvaise, avec laquelle le redressement par les appareils est souvent très difficile à obtenir, et avec elle d'ordinaire on ne peut utiliser le massage qu'avant ou après l'application de l'appareil.

On aura du reste toute raison de pratiquer même cette forme de massage, car elle soulage infiniment et prépare une meilleure réparation.

3° Fracture des deux malléoles avec fracture du plateau du tibia.

En réalité, il s'agit dans ces cas d'une fracture de l'extrémité inférieure de la jambe et non d'une fracture bi-malléolaire. Cependant il y a de cette lésion bien des formes simples dans lesquelles on ne voit aucune tendance au déplacement de l'axe du membre en avant, dans lesquels douleurs et gonflement forment les accidents dominants.

J'ai vu des cas de ces fractures où le massage put faire merveille, où la réparation d'un foyer de fracture énorme aussi étendu que celui des fractures de l'extrémité inférieure de la jambe avec écrasement a pu se faire dans d'excellentes conditions de rapidité et de solidité.

Mais on conçoit que ces formes graves de la fracture bimalléolaire doivent être étudiées avec beaucoup de soin pour qu'on puisse être autorisé à les soumettre à un traitement qui ne comporte un point de contention. Dans beaucoup de cas, on devra combiner la contention et le massage dans la mesure du possible et réserver le massage simple sans contention énergique pour les fractures de la première variété.

MANŒUVRES D'EXAMEN.

Le diagnostic de la fracture bimalléolaire est rarement difficile, et le sujet se présente à vous avec un tel gonflement du pied, avec de tels épanchements sanguins, qu'on peut, à l'avance en quelque sorte, admettre la fracture. Ordinairement le membre est très douloureux, par conséquent des manœuvres très douces devront vous instruire des conditions de localisation de la douleur et des mouvements anormaux qui sont possibles.

La localisation de la douleur sera précisée par des pressions même très peu énergiques, et au cours de cette recherche aussi bien sur le péroné que sur la malléole interne, il arrive que l'on provoque de la crépitation même sans la chercher.

Il peut arriver que le pied ait abandonné l'axe de la jambe et qu'une déformation considérable vous frappe tout d'abord, ce qui constitue un de ces mauvais cas pour lesquels une contention très exacte sera nécessaire après des efforts de réduction. Mais il n'est pas rare non plus de ne trouver de déformation que celle due au gonflement; et il reste à constater au cours de l'exploration, dans quelle mesure le pied est susceptible de se déplacer sous l'influence des mouvements qui seront faits dans le lit, ou lors des pressions que le pied pourra subir. Pour ce faire, le pied sera saisi à pleine main et très doucement incliné en dehors puis en dedans.

Au cours de ces manœuvres, il n'est pas rare de constater que la mobilisation du pied est insignifiante. Il faudrait des pressions énergiques pour le faire dévier de son axe; et on aura toute liberté de masser le membre même sans l'immobiliser, mieux que pour les fractures les plus communes du péroné. J'ai massé ainsi dans un bon nombre de cas, et je pourrais citer entre autres un homme que j'ai observé il y a quelques mois qui partit au bout de trois semaines pour l'asile de Vincennes, marchant très convenablement, et chez lequel le cal des deux malléoles était d'une extraordinaire facilité à limiter en le palpant. Je l'ai revu depuis, plusieurs fois, parce qu'il habitait le quartier et avait dû venir nous voir pour quelque petite lésion indépendante.

Celui-ci n'avait pas été contenu du tout. Une bande roulée et le séjour au lit pendant quinze jours, avaient représenté le traitement surajouté au massage. Encore je suis bien convaincu que ce malade n'avait subi que très imparfaitement le séjour au lit.

Cependant il ne faut pas perdre de vue cette nécessité du séjour au lit, précisément parce que si la fracture peut exister avec une tendance médiocre aux déplacements, et au point qu'on puisse se passer d'appareil contentif, il n'est

pas moins vrai que les efforts de la marche sont tout à fait
de nature à provoquer des déplacements. Il y a bien longtemps que l'on a admis que pour la fracture du péroné, et
à plus forte raison pour la fracture des deux malléoles ou
pour certaines fractures des deux os de la jambe, le déplacement avait pour origine les efforts faits par le sujet pour
se relever ou pour marcher, et cette remarque est absolument exacte. Aussi je ne conseille pas la marche dans ces
cas, même lorsque l'absence de toute douleur permettrait
qu'on s'y livrât sans peine.

Je vais plus loin, en général je fais contenir le foyer de la
fracture avec plus d'exactitude et plus d'énergie que je ne le
demande habituellement pour d'autres fractures.

LES MANŒUVRES DU MASSAGE.

Les manœuvres du massage ne diffèrent pas ici essentiellement de celles qui doivent être faites pour les fractures
du péroné. Cependant on doit noter d'abord qu'il y a deux
foyers de fracture, c'est-à-dire qu'il y a deux régions
où les pressions ne devront pas être exercées immédiatement.

Puis, avec ces fractures, l'articulation tibio-tarsienne est
bien plus intéressée qu'avec les fractures du péroné; par
conséquent elle devra être soignée plus directement et plus
largement.

Comme la fracture est très douloureuse, avec beaucoup
de gonflement, les pressions larges, circulaires en bracelet

devront préluder très longuement aux manœuvres plus directes dans la région du foyer de fracture.

Puis les pressions seront faites en avant, directement sur l'articulation tibio-tarsienne. Ces dernières faites avec les pouces ou avec l'extrémité des doigts pourront être pratiquées avec une certaine énergie. De même en arrière, soit avec les pouces, soit avec l'extrémité des doigts, des pressions très répétées et très profondes seront faites aux deux côtés du tendon d'Achille.

Les dernières pressions exercées seront toujours des pressions larges menées de bas en haut et très haut, car les épanchements sont énormes et les désordres des parties molles pour une fracture bimalléolaire s'élèvent souvent très haut.

Mais, quelle que soit la forme des manœuvres, l'immobilisation du pied et de la jambe doit être faite ici pendant ces manœuvres, avec beaucoup plus de soin que pour la fracture du péroné. Aussi l'appui sur un bon et large coussin sera précieux pendant une assez longue période et l'emploi d'un aide pour maintenir le membre rend de grands services.

Au bout de dix à douze jours on pourra agir avec moins de précautions, car la tendance primitive au déplacement pendant les manœuvres est assez vite dissipée. Mais il faut bien estimer à ce minimum nécessaire la durée des précautions à prendre pour rendre le massage inoffensif.

Pour les manœuvres de massage comme pour le placement des appareils, il faut toujours avoir à l'esprit le déplacement possible. Il faut y prêter une grande attention, car si on le laisse se produire la correction en devient très difficile. Il ne reste guère qu'une ressource opératoire. Même celle-ci n'est pas aussi parfaite qu'on pourrait l'imaginer, et il vaut mieux prévenir que corriger. Cette difficulté n'est pas propre au massage, on la rencontre avec des appareils qui paraissent avoir été mis très exactement. Mais si on la laissait passer avec le massage, on l'en accuserait trop facilement, et il faut tout faire pour l'éviter, c'est-à-dire bien fixer le membre au cours du massage et, au besoin, le maintenir un peu long-temps dans un appareil amovible.

FRACTURE BIMALLÉOLAIRE. — DESCRIPTION DES FIGURES.

Après avoir multiplié les figures pour la fracture du péroné, il m'a paru inutile de reproduire des figures ou d'en donner beaucoup de nouvelles à propos de cette frac-ture. Les modes d'immobilisation seront les mêmes avec contention plus sévère et les manœuvres de massage seront plus larges.

Les trois planches suivantes permettent pourtant d'ap-peler l'attention sur quelques détails indispensables.

FRACTURE BIMALLÉOLAIRE. — MASSAGE AVEC LES POUCES SUR LA RÉGION TIBIO-TARSIENNE ANTÉRIEURE, LE PIED LÉGÈREMENT INCLINÉ POUR BIEN L'IMMOBILISER SUR LE COUSSIN.

Fig. 61. — On doit remarquer deux choses dans cette planche :

1° L'appui du talon n'est pas direct en arrière, le pied est appuyé un peu de côté. Cela permet en effet de donner plus de solidité au plan résistant qui soutient le pied par une large surface.

2° Les deux pouces sont dirigés sur la région antérieure de l'articulation. C'est là en effet une sorte de lieu d'élection pour les manœuvres du massage et il faut les y répéter avec une extrême persévérance.

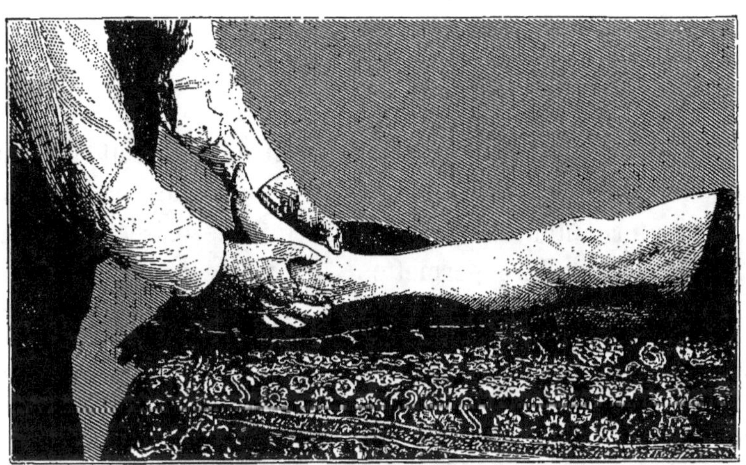

Fig. 61. — Fracture bimalléolaire.

Massage avec les deux pouces en avant, appui sur le coussin.

FRACTURE BIMALLÉOLAIRE. — MASSAGE AVEC LES DEUX POUCES
AU-DESSOUS ET AUTOUR DE LA MALLÉOLE INTERNE.

Fig. 62. — Cette planche montre comment les deux pouces peuvent largement saisir toutes les parties pour remonter autour de la malléole interne brisée. Les doigts placés en arrière permettent en même temps de donner de l'énergie aux pressions et d'ébranler au minimum les pouces évitant tout contact direct avec le foyer de fracture assez large.

On peut voir dans cette planche comment, en saisissant ainsi avec les deux mains, il est possible d'utiliser comme surface de massage toute la longueur de la face palmaire du pouce. L'extrémité des doigts donne un point d'appui solide et contribue à masser la partie externe de l'articulation, comme si celle-ci était prise dans une pince.

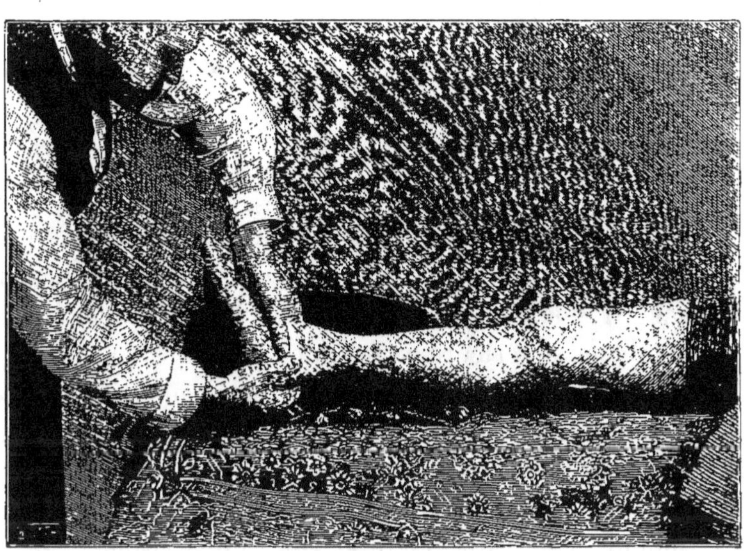

Fig. 62. — Fracture bimalléolaire.

Massage avec les deux pouces autour de la malléole interne.

FRACTURE BIMALLÉOLAIRE. — MASSAGE AVEC TOUTE LA SURFACE DES MAINS SUR LA PARTIE ANTÉRIEURE DE L'ARTICULATION ET SUR LA JAMBE.

Fig. 63. — Je reproduis cette figure déjà donnée pour la fracture du péroné pour bien insister sur ce mouvement très large des mains en avant de l'articulation et sur la région antérieure de la jambe.

Il agit dans le même sens que le mouvement des pouces représenté dans la figure 61, mais il est à la fois plus doux et plus large.

On doit, pour cette fracture, emprunter aux manœuvres qui étaient conseillées pour la fracture du péroné, toutes celles qui ont ainsi une action large et douce à la fois.

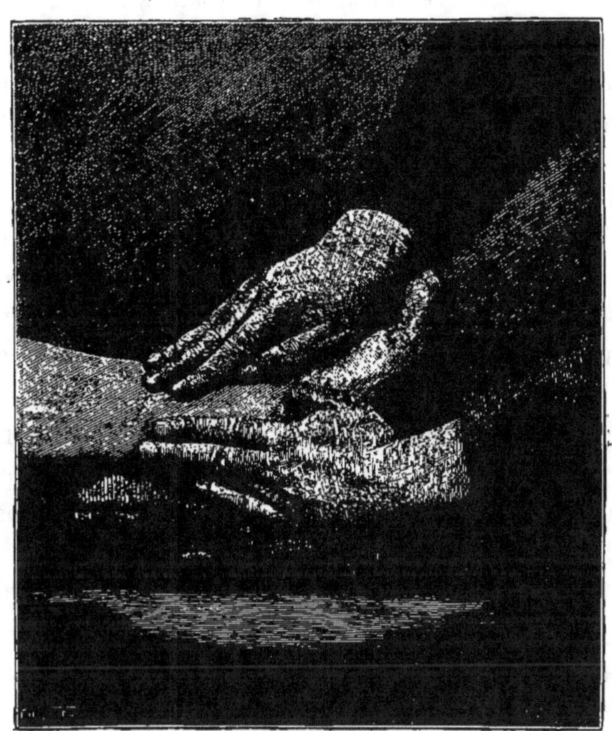

Fig. 65. — Fracture bimalléolaire.

Action de toute la surface des doigts sur la région antérieure de l'articulation
et de la jambe.

MOUVEMENTS PASSIFS ET SPONTANÉS.

Si une grande tendance au déplacement a été constatée, le masseur sera d'autant plus discret dans la provocation des mouvements ; car si le massage proprement dit n'est guère susceptible de produire de déplacement par lui-même, ces mouvements pourraient les provoquer. Aussi, pendant les premiers jours, quelques mouvements très peu étendus d'extension et de flexion du pied suffiront parfaitement, et on devra même donner le conseil au patient de ne pas chercher à les répéter lui-même spontanément.

Après les huit ou dix premiers jours, non seulement on donnera plus d'amplitude à ces mouvements, mais on se préoccupera de tous les mouvements des articulations du pied. Ceux-ci sont très facilement compromis et on pourra alors les déterminer sans risquer d'entraîner le foyer de la fracture à une déformation.

Quant à la marche, à ce moment on peut permettre au sujet de faire lui-même des mouvements avec le pied sans appuyer celui-ci. *Mais il faudra être très prudent pour permettre la marche.* En principe, la marche ne doit pas être permise avant la troisième semaine écoulée. Même alors, pendant les premiers jours, on la fera faire avec discrétion. Un bon nombre de sujets seront difficiles à arrêter. Ce seront les plus communs. Un certain nombre de sujets pusillanimes, après la quatrième semaine devront être incités à l'exercice. Il en est toujours ainsi en matière de mouvements à rétablir et il faut toujours en tenir compte dans la revision des résultats d'une méthode. Aussi faut-il être bien imbu de cette idée que le mouvement est à ce moment devenu nécessaire, que les mouvements exercés d'aussi bonne heure qu'il se peut, sont indispensables à rétablir la fonction du membre pour bien inculquer au patient cette notion et tirer tous les effets de la méthode.

En somme dès la cinquième semaine, la marche devient facile, et après le traitement régulier de cette fracture, on ne voit plus les douleurs et les difficultés de marche si communes antérieurement. Il faut bien se garder de comparer l'époque à laquelle nous assignons la marche définitive et l'époque où on sortait des appareils un sujet qui n'était souvent pas en état de marcher avant des semaines et même des mois.

BANDAGES OU APPAREILS.

J'ai dit plus haut que pour ces fractures je conseillais volontiers une contention plus exacte que pour les autres fractures. En effet, si dans beaucoup de cas une bande roulée peut suffire, il y aura avantage à consolider le membre dans le lit en l'entourant de coussins de sable. C'est un procédé que j'emploie souvent pour donner un peu de stabilité à un membre. En même temps on disposera le lit avec beaucoup d'attention pour que le poids des couvertures et des draps ne vienne pas faire dévier la pointe du pied. Il pourrait y avoir là une cause de déformation assez sérieuse.

Mais du reste, pour cette fracture il y a des avantages à employer un appareil un peu plus solide. Une gouttière amovible placée pendant une dizaine de jours et retirée chaque jour pour le massage m'a encore donné de bons résultats.

Enfin, dans les cas tout à fait difficiles où il y a une véritable tendance au déplacement, je suis tout à fait d'avis qu'il y a lieu de mettre un appareil bien plus rigoureusement appliqué et la gouttière plâtrée me paraît toujours le meilleur de tous ces appareils. Seulement, avant son application, je conseille toujours, quand même, une longue séance de massage.

On change ainsi du tout au tout les suites de la fracture ; d'abord, en ce qui concerne la douleur, qui est si vive et qui tombe presque immédiatement ; puis, au point de vue du rétablissement des fonctions.

Au bout d'une semaine, ou de dix jours au plus, on retire le membre de la gouttière, et l'on cherche à déterminer si le membre a encore une tendance au déplacement. On peut alors, suivant les circonstances, pratiquer le massage quotidien en ne mettant plus qu'une bande roulée sur la région, et disposant le membre solidement dans le lit, ou bien mettre un appareil léger d'où l'on tirera le membre chaque jour pour pratiquer le massage.

On arrive de la sorte, à force de soins, pour des fractures qui étaient de très mauvais pronostic, à obtenir un membre qui fonctionne très parfaitement avec une bonne forme.

Il faut cependant, à propos de cette fracture, noter un

fait très redoutable pour la pratique, et que tous les chirurgiens ont pu noter pour cette fracture comme pour celles de l'extrémité inférieure de la jambe. Il y a des cas où, quelque parfaite qu'ait été la réduction, quelque exacte qu'ait été la contention, il se produit une sorte d'affaissement du membre et une déviation du pied en dehors. J'ai vu le fait se produire dans des cas où la fracture avait été longuement et solidement maintenue.

Je ne l'ai pas encore vu se produire avec le massage, et je crois volontiers qu'avec le massage le fait doit être plus rare, parce que le cal est plus complet et plus puissant; mais je doute qu'on puisse échapper absolument à cette conséquence des fractures de l'extrémité du membre inférieur au niveau des malléoles.

On ne saurait donc à ce sujet trop insister sur la *question de la marche prématurée*. Il faut absolument l'éviter, surtout s'il se produit quelque tendance à l'inversion du pied. Surtout avec le massage toute marche prématurée est parfaitement inutile puisque le traitement assure la souplesse du membre pour l'époque où il sera solide et *indéviable*.

CHAPITRE XXIII

La fracture des deux os de la jambe est-elle justiciable
du massage? C'est un fait que j'avais affirmé dès mes
premières observations et dont quelques-uns des meilleurs
élèves qui ont pratiqué le massage dans mon service ont
donné la preuve de bonne heure. Peut-être dira-t-on que
pour une fracture produite dans la diaphyse osseuse loin
des articulations, on ne voit guère, au premier abord, ni
la possibilité, ni l'utilité des manœuvres de massage. J'ai
assez insisté au cours de ce livre pour montrer que, quel que
soit le siège de la fracture, les manœuvres sont avanta-
geuses. Des faits nombreux me permettent de démontrer
ici la possibilité de cette application.

C'est un fait bien évident que la tendance au déplacement caractérise si bien un grand nombre de cas de fracture des deux os de la jambe, que les appareils même serrés
et très exactement appliqués souvent ne suffisent pas à
donner un rétablissement parfait de la forme. Pour ces
cas, il y aura sans doute assez peu à innover. Encore
est-il possible de faire bénéficier du massage un bon

nombre de sujets. En laissant de côté les cas dans lesquels les moindres mouvements menaccraient l'intégrité de la peau, on peut encore, pour beaucoup de sujets, masser avant de mettre dans l'appareil. N'est-ce pas la coutume chirurgicale la plus répandue, de ne pas mettre d'appareil serré les premiers jours, et de couvrir le membre de liquides résolutifs? Heureux celui qu'on ne couvre pas de cataplasmes !

Il est alors infiniment préférable d'employer ce temps à masser, et l'on mettra ensuite dans l'appareil un membre infiniment moins tuméfié et point douloureux. En outre, les phénomènes de la réparation marcheront beaucoup plus vite dans ce membre. Aussi peut-on le tirer de l'appareil bien avant les quarante jours qui forment le minimum nécessaire pour le maintien de l'appareil rigide, et on le trouvera parfaitement solide, avec une souplesse inconnue avec toute autre méthode.

On peut faire mieux encore, et j'ai souvent procédé ainsi :

Massage cinq ou six jours durant, en mettant un appareil plâtré et amovible; ensuite, appareil plâtré fixe, quinze jours. Après quinze jours écoulés, l'appareil plâtré (une gouttière) est ouvert, et le membre en est retiré et remis chaque jour pour le massage. Au cours des manœuvres, il est facile de constater si le membre est solide, et aussitôt qu'on le trouve solide on lui donne la liberté; puis on masse quelques jours encore avant de permettre la marche de façon à être assuré que le sujet ne déformera pas son membre par les essais de marche.

En agissant ainsi, on a un traitement qui fait disparaître la douleur dès les premiers jours ; la durée du temps nécessaire pour la consolidation est beaucoup abrégée ; lorsque le sujet est remis sur ses jambes, au lieu de trouver un membre impotent et lourd, il trouve son membre souple et fort, et en très peu de jours il marche sur le membre brisé comme sur celui du côté opposé.

A cette manière de faire, il n'y a qu'une objection. Elle est occupante ; elle est beaucoup plus difficile à appliquer que la méthode ordinaire ; et dans les hôpitaux, on ne trouve pas toujours des internes disposés à l'appliquer. C'est la seule raison pour laquelle, dans mon service, il y a eu des exceptions à son emploi, même dans les cas où l'on pouvait l'appliquer. Cependant, j'ai eu des élèves qui s'étaient mis avec beaucoup d'ardeur au massage, et avec eux toutes les exceptions au massage devenaient rares, limitées à des cas très difficiles.

Il est certain que dans la pratique ordinaire d'un hôpital où la besogne ne manque pas, il est bien plus simple de placer pour cinquante ou soixante jours un appareil plâtré. Lorsqu'on en tire le membre solide, le sujet ne marche pas, ou très difficilement. Alors, sans appareil, ou avec un nouvel appareil plus léger, on l'envoie à l'asile de convalescence, en l'engageant à s'exercer à marcher, ce qu'il fera souvent des mois entiers sans réussir à le faire suffisammeut pour gagner sa vie, en revenant à l'hôpital ou en passant d'un hôpital à l'autre, jusqu'à ce qu'il ait retrouvé, avec la solidité de son membre, un peu de souplesse et de puissance musculaire. Nombreux sont ceux qui n'ont pas été aussi heureux que cela et restent plus ou moins impuissants pendant des années.

Ce tableau très sombre n'a rien d'exagéré. Aussi, tout en reconnaissant que l'application du massage aux cas que je viens d'énumérer présente de réelles difficultés et demanderait dans la pratique hospitalière une véritable réforme, j'encourage de toutes mes forces mes élèves à en donner tout le bénéfice à leurs blessés.

Je n'insiste pas sur la nature des manœuvres à faire subir au sujet, car elles ne diffèrent pas pour ces cas difficiles des cas plus simples pour lesquels il faut toujours les prescrire et les accomplir et pour lesquels j'en ferai la description complète.

Il y a des cas, en effet, où la fracture des deux os de la jambe doit être soumise au massage de préférence à tout autre traitement. Ce sont des cas assez communs où la fracture ne s'accompagne d'aucun déplacement et même ceux où ce déplacement étant médiocre n'a aucune tendance à s'exagérer. En étudiant les sujets attentivement, on en trouvera assez souvent pour donner une pratique régulière dans un service hospitalier.

Les deux premiers cas que j'en ai publiés avaient été traités, l'un dans mon service en 1887 par M. Laskine, alors mon interne, et l'autre par M. le docteur Franc, de Sarlat, qui avait été mon externe en 1883 et dont j'ai présenté l'observation à la Société de chirurgie, le 1ᵉʳ juin 1887.

Dans ces deux cas, qui étaient bien typiques, et sans déplacement, la contention par appareil avait été insignifiante. Elle n'avait d'autre but du reste que d'empêcher le sujet de déplacer son membre dans son lit. Le succès fut des plus remarquables, puisque, dans les deux cas, la marche fut possible et facile au bout d'un mois. Le succès fut même si rapide et si frappant dans le cas du Dr Franc, appartenant à la clientèle privée, que, suivant la coutume, on contesta plus tard la réalité de la fracture, qui, heureusement, avait été bien démontrée.

EXAMEN DU MEMBRE.

L'examen du membre atteint de fracture des deux os est ordinairement facile, puisque la mobilité anormale résulte de la division des diaphyses. Aussi, après avoir examiné, étudié la forme du membre tel qu'il se présente lorsque le sujet est étendu sur le lit, après avoir interrogé le sujet sur les circonstances intéressantes du traumatisme, le chirurgien cherche à constater quelle est la région précisément atteinte et s'il y a bien rupture des os.

Comme il doit éviter d'exaspérer la douleur et d'augmenter la difformité en cas de fracture, ce qu'il doit bien se garder de faire, c'est, d'une part, de donner une grande amplitude aux mouvements à faire exécuter aux extrémités du membre et d'autre part d'exercer des pressions directes et énergiques sur le foyer. Pour cela, aucun mode de procéder ne lui sera plus facile que de saisir le foyer présumé d'une main, tandis que de l'autre main il prend le pied pour lui faire exécuter quelques déplacements de médiocre étendue. En procédant ainsi, non seulement il soutiendra le membre, non seulement il appréciera bien la quantité des mouvements qu'on lui impose, mais la main qui tient le foyer appréciera les moindres déplacements, et si la crépitation se produit au cours des manœuvres, il la sentira sans qu'il y ait besoin d'une manœuvre spéciale pour la rechercher.

Il est facile alors, sans presque changer les mains de place, d'apprécier toutes les conditions de la fracture et de juger de la mesure dans laquelle le traitement par le massage peut lui être appliqué. Il n'y a d'utilité à ce moment d'étudier les mouvements des parties éloignées du membre, pied et genou, que dans une bien petite mesure; parce que les manœuvres du massage même vont à ce sujet nous éclairer.

Le point capital est alors la détermination du siège de la fracture. Les deux os peuvent être brisés à peu près au même niveau, ce qui est le cas le plus commun. Ils peuvent être brisés à des hauteurs très différentes et on trouve là une condition véritablement très favorable au massage.

Les localisations de la fracture donnent des conditions très diverses pour le massage. Ce traitement est presque impossible, au moins immédiatement, lorsque la fracture siège à l'extrémité inférieure, dans toutes les fractures où la tendance au déplacement et à la saillie des fragments est prononcée. Au contraire, lorsque la fracture se rapproche de la partie moyenne et surtout lorsqu'elle s'élève vers la partie supérieure de la jambe, les conditions deviennent infiniment plus favorables.

Il est bien entendu aussi que la nature du traumatisme

influe beaucoup sur la possibilité de l'intervention par le massage, en déterminant directement les lésions gênantes de la peau.

Au cours de ces manœuvres de recherches la saillie des fragments, la possibilité de la réduction ou les menaces vers la peau sont passées en revue sans presque d'effort ni de douleur.

Pour toutes ces manœuvres il est inutile de provoquer une douleur notable, et le chirurgien peut à lui seul consolider assez le membre pour donner aux mouvements provoqués une amplitude si petite que l'ébranlement soit réduit au minimum.

Mais si de ce côté il conserve quelques craintes il n'a qu'un artifice à employer, faire fixer le pied par un aide, ou faire fixer la cuisse pendant qu'il explore.

Cet examen fera décider si l'on doit masser exclusivement, dans quelle mesure les appareils devront être appliqués. Mais quelles que soient les conclusions, si on n'a pas observé de contre-indication proprement dite au massage, comme les lésions de la peau, la menace des pointes osseuses, on peut sans désemparer passer à de premières manœuvres de massage.

MANŒUVRES DE MASSAGE.

En effet, aussitôt que quelque signe certain, mobilité, crépitation ou déplacement ont été constatés, il y a lieu de procéder au massage, qui n'est pas contre-indiqué. Le mas-

sage immédiat aura le double avantage de perfectionner
en quelque sorte l'examen et de modifier du tout au tout
les souffrances du sujet.

Pour le massage comme pour toutes les autres manœuvres
le mouvement à redouter, c'est celui dans lequel le pied,
entraîné en bas ou en haut, pèse à l'extrémité du levier
brisé et provoque douleur ou déplacement. On doit donc
fixer le foyer de façon à prévenir ces mouvements et éviter
au voisinage du foyer les pressions directes perpendiculaires
tant que cet os n'est pas solide.

Un aide qui fixe le pied appuyé sur le lit ou sur un
coussin par le talon rendra grand service; et même sur un
sujet craintif lors des premières séances, il n'y a pas d'inconvénient à faire fixer la cuisse.

Les pressions circulaires en bracelet seront les premières
à exécuter et seront très longtemps prolongées et faites
avec toute la main; et lorsque, pour faire des pressions
plus limitées et plus énergiques, le pouce sera employé,
ce sera la totalité de la face palmaire du pouce qu'il faudra
employer de préférence à son extrémité seule. Ce n'est
qu'après la douleur bien éteinte, après le gonflement bien
diminué, c'est-à-dire après plusieurs jours, qu'il faudra
recourir à des pressions de surfaces plus étroites, à des
actions plus énergiques. Encore, même à ce moment, il
faut toujours se rappeler que ces pressions ne doivent
jamais être perpendiculaires à l'os dans le voisinage immédiat du foyer de fracture.

Si l'action du masseur doit être douce, elle doit être

longue. Il faut ici faire des séances longues pour qu'elles soient bien supportées et efficaces.

L'action du massage doit aussi être portée sur une grande étendue du membre. En effet, les désordres dus à une fracture des deux os de la jambe sont loin d'être limités au foyer de fracture, et il faut en quelque sorte que le massage aille les poursuivre au loin. C'est à toute la jambe que son action doit être généralisée, ou du moins lorsque le principal des manœuvres a été fait dans toute la région de la fracture, il ne faut pas manquer de le compléter par le massage de tout le reste du membre vers le pied et vers le genou.

L'examen du membre au cours des séances successives du massage nous renseigne du reste sur une partie des nécessités de notre action. Le membre cesse d'avoir l'aspect ordinaire des membres fracturés.

Avant que la saillie du cal soit bien formée, le membre est déjà beaucoup réduit de volume ; les ecchymoses sont étalées au loin et on les voit souvent se prolonger sur la cuisse.

Dans le membre souple et indolore les muscles de tout le membre se détachent en saillie, se contractent comme sur un membre normal.

Rien que cet examen nous montre pourquoi les manœuvres mêmes du massage, les pressions doivent être portées si loin, jusque sur la cuisse. Il nous montre pourquoi, portées si loin, elles contribuent à maintenir la nutrition du membre qui souffre du traumatisme et de son immobilisation relative, comment elle rend possible certaines actions musculaires, et comment elle supplée à celles que nous ne pouvons encore permettre.

En un mot cet examen nous montre comment, au lieu d'être hypnotisés par *le traitement unique du foyer* de la fracture, de la solution de continuité, il nous faut *soigner tout le membre atteint dans sa vitalité*, troublé dans la fonction de ses muscles et de ses articulations.

Si, pour guider dans les manœuvres pour ces fractures, nous n'avons ajouté aucune figure nouvelle, c'est que, mis à part le mode de fixation facile à concevoir, nous n'avons pas de nouvelles manœuvres locales à indiquer.

Les manœuvres pour cette fracture doivent être très larges. Le foyer de la fracture étant lui-même très étendu il n'y a plus de manœuvres aussi précises, aussi limitées que celles que nous avons indiquées pour la fracture du péroné et pour d'autres fractures à foyer étroit.

Au début la mobilité et les douleurs nous indiquent toute la région où il faut éviter les pressions énergiques. Plus tard, lorsque le cal se forme, la saillie des muscles est encore là, pour nous faire éviter toute pression directe. Dans cette fracture comme pour toute autre il faut toujours songer à éviter la pression directe du foyer. *La pression sur le cal est mauvaise.* La pression périphérique au cal lui est utile, mais la pression directe ne peut avoir que des inconvénients et compromettrait l'avenir du massage, lorsque l'évolution de la réparation est régulière comme elle doit être.

MOUVEMENTS PROVOQUÉS.

Au début du massage, il n'y a pas beaucoup à s'en préoccuper. On doit les réduire à des mouvements de très petite amplitude du pied et du genou. Ils suffiront parfaitement lors des premiers jours. Mais aussitôt qu'une partie de la solidité est obtenue, il faudra non seulement faire exécuter tous les mouvements du pied, mais fléchir le genou autant qu'il se peut. Il faut en effet tenir compte de ce fait que les fonctions du membre devront rester interdites pendant un temps bien plus long que pour les autres fractures, et l'on ne saurait compter sur le retour des fonctions pour rendre la souplesse. Les mouvements provoqués après la séance de massage auront donc la plus grande importance.

Il est bon d'insister sur ce fait qu'il ne faut pas autoriser la fonction du membre avant une période assez longue.

Sans doute le sujet pourra marcher plus vite qu'après l'usage d'un appareil. Mais pour en arriver là il ne faut mettre aucune hâte intempestive à le mettre sur ses jambes.

Le poids du corps peut amener une déformation et même troubler la réparation par le cal. Nous devons à la brisure non l'immobilisation absolue, mais la suppression des efforts violents. Le massage et les mouvements provoqués ne déterminent pas de risque pour le cal; la marche en pourrait occasionner. Il faut donc faire appel à tous les mouvements qui ne sont pas la marche et cela jusqu'à la solidité parfaite.

Même lorsque cette solidité paraît être obtenue prématurément, il ne faut pas s'y fier absolument et continuer l'ensemble des mouvements spontanés ou provoqués sans faire porter le poids du corps.

Le sujet peut sur son lit faire de nombreux mouvements utiles à son membre et non préjudiciables au cal. Ce sera sans doute moins brillant de le faire agir ainsi que de le faire marcher prématurément, et un observateur superficiel vous dira que vous ne gagnez guère de temps sur le chirurgien qui simplement place un appareil. Cela serait vrai en ne tenant compte que des apparences; mais il faut tenir compte de la valeur du membre au moment où vous permettrez la marche, et des suites de la fracture, suites qui sont si négligées et dont les troubles se poursuivent pendant des années.

Aussitôt que vous mettez le sujet sur son membre souple, l'équilibre se retrouve, il marche sans douleur et sans fatigue, et c'est là le premier résultat obtenu.

Puis dès les semaines qui suivent, vous trouvez votre patient revenu presque à l'état normal et la plupart des accidents secondaires, éloignés de ces fractures, disparaissent.

Il y a néanmoins et d'une façon absolue toujours du temps de gagné. La période sans marche est toujours notablement abrégée, et l'on rencontre des sujets comme celui que j'ai cité qui, au bout de 25 jours, sont assez solides sur les jambes pour que la marche soit autorisée sans crainte.

On remarquera que notre méthode donne précisément l'occasion de constater les faits et d'en profiter. Si le membre

était renfermé dans un appareil et avait bénéficié d'une
solidité prématurée, il y aurait de grandes chances pour
que le fait ne fût pas vérifié. Les doctrines sur l'immobilisation n'autorisent pas à tirer sans cesse un membre de son
appareil pour constater l'état de la réparation.

Avec notre méthode, son état actuel et la progression de
la réparation sont constatés quotidiennement. Les petits
mouvements provoqués au cours du massage pour éprouver
la rigidité du membre n'ont rien d'intempestif. Aussi lorsque plusieurs jours consécutifs ont permis de faire l'épreuve
de cette solidité, il nous est bien permis d'autoriser le
sujet à s'exercer à la marche, avec toute la prudence que
comportent des apparences de guérison très rapides.

Cette remarque est absolument nécessaire. J'ai dit et j'ai
répété sous toutes les formes que la durée de la réparation
des os est très mal établie. Même sans massage elle est souvent plus courte que ne l'indiquent les traités de pathologie
et que ne l'admet la pratique habituelle des chirurgiens.
Mais on doit convenir qu'avec les coutumes et les doctrines
chirurgicales admises il est presque impossible de vérifier
le fait. Ce ne sera pas un des moindres bienfaits de notre
méthode de permettre de le faire sans peine et d'épargner
à l'organe atteint et à toute l'économie du sujet les misères
de l'immobilisation.

A cet égard la fracture de jambe est peut-être une de
celles où l'intérêt de ces notions nouvelles est capital.

APPAREILS A METTRE.

Il y a des cas où il est possible d'agir sans aucun appareil. On pourrait aisément placer le membre entre deux coussins de sable avec une bande de flanelle roulée. Mais il est plus sage, plus simple, de placer le membre dans un appareil léger d'où on le tire sans difficulté.

Une gouttière de plâtre est tout indiquée. Avec elle, on peut faire le plus commode des appareils amovibles. Même après qu'elle a été appliquée directement sur la peau, il est bientôt peu ajusté à cause de la diminution rapide du volume du membre sous l'influence du massage. Lorsqu'on la remet en place après les manœuvres du massage, il suffit de la fixer avec un lacs ou avec une sangle.

En prenant le pied dans l'appareil, on évite tous les efforts sur la pointe qui pourraient être des plus préjudiciables.

Il est bien facile d'ordinaire de supprimer cet appareil vers le quinzième jour. On pourra le conserver jusqu'à la troisième semaine accomplie pour donner plus de sécurité. Il peut même être commode de le faire conserver au patient pour les premiers essais de marche.

A propos des soins à donner pour cette fracture, on conçoit qu'il y ait beaucoup de tâtonnements, car les différences existent dans les conditions de ces fractures non seulement pour le siège, mais pour la forme, pour la quantité des lésions des parties molles, pour la taille et le volume du malade, qui modifient beaucoup les conditions dans lesquelles le sujet devra marcher, et nous ne pouvons qu'indiquer les principes qui devront guider d'une manière un peu générale.

RÉSULTATS.

Ce que nous pouvons affirmer, c'est que, bien avant la période assignée à la consolidation des fractures de jambe, non seulement on aura obtenu la guérison, la solidité du membre, mais en outre le membre solide sera prêt à l'usage, et les suites si pénibles de ces fractures disparaîtront à peu près complètement. On ne saurait trop répéter que ces suites pénibles, impuissance musculaire, douleurs, gonflements, n'étaient pas du tout en raison directe de la mauvaise application des appareils. On les rencontre au contraire avec la chirurgie la plus régulièrement faite. Elle est engendrée par l'immobilisation sous toutes ses formes, et il a fallu venir à une méthode nouvelle pour les faire disparaître.

Lorsque la fracture est consolidée, lorsque le sujet est remis sur pied, si quelques suites pénibles se présentent la méthode du massage comporte le remède tout indiqué.

Pour cette fracture plus encore que pour d'autres, il ne faut pas oublier que la reprise de quelques séances de massage sera de précieuse ressource.

Je l'ai déjà indiqué pour d'autres fractures, je ne crois pas qu'il y ait avantage à trop rapprocher les séances de ce massage que j'appellerais volontiers secondaire. Celles-ci devront être espacées, tous les deux jours, tous les trois jours.

Elles peuvent être prolongées et elles le seront nécessairement, car il faut les étendre à tout le membre. S'il y a des phénomènes de tension, des gonflements secondaires, des douleurs dues à un défaut de circulation ou à un trouble d'innervation, il ne faut pas limiter son action au segment fracturé, il faut masser jusqu'à la racine de la cuisse.

Enfin, bien qu'on soit déjà à une époque éloignée de la fracture, il faut bien se garder de l'action directe sur le cal.

On ne saurait trop répéter que les pressions sur un cal jeune dans des manœuvres de massage sont douloureuses et dangereuses. Il faut bien se garder de les exécuter.

J'ai vu des sujets souffrir de ces pressions directes même alors qu'ils n'avaient subi qu'un massage extrêmement tardif, le massage secondaire, éloigné de l'époque de la fracture, que de tous temps on a conseillé pour dissiper l'enraidissement des membres consécutif aux fractures.

Le cal doit être épargné au même titre que le foyer de fracture avant la formation du cal.

CHAPITRE XXIV

Ce que j'ai dit de la fracture des deux os de la jambe avec peu ou point de déplacement s'applique si bien à la fracture du tibia sans fracture du péroné qu'il n'y a pas besoin d'écrire un chapitre complet à propos de cette fracture, assez rare du reste, et l'on conçoit que c'est encore une de celles qui seront tout à fait justiciables du massage.

Déjà depuis longtemps on a remarqué qu'il est inutile de s'attacher à placer des appareils très compliqués et absolument solides parce que le péroné sert d'attelle et donne un véritable soutien pour le foyer de fracture. Mais il faut encore tenir compte de cet autre fait, c'est que le processus de formation du cal étant accéléré d'une façon certaine par le massage, la réparation de la continuité de l'os doit être très rapide. Il s'ensuivra donc tout naturellement dans ces cas que la solidité du membre fera retour très vite et que la marche pourra être promptement permise.

Pour pouvoir masser librement, il faut avoir fait le diagnostic avec grande précision et ce n'est pas toujours une chose très facile dès les premiers jours.

L'ensemble des manœuvres sera le même que pour les

autres fractures de jambe avec moins de précautions à prendre pour la fixation du membre.

Les appareils de contention seront aussi réduits à leur plus simple expression donnant au membre seulement la résistance suffisante pour assurer qu'aucun effort violent ne viendra compromettre la solidité du péroné.

Fracture articulaire de la partie supérieure du tibia.

Bien que cette fracture soit très rare, il n'est pas inopportun de faire remarquer que, contrairement à l'opinion exprimée par les auteurs et recommandant pour elle une immobilisation plus parfaite que pour les autres, ce serait une des fractures qui réclament le plus manifestement le massage. C'est une des fractures dont il faut bannir l'immobilisation, qui visait beaucoup plus les complications inflammatoires de l'articulation que les déplacements osseux et qui donne là certainement des résultats tout aussi mauvais que pour les fractures de l'extrémité inférieure du fémur.

Ces sortes de fractures qui participent de la contusion articulaire grave s'accompagnent, avec les lésions de l'articulation, d'un épanchement de sang énorme, d'une douleur très vive, et compromettent à un haut degré l'avenir de l'articulation. Cela est tellement vrai que c'est un massage du genou qui s'impose ici plutôt que le massage de la région fracturée à proprement parler.

On trouvera de véritables difficultés pour établir le diagnostic. Le gonflement et la douleur contribueront à vous gêner singulièrement. Mais, le diagnostic établi, la pratique du massage ne sera pas gênée par les conditions générales du membre.

La fixation du foyer de fracture se fera aisément par le placement sur un plan résistant ; et les tendances aux déformations secondaires seront médiocres. L'ensemble des manœuvres devra donner d'abord des pressions très larges pour bien anesthésier la région. Puis, pour les pressions plus localisées, il faudra s'attacher surtout aux soins de l'articulation. A cet égard les manœuvres ne différeront guère de ce qu'elles sont pour l'extrémité inférieure du fémur et pour la rotule.

La mobilisation devra être faite de très bonne heure et appeler tous les soins. Elle sera ici facile à faire dans la main. L'appareil d'immobilisation pourra dans l'immense majorité des cas être réduit à la simple gouttière.

CHAPITRE XXV

FRACTURE DU FÉMUR.

Les fractures du fémur ne sont certes pas de celles qui au premier abord paraissent destinées à donner des sujets de massage. Cependant on conçoit que, pour les plus mobiles, certains artifices permettent encore le massage, et certaines fractures par leur essence ont assez peu de tendance au déplacement pour que le massage et la mobilisation en constituent le véritable traitement.

Fractures de la diaphyse.

Les sujets atteints de fracture du corps du fémur sont destinés à faire dans les services hospitaliers des séjours beaucoup trop longs pour qu'il soit très pratique de les faire masser régulièrement. Aussi ce n'a été que par exception que nous avons fait masser pour ces fractures. Cependant tous les essais que nous avons faits nous ont paru favorables.

On remarquera d'abord que les essais de ces manœuvres du massage n'ont aucune chance de provoquer des déplacements nuisibles. D'une manière constante, je traite les fractures du corps du fémur par l'appareil d'Hennequin. Aucun appareil n'est d'application aussi rationnelle, aussi scientifique; aucun ne donne des résultats aussi parfaits. Donc, si on veut ajouter le massage à ce traitement, sur un membre ainsi soumis à l'extension continue, le massage ne peut donner de mobilité nouvelle aux fragments. Ceux-ci sont constamment en mouvement, et comme, de par l'extension, ils ne sauraient être rapprochés de façon à chevaucher, il est de toute évidence qu'aucun déplacement, aucune déformation n'en pourra résulter.

Quand on surveille un appareil d'Hennequin en place, on l'ouvre sans cesse pour constater si les rouleaux de ouate, si la gouttière sont bien placés. Quoi de plus facile alors que de l'ouvrir pour faire une séance de massage et de le refermer ensuite! J'ai fait agir ainsi, et j'ai pu constater chez les sujets de très bons résultats de cette intervention.

Mais, avant même l'application de l'appareil d'extension, rien ne s'oppose à ce que l'on pratique une séance de massage, car il est possible, il est facile même de faire les manœuvres sans ébranler le foyer de fracture et chez certains sujets présentant beaucoup de gonflement et souffrant beaucoup antérieurement ce mode d'intervention ne saurait être que très favorable. J'ai donc fait procéder plusieurs fois à ces manœuvres avant l'application de tout appareil.

RECHERCHE DE LA FRACTURE.

Il n'y a pas grand'chose de nouveau à dire sur le mode de recherche de la fracture, si ce n'est peut-être qu'il faut y procéder à une très grande douceur. Là, comme pour la fracture de l'humérus, le diagnostic est généralement très facile et on détermine aisément aussi le foyer de la fracture. Pour le déterminer facilement et sans douleur, les mains de l'opérateur peuvent prendre une position qui est identique à celle que nous avons indiquée pour le massage des fractures de la diaphyse humérale.

Une main est placée en arrière et soutient le foyer de fracture. Si l'autre main imprime un mouvement quelconque au levier osseux, la main placée en arrière perçoit le mouvement anormal qui répond à l'interruption de ce levier. Elle apprécie la quantité de déplacement, le gonflement, la crépitation si elle se produit. Que l'on examine seul ou que l'on fasse imprimer les mouvements par un aide en enveloppant soi-même par les deux mains le foyer présumé de la fracture, on se trouve dans d'excellentes conditions pour faire ces constatations à peu de frais, c'est-à-dire avec le minimum de déplacement et avec le minimum de douleur.

Ces mouvements peuvent être déterminés sur le sujet couché sans lui faire subir de déplacement ou de secousses dans son lit.

Si, au cours de cet examen, on a constaté un gonflement

considérable, une douleur très vive, ou simplement s'il est possible de donner au sujet tout le temps désirable, on peut sans désemparer procéder à une première séance de massage, les mains sont toutes placées pour cela.

J'ai eu l'occasion de pratiquer ce massage immédiat dans ces conditions et de constater quel soulagement extraordinaire on apporte. Si l'on vient à placer ensuite l'appareil de choix, l'appareil Hennequin, on constate combien mieux sont supportés les mouvements nécessaires pour le placement de l'appareil. Si l'on reprend les manœuvres au cours du traitement de la fracture, tous les jours ou tous les deux jours, on constate que l'on rend les suites du traitement bien plus simples.

MANŒUVRES DU MASSAGE.

Ce sont tout naturellement des manœuvres circulaires très larges et suivant une longueur considérable du membre qu'il faut conseiller avant tout. Le patient étant couché bien allongé et le foyer de fracture étant bien fixé par un aide, on exécutera ces manœuvres avec une main ou avec les deux mains tout entières et toujours du genou vers la hanche. Ces manœuvres seront lentement et très longtemps répétées.

Lorsque les manœuvres très larges et sans trop de pression auront bien éteint la douleur, on pourra faire des manœuvres plus profondes avec les deux pouces ou avec l'extrémité des doigts et toujours en évitant le foyer de la fracture.

Il est presque superflu de faire remarquer que le pétrissage du membre doit être proscrit, comme je l'ai dit à propos des manœuvres en général. Toutefois, comme le pétrissage est très employé sur la cuisse en bien des circonstances
différentes, on peut en dire un mot.

En effet, si on fait des pressions, des passes allongées
suivant l'axe du membre, les petits mouvements imprimés
au foyer ne sauraient avoir pour résultat de faire un déplacement dangereux. Si on les répète *toujours dans le même sens*,
ils ne sont pas douloureux. Le pétrissage, au contraire, amè-
nerait un ressaut des fragments, un déplacement d'avant en
arrière ou de dedans en dehors qu'il est bien inutile de
provoquer; du fait même de ce mouvement cette action
serait douloureuse. La douleur diminuerait sans doute à
mesure que s'avance la consolidation, mais elle existerait
toujours, et, comme il faut à tout prix la bannir du traitement
des fractures par le massage, il est bien inutile de recourir
à cette forme du massage. Si l'on trouve que l'action du
masseur a besoin d'augmenter en puissance, il n'y a qu'à
prolonger les séances plus longtemps et le résultat sera
obtenu tout aussi bien qu'avec une action violente, mais
sans inconvénient.

Les pressions doivent surtout être très longues, prendre
de très loin au-dessous du foyer de la fracture, jusqu'à un
point fort éloigné au-dessus, car les désordres causés par
une fracture du fémur retentissent très loin du foyer.

La description de manœuvres semblables ne demande pas
l'addition d'un grand nombre de figures, car il est facile
d'imaginer comment on applique ici les manœuvres circu-

laires qui ont été montrées pour toutes les autres régions. On conçoit même, étant donnée la très grande épaisseur des parties molles, qu'il est facile ici, en donnant de la largeur aux pressions, de ne pas les rendre offensives pour le foyer de la fracture.

La fixation de ce foyer n'est pas non plus très difficile à concevoir puisque vous pouvez tout d'abord prendre un aide qui fixe le segment inférieur du membre, la partie supérieure étant suffisamment fixée par le poids du corps. Puis, lorsque l'appareil est en place, c'est l'appareil même qui détermine cette fixation du foyer.

Toutefois, il faut faire une remarque, c'est que les conditions varient un peu suivant le siège occupé par la fracture. Si la fracture occupe le tiers supérieur ou le tiers moyen de la cuisse, les conditions de fixation sus-énumérées sont parfaitement suffisantes.

Si la fracture se rapproche du tiers inférieur, nous nous trouvons dans des conditions un peu différentes. Je ne veux parler ici ni de la fracture sus-condylienne avec renversement du fragment en arrière dont le traitement est beaucoup plus compliqué et pour lequel le massage pourrait être désirable, mais aurait peu de chance d'être accompli dans de bonnes conditions, ni des fractures intercondyliennes, sur lesquelles je reviendrai plus loin.

Je ne fais allusion qu'aux fractures qui se rapprochent de l'extrémité inférieure sans le renversement des fragments. Pour le massage de ces cas on se trouve très bien de fixer le segment inférieur d'une main pendant que l'autre masse comme l'indique la figure 64.

On conçoit sans peine que, dans cette thérapeutique des fractures du fémur par le massage, les règles soient beaucoup plus difficiles à préciser que pour toute autre fracture. Ce qui nous amène à donner des règles régulières pour une fracture déterminée, ce sont la forme et les limites du foyer de fracture. Or, à la cuisse, le foyer de fracture, très profond, a des limites très vagues. Les épanchements et les déchirures varient beaucoup. Les proportions du foyer sont très diverses. Nous avons vu comment on en peut préciser le centre, la brisure de l'os, et comment nous devons épargner certains joints. C'est là l'indication principale. Les manœuvres seront toujours constituées par un ensemble de pressions suivant la direction générale voulue et qui varieront un peu avec les habitudes, les goûts, les aptitudes de l'opérateur et la sensibilité des opérées, mais toujours en restant manœuvres régulières et non douloureuses.

FRACTURE DU FÉMUR A L'EXTRÉMITÉ INFÉRIEURE.
MODE DE FIXATION AVEC UNE MAIN, MASSAGE AVEC L'AUTRE.

Dans la figure 64, on peut constater que la main qui saisit le membre doit non seulement le fixer sur les tractions, mais le soutenir. Une fois la main mise en place, l'opérateur peut modifier sa position, suivant les besoins de déploiement de force qu'il peut avoir.

Sur le dessin les nécessités de la photographie l'ont effacé un peu plus que de raison, mais on conçoit facilement comment il doit être placé plus commodément, on conçoit aussi que ce qui peut être fait d'une main peut aussi être fait de l'autre.

Enfin, la main qui est ainsi placée à nu sur le membre peut être placée de la même façon par-dessus l'appareil qui enveloppe le genou pour faire l'extension continue et agir dans le même sens que l'extension continue. Cela donne à tout l'ensemble une solidité très grande et permet à la main qui masse d'agir avec une certaine force si cela est nécessaire.

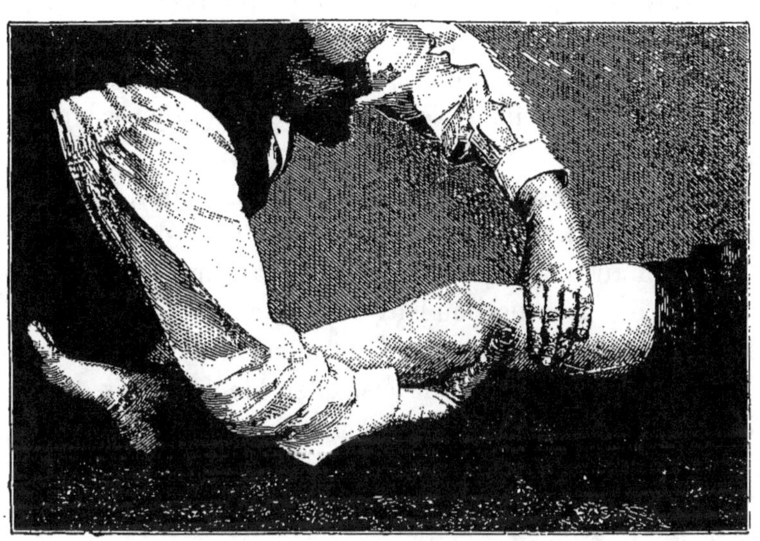

Fig. 64. — Fracture du fémur à l'extrémité inférieure.
Mode de fixation avec une main, massage avec l'autre.

MOUVEMENTS PROVOQUÉS.

Les manœuvres de massage n'ont pas dans ces cas besoin d'être suivies de manœuvres spéciales pour provoquer des mouvements, car avec l'appareil Hennequin on sait que les mouvements du genou, de la hanche et du pied, sont constamment exécutés : il n'est pas indispensable de s'en occuper immédiatement.

Toutefois, et c'est là une supériorité de l'appareil Hennequin qui nous laisse toute liberté pour bien des actions complémentaires, je suis très disposé à compléter cette action par une mobilisation hâtive du genou et de la hanche, les deux points importants dans ce traitement.

Or, j'ai eu l'occasion de le constater bien des fois, rien n'est plus facile que de faire cette mobilisation très complète et les sujets n'en souffrent en aucune façon. Il suffit pour cela d'y songer chaque fois que l'on touche à l'appareil pour une raison quelconque.

Dans la mobilisation, comme pour les manœuvres de massage, rien n'est plus facile que d'agir ainsi sans toucher pour ainsi dire à l'extension. Plus cette extension sera parfaite, c'est-à-dire exécutée avec un poids plus lourd, plus il sera facile d'intervenir ainsi sans rien déranger à l'extension.

Il est bien entendu que les mouvements que l'on provoque ainsi n'ont pas une très grande amplitude, mais ils suffisent parfaitement à entretenir la souplesse articulaire et, lorsque le sujet sera rendu à ses mouvements complets, il retrouvera avec l'usage de ses fonctions et avec une gymnastique bien dirigée toute l'amplitude nécessaire.

RÉSULTATS DU TRAITEMENT.

Dans les cas où je suis intervenu de la sorte j'ai noté surtout un résultat très frappant en ce qui concerne les douleurs. Je crois que ces manœuvres trouveront surtout leur application dans les cas où la douleur est très vive avec un gonflement considérable.

En ce qui concerne la rapidité de réparation, je n'ai rien observé qui puisse être noté particulièrement. Je crois assez volontiers que là comme ailleurs on peut amener une réparation plus rapide. Mais pour le fémur nous sommes obligés à dépasser beaucoup les limites suffisantes à la consolidation pour permettre l'usage du membre. Le bénéfice de quelques jours que l'on pourrait peut-être obtenir est difficile à justifier par les essais et ne présente pas de tels avantages qu'on puisse beaucoup s'en préoccuper.

J'ai tout lieu de penser cependant qu'en pratiquant le massage on donnerait un peu de perfection aux mouvements et l'on diminuerait certains malaises, certains troubles de circulation consécutifs à la fracture du corps du fémur, accidents beaucoup moins marqués à la suite de l'emploi de l'appareil d'Hennequin qu'à la suite de l'emploi de tous les autres appareils, mais accidents que l'on observe encore dans une certaine mesure dans la période assez longue pendant laquelle on cherche à travailler, à rétablir la marche et les fonctions du membre.

Fracture du col du fémur.

La fracture du col du fémur se présente à nous avec des conditions tellement différentes de la fracture du corps, qu'il faut lui faire un traitement à part, comme il est nécessaire de lui faire une histoire à part.

L'effort des auteurs s'est porté surtout sur la distinction des fractures extra et intra-capsulaires, et la préoccupation qu'avaient nos prédécesseurs de tout ce qui touchait au traumatisme et aux inflammations des grandes articulations se traduit dans l'histoire de cette fracture.

Si toutes ces considérations présentent un très grand intérêt, au point de vue de l'étude de l'anatomie pathologique pure, elles sont certainement d'utilité bien moins grande au point de vue de la thérapeutique.

Au point de vue de la pratique, la fracture du col du fémur se présente dans les conditions suivantes.

C'est une fracture observée surtout chez les vieillards ou au moins sur des sujets dont le squelette a subi une raréfaction ou vieillissement prématuré.

Elles peuvent s'accompagner d'un traumatisme moindre que les fractures du corps.

Mais, qu'elles soient intra-capsulaires ou extra-capsulaires, elles méritent d'être toutes considérées comme *des fractures articulaires*. De la pénétration ou du voisinage de la fracture des conséquences très graves résultent pour les mouvements et pour le retour des fonctions.

Cependant, il serait injuste de dire que c'est le défaut de consolidation qui menace l'avenir du sujet et que tout l'effort du chirurgien doit être dirigé pour obtenir quand même la reproduction osseuse. J'estime même, pour ma part, après expérience longuement faite, que la consolidation est ici d'une très grande facilité.

Ce qui les menace pour l'avenir, c'est l'état de l'articulation et de la périphérie de l'articulation. Chez les vieillards en particulier, l'articulation, qui ne demande qu'à s'enraidir, devient avec une extrême rapidité le siège de dépôts de toutes sortes et le lieu de douleurs multiples; les muscles périphériques s'infiltrent et s'atrophient, et le sujet ne marche pas, non parce qu'il a une colonne solide défectueuse, non parce qu'il a un membre déformé, mais parce qu'il a une articulation et des muscles qui ne valent rien.

Pour constater ce que j'avance, il suffit d'étudier avec soin les rares sujets qui ont survécu à une immobilisation complète et que l'on a réussi à mettre sur leurs jambes, et l'on verra bien que la douleur dans les mouvements et l'enraidissement de l'articulation coxo-fémorale sont causes des troubles de la fonction.

Je sais bien qu'on affirme que la déviation du membre en dehors, la déviation du pied progressant de côté sur le sol est cause d'un grand trouble dans la marche. C'est là une grave erreur. La difficulté dans la marche est d'autre cause et n'existe que chez le sujet qui n'a pas marché assez tôt.

Sans doute, la déviation du pied en dehors peut donner un aspect disgracieux à la jambe et gêner dans une certaine mesure une marche rapide. Mais, si un sujet a été mobilisé de bonne heure, sa marche est parfaitement suffisante et, si on le compare au sujet qui a été traité par l'immobilisation, on apprécie l'immense différence qu'ils peuvent présenter, même dans le cas où le redressement de la pointe du pied aurait été obtenu.

Le sujet mobilisé est vigoureux avec marche solide. Le sujet qui a péniblement survécu à l'immobilisation est impotent, pour toujours, ou pour des années, s'il a devant lui un laps de temps suffisant pour recouvrer par un travail patient une partie de ses mouvements.

Or, pour arriver à ce résultat misérable, qu'impose-t-on au sujet, une immobilité au lit qui est incompatible avec la santé générale du sujet. Ce n'est un point ignoré pour personne qu'à l'âge où les fractures du col du fémur se produisent le plus communément le séjour au lit, c'est la mort lente ou rapide pour la plupart des sujets frappés. Un très grand nombre de vieillards succombent non à la fracture du col du fémur, mais au traitement qu'il faut faire subir. Depuis bien longtemps l'attention des chirurgiens est attirée sur ce point. Si donc on pouvait les traiter sans immobilisation, le plus mauvais traitement vaudrait mieux pour la survie que la meilleure des contentions.

Or, il se trouve précisément que le traitement le plus favorable, celui qui assure le mieux la solidité et l'usage du membre, c'est précisément celui qui n'impose pas l'immobilisation. Cependant, on ne le suit guère et, malgré certaines tentatives très judicieuses et très heureuses, la généralité des chirurgiens continue à soumettre le sujet atteint de fracture du col du fémur au traitement qui découle des grandes lois de l'immobilisation des fractures.

Ces fractures pourraient être l'occasion. *du massage*. Elles sont certainement une excellente occasion de traitement par *la mobilisation*. Elles présentent justement certaines conditions sur lesquelles j'ai insisté dans les considérations générales. L'engrènement habituel des fragments nous assure d'ordinaire un commencement de réparation. Le sujet n'a aucun intérêt à ce que nous cherchions à détruire cet engrènement. Nous n'avons pas de chances par des manœuvres prudentes d'augmenter la déformation, et l'intérêt capital du sujet est de revenir au plus tôt aux mouvements et d'éviter les enraidissements qui le menacent et les complications viscérales qui sont les suites nécessaires de son immobilité.

Pour toutes ces raisons, bien avant d'avoir massé les fractures en général, j'ai adopté comme méthode de traitement de ces fractures en particulier la mobilisation rapide et l'usage du membre en supprimant au plus tôt le séjour au lit. C'est là une pratique qui, de longue date, avait été préconisée par bien des chirurgiens, tout en n'obtenant pas un crédit aussi général qu'elle l'aurait mérité.

Y a-t-il des avantages à joindre à cette pratique le massage? C'est ici une question plus délicate qu'elle n'en a l'air au premier abord. Les sujets atteints de la fracture du col du fémur sont des vieillards. Or avec les vieillards il y a lieu d'être prudent pour le massage. Il y a lieu d'être d'autant plus prudent dans la circonstance que toute la région antérieure de la cuisse est le siège de gros vaisseaux, veines et artères, qui sont en médiocre condition chez les vieillards. En tout cas, je conseille, si l'on vient au massage, d'éviter la région antérieure de la cuisse.

On pourrait faire quelques manœuvres douces de massage sur la fesse et la partie postérieure de la cuisse, et j'ai eu occasion d'en faire exécuter. Les patients ont déclaré en être soulagés. Mais les manœuvres de massages que j'ai fait faire ont eu naturellement une importance secondaire à côté des manœuvres de mobilisation.

MOBILISATION ET MOUVEMENTS.

Le traitement des fractures du col du fémur comporte trois ordres de mouvements, et le mode d'examen doit nous démontrer la possibilité de ces mouvements.

La preuve d'une fracture du col du fémur est faite à l'aide des commémoratifs, de l'attitude du membre, de l'impotence fonctionnelle, de la localisation de la douleur, du raccourcissement et surtout de l'élargissement spécial du grand trochanter, le signe que M. A. Guérin a fait connaitre et sur lequel il a insisté avec tant de raison. On ne saurait trop en tenir compte puisqu'il donne un renseignement précieux sans qu'il y ait besoin pour cela d'exécuter une manœuvre blessante pour le sujet. Si on l'observait seul il ne serait peut-être pas d'une valeur absolue et définitive, mais, en le joignant méthodiquement aux autres symptômes de la fracture, on arrive réellement et à peu de frais à une certitude parfaite pour le diagnostic.

Quant à la mobilité et à la crépitation, c'est toujours une déplorable pratique de les chercher, car si, par malheur, on venait à les constater, ce ne serait qu'après avoir détruit l'engrènement des fragments si précieux pour la réparation. Au cours de cet examen préalable, on peut cependant, avec prudence et avec la douceur suffisante, faire exécuter tous les mouvements provoqués désirables, et constater alors que si le sujet est incapable de mouvoir son membre, du moins ce membre est parfaitement susceptible de mouvements provoqués en tous sens.

Ceci étant vérifié, on peut, chaque jour, faire exécuter au membre des mouvements passifs sans provoquer de notables douleurs, et les sujets acceptent très facilement ces manœuvres quand elles sont progressives et faites sans brutalité.

On engage alors le sujet à faire sur son lit des mouvements, qu'il exécute d'ordinaire au bout de très peu de jours.

En second lieu, on cherchera à provoquer le lever du patient. Il est capital pour lui de ne pas garder la position horizontale. Ici les résultats varient beaucoup avec la pusillanimité des patients. J'en ai vu dès le lendemain de leur entrée à l'hôpital accepter d'être mis dans un fauteuil. Le plus souvent ce lever n'est provoqué que du huitième au douzième jour. Je tiens à ce que le séjour dans la position horizontale ne dépasse pas ces limites extrêmes.

Lorsque le patient est levé, on provoquera la marche avec des béquilles le plus tôt possible. Je préfère de beaucoup à l'emploi des béquilles le soutien sous les aisselles par deux aides. Il est bien plus certain que le sujet ne fera aucune chute nouvelle, et le patient, rassuré, est plus rapidement disposé à la marche.

Bien entendu un semblable traitement demande du tact et de la surveillance. Mais on est toujours surpris de voir la rapidité avec laquelle un sujet atteint incontestablement de fracture du fémur peut marcher solidement et sûrement.

La conséquence, c'est la possibilité de la guérison pour des vieillards qui étaient appelés presque fatalement à mourir des complications pulmonaires dues à leur séjour au lit. Lorsque par hasard ils étaient assez heureux pour guérir, l'enraidissement dû à leur longue immobilité, à leurs gouttières ou à des appareils plus serrés encore, leur assurait l'impotence définitive, et le séjour au fauteuil pour le restant de leurs jours. Le nombre est considérable aujourd'hui des vieillards que j'ai vus guérir ainsi, même après la quatre-vingtième année. Il y en a même un bon nombre parmi ceux pour lesquels j'ai interrompu un traitement en cours, déjà suivi des complications fatales d'ordinaire, qui ont pu guérir sous l'influence de ce traitement plus réellement conservateur.

On peut évidemment par le massage y apporter quelque adoucissement, modérer certaines douleurs et assurer plus de perfection dans la réparation. Mais le principal du traitement restera dans les mouvements et dans la marche prématurée.

On peut critiquer ici cette proposition que j'élève à l'état de doctrine, de ne pas chercher à réparer la difformité due à la fracture du col. Il est incontestable que la

déviation du pied en dehors persiste et que les malades
en éprouvent un certain trouble de la marche : mais
l'expérience est là qui a parlé; le trouble dans la marche
ne cause point de gêne véritable. Il n'est rien en comparaison des suites des appareils les mieux conditionnés.

Si l'on ajoute à cela que les efforts les mieux combinés
peuvent échouer dans le redressement complet du pied,
on concevra pourquoi j'ai de bonne heure adopté cette
manière de faire si simple quoique irrationnelle.

Des nécessités de douleur, certaines complications
peuvent modifier ce traitement. Mais dans la fracture
commune, habituelle du col du fémur, avec engrènement
des fragments, avec la déviation du pied en dehors, je
puis dire que je n'ai jamais eu un regret d'avoir adopté
cette manière de faire, et qu'en la comparant aux autres
modes de traitement que j'ai vu employer, je l'ai toujours
trouvée aussi heureuse qu'on puisse la souhaiter.

Fracture de l'extrémité inférieure du fémur et fracture intercondylienne.

La fracture transversale de l'extrémité inférieure du fémur demanderait évidemment, à cause du voisinage immédiat de l'articulation, le massage le plus complet et le plus
régulier. Malheureusement les fractures sus-condyliennes
du fémur sont des plus dificiles à contenir, et il est vraiment très laborieux de chercher des artifices qui permettent
de masser. J'ai eu l'occasion de faire quelques séances de

massage assez irrégulières dans un cas qui fut traité par l'extension continue avec des résultats assez bons. On conçoit assez les nécessités auxquelles peut répondre le massage sans qu'il y ait lieu d'insister sur ce point.

Je crois que dans les cas malheureux où il y a une tendance au renversement du fragment inférieur en arrière, il serait sage de prendre dès le début le parti d'intervenir par la suture. Ce serait sans doute une grosse opération à faire au milieu d'un traumatisme bien grave. Mais j'ai vu sur un sujet qu'on m'a amené au bout d'un an de si misérables résultats, pour lesquels j'ai dû faire une résection du genou dans les plus mauvaises conditions, qu'à l'heure actuelle, si je n'avais un bon succès très rapide de l'appareil d'extension, je suturerais d'emblée les deux fragments fémoraux.

Pour les fractures intercondyliennes, au contraire, j'ai eu l'occasion d'intervenir et d'obtenir des résultats si favorables qu'on ne saurait trop recommander la méthode. On sait que ces fractures intercondyliennes ou mieux intracondyliennes sont une des causes les plus graves d'ankylose du genou et de difficulté extrême de la marche. Or j'ai précisément deux observations dans lesquelles, malgré des circonstances très défavorables, la souplesse du genou fut parfaitement conservée et la marche resta excellente.

Dans un cas il s'agissait d'un sujet chez lequel le trait de fracture juste entre les deux condyles permettait un peu de mobilité avec assez de crépitation pour qu'aucune erreur ne fût possible. Le massage donna des résultats si rapides que dès la troisième semaine le sujet faisait des essais de marche. Au bout de quatre semaines il marchait déjà convenablement.

Le second sujet avait une lésion extrêmement complexe du fémur, et cette complexité même de la lésion est très démonstrative en ce qui concerne la conservation des mouvements du genou au milieu d'un traitement difficile et irrégulier.

FRACTURE DE L'EXTRÉMITÉ DU FÉMUR, FRACTURE INTERCONDYLIENNE. — CAL DIFFORME. — OUVERTURE DU GENOU AVEC SECTION DU TENDON DU TRICEPS. — RÉSECTION DU CAL. — BONNE GUÉRISON.

Un homme, âgé de 37 ans, entra dans mon service le 7 janvier 1891. Il avait subi un traumatisme considérable du genou; un coup de pied de bœuf le lui avait littéralement écrasé. Le genou était énorme, extraordinairement douloureux dans les mouvements et produisait de la crépitation et une tendance à la flexion en arrière. Après long examen je concluais à une double fracture intercondylienne et sus-condylienne.

Le patient fut placé dans son lit entre des coussins de sable formant gouttière et il fut massé très régulièrement.

La douleur disparut très vite, mais le gonflement persista assez longtemps pour que ceux qui examinaient le malade pussent exprimer des avis divers sur la lésion primitive.

Cependant, comme nous avions constaté très vite que la solidité du membre était revenue, cet homme, très courageux, au bout de quatre semaines mettait le pied par terre, puis il marcha en boitant et enfin, bien solide sur son membre, il partit pour l'asile de convalescence de Vincennes.

A ce moment, bien que toute douleur eût disparu, le genou était resté fort gros et il le fléchissait très peu. Comme j'estime qu'en pareil cas il n'y a pas de bénéfice à provoquer des mouvements de flexion forcée, je me contentai de lui conseiller de faire des essais de flexion assez fréquemment répétés.

Quand il revint se présenter à l'hôpital Saint-Louis, le 17 juillet 1891, il était bien solide sur ses jambes, mais la flexion ne pouvait guère être augmentée. Quand il cherchait à la faire, on sentait au-dessus de la rotule un vide, comme s'il y avait une fracture de rotule à la partie supérieure avec cal fibreux.

Mais ce qui pouvait être le fragment rotulien supérieur n'était point mobile et on ne le circonscrivait pas avec les doigts.

On ne pouvait laisser le sujet en cet état et je résolus d'ouvrir l'articulation, soit pour réparer la rotule, soit pour remédier à quelque difformité du cal, ce qui me paraissait être le cas.

C'était à cette dernière lésion que j'avais affaire. Au-dessus de la rotule c'était bien le tendon du triceps que l'on sentait; je le coupai par le travers pour pénétrer dans l'articulation et je trouvai alors une masse considérable faisant saillie sous le tendon du triceps : c'était un cal exubérant formé en avant d'un immense foyer de fracture. Il est probable qu'une partie de la masse saillante était formée par des esquilles primitivement détachées et englobées dans le cal. Celui-ci appartenait à une fracture ayant divisé les condyles entre eux et ayant aussi séparé les condyles de la diaphyse.

Je réséquai avec le ciseau et le marteau toute cette partie exubérante. Je réparai le tendon du triceps avec une série de sutures au catgut, et je pus rabattre au devant le lambeau cutané que je forme dans toutes les opération où je découvre et j'ouvre l'articulation du genou. Ce malade guérit rapidement.

Les premiers essais de marche furent faits au bout de trois semaines, et la restitution du genou *ad integrum* était si parfaite que les mouvements du genou revinrent avec une grande rapidité.

J'ai cité cette observation non seulement parce qu'une semblable intervention a été rarement pratiquée, mais parce qu'elle donne un excellent exemple de cette énorme solution de continuité du fémur traitée sans contention par le massage et rapidement réparée de la façon la plus solide.

Elle montre aussi que, grâce au massage, quelle qu'ait été l'importance de la lésion articulaire, la souplesse du membre a pu être si bien restituée, qu'aussitôt la difformité du cal modifiée par l'opération les fonctions du membre se sont rétablies d'une façon très satisfaisante.

MOUVEMENTS D'EXPLORATION.

Dans la technique du traitement de cette fracture, les mouvements d'exploration sont difficiles et très délicats. Ordinairement toute la région du genou et de l'extrémité inférieure de la cuisse est énormément tuméfiée. La sensibilité est extrême, et c'est à peine si on *peut toucher* au genou.

Un excellent mode pour percevoir les mouvements anormaux ou même la crépitation consiste à placer sous le genou, en arrière du membre, une des mains et à la fermer légèrement; avec l'autre main, on palpe la région antérieure du genou, on exerce des pressions, ou bien on saisit la jambe pour la soulever légèrement.

Ou bien, continuant à palper le genou que l'on tient ainsi entre les deux mains, on fait saisir la jambe par un aide qui lui fera exécuter de très légers mouvements d'élévation en avant, d'extension forcée, ou même de légers mouvements de rotation.

On arrive de la sorte à établir le diagnostic suffisant de ces lésions : je dis suffisant, parce que ce serait une erreur de croire qu'il soit possible de toujours établir ce diagnostic avec une rigueur extrême, quand bien même on emploierait le chloroforme. Il y a des cas où le gonflement est tel qu'aucune manœuvre ne saurait conduire au diagnostic rigoureux en un seul jour. On ne détermine pas très exactement le siège du trait de fracture.

Mais on constate une lésion du fémur dans l'articulation, une fracture articulaire quelconque du fémur. On constate aussi qu'il n'y a aucune tendance au renversement d'un fragment inférieur en arrière. La constatation de ce fait qu'il n'y a pas lieu de redouter ce renversement du fragment inférieur vers le creux poplité qui peut nous mener à une intervention et à un traitement d'un autre ordre, cette constatation suffit à nous faire commencer les manœuvres du massage.

MANŒUVRES DE MASSAGE.

Nous avons trop souvent insisté sur le même sujet, pour que l'on ne comprenne pas qu'ici les manœuvres doivent avant tout consister en larges pressions circulaires et être pratiquées soit avec une main, avec toute la paume et les doigts, soit avec les deux mains, le membre étant bien étendu sur un coussin et, dans les premiers temps, le pied étant fixé par la main d'un aide.

Ce ne sera que lorsque ces manœuvres auront été longtemps pratiquées en avant et sur les côtés du membre, lorsque l'anesthésie aura été obtenue à peu près qu'il faudra faire soulever le membre pour masser de la même façon en arrière.

Ici l'action des pouces est de peu de valeur. Ils ne peuvent être employés que lorsque, après plusieurs jours, la consolidation se fait. On peut alors exercer des actions un peu plus profondes. Mais encore faut-il éviter de se rapprocher du cal. Il faut aussi éviter qu'une action trop perpendiculaire au fémur ait tendance à le courber. Aussi, pour employer le pouce, vaut-il mieux, le plus souvent, passer une main derrière le fémur et masser en avant avec un seul pouce.

On notera encore à propos de cette fracture que le massage doit être répété avec patience sur toute l'articulation elle-même. Du fait de cette fracture l'articulation est le siège d'un traumatisme considérable, et si la partie supérieure du genou, foyer de fracture, ne doit pas subir les pressions, la partie inférieure et toute la périphérie de l'articulation au niveau du plateau du tibia doivent être massées avec le plus grand soin. Il ne faut donc pas oublier qu'en avant du genou comme sur les parties latérales le massage au-dessus du niveau de la fracture est indispensable.

Les pressions, qui commencent sensiblement au-dessous du genou, doivent être conduites très haut sur la cuisse. La lésion dont il s'agit est une lésion grave, compromettant l'intégrité de tout le membre dans une grande étendue. Il faut que le massage s'étende très loin, si on veut qu'il soit complètement efficace.

MOUVEMENTS PROVOQUÉS.

Dans le traitement de ces fractures, c'est une chose fort délicate que d'imprimer des mouvements à l'articulation du genou. Il faut se souvenir qu'il est d'importance capitale de déterminer de petits mouvements; il est inutile de chercher à leur donner une grande amplitude. C'est la répétition de ces petits mouvements qui entretiendra la souplesse.

Or, ces petits mouvements peuvent être exécutés, avant toute consolidation, si une main fixe bien l'extrémité inférieure du fémur. De plus, la solidité, lorsque cette fracture est traitée par le massage, survient avec une très grande rapidité. Il devient alors très facile d'exécuter ces petits mouvements de flexion.

Il n'est pas sage, même alors, de chercher les grands mouvements de flexion, d'abord parce que l'on peut déterminer une irritation intempestive du cal. En outre, cela sert fort peu, le genou resté un peu souple revient srès vite par l'usage. L'important, c'est qu'il soit souple et tolide, au moment où les efforts de la marche vont comdléter son retour à la santé.

MARCHE.

Il est certainement très difficile de déterminer très exactement le moment où la marche doit être provoquée, parce que nous agissons encore, avec nos idées, sur la longue durée nécessaire pour la consolidation. Puis ces fractures sont assez rares pour fixer ainsi des opinions et des pratiques nouvelles. Mais les cas que j'ai observés m'ont montré que la continuité des membres était bien rétablie dès la fin de la troisième semaine, et je ne crois pas qu'il y ait lieu de faire retarder la marche au delà d'un mois.

Il faut, bien entendu, tenir compte de l'étendue des complications et des autres conditions de la réparation. Mais comme il y a des avantages de tous ordres à ne pas prolonger le séjour au lit, il ne faut pas hésiter à tenir compte de ce que permet cette notion très nette de la solidité rapide.

RÉSULTATS DU TRAITEMENT.

Il est à peine besoin d'insister ici sur la simplicité des suites d'une des lésions les plus redoutées des chirurgiens. Les fractures articulaires du fémur ont été de tout temps considérées comme donnant un pronostic des plus fâcheux pour les fonctions ultérieures du membre. En réalité, conduites par cette méthode nouvelle, elles ne compromettent plus la fonction du membre; la durée de leur traitement est infiniment moindre que la durée du traitement pour les fractures de la diaphyse fémorale. Ici, comme pour tant d'autres fractures, une réforme courageuse dans les méthodes acceptées changera du tout au tout les conséquences du traumatisme.

Les faits que j'avance là ne sont pas le résultat de suppositions de données théoriques. Les deux cas que je donne plus haut montrent combien l'observation est conforme à ce que l'on était en droit d'admettre théoriquement, et j'estime qu'on doit considérer que, pour cette fracture en particulier, une grande conquête thérapeutique est faite et bien faite.

CHAPITRE XXVI

La fracture de rotule doit sembler tout particulièrement intéressante, parce que c'est la seule fracture pour laquelle on ait réellement conseillé et pratiqué le massage avant moi. Plusieurs auteurs paraissent avoir songé à le faire; mais ce doit être surtout à la pratique de Metzger et à une fort intéressante publication du professeur Tilanus, d'Amsterdam, qu'il faut rapporter ce progrès. Certains auteurs ont conseillé de combiner le massage avec des procédés de contention plus ou moins serrés, ou même avec la griffe de Malgaigne. Dans la méthode de Tilanus et de Metzger on ne trouve pas de ces compromissions. Ces auteurs, rapportant franchement les troubles moteurs consécutifs à la fracture de rotule aux complications articulaires et péri-articulaires, sans confiance dans les tendances de la fracture à une réunion osseuse, ont résolument traité la fracture par le massage d'emblée en faisant marcher les sujets le plus rapidement possible, c'est-à-dire peu de jours après le début du traitement.

On remarque tout de suite combien cette méthode qui ne

recherche *aucune réunion osseuse* est différente de celle que j'ai appliquée à toutes les autres fractures et qui est fondée sur cette observation que le massage *favorise la formation du cal.*

C'est bien là la méthode que j'ai suivie aussi et que j'ai eu l'occasion d'appliquer un bon nombre de fois. Mais ces occasions sont devenues pour moi de plus en plus rares à cause de l'adoption du traitement de la fracture de rotule par l'ouverture large de l'articulation et la suture immédiate des fragments. Il est bien évident que, dans le traitement d'une fracture, se résigner à ne pas avoir de cal osseux, se résigner à voir la continuité de l'os imparfaitement rétablie ne doit pas être l'idéal de la guérison. Aussi si j'ai admis avec les auteurs précédents qu'il y avait des circonstances où il pouvait être de bonne chirurgie de ne pas chercher la réunion osseuse, j'ai pensé que, dans tous les cas où il était possible de le faire dans de bonnes conditions, il ne fallait jamais y renoncer. Il est résulté pour moi de l'adoption de cette conduite chirurgicale que la seule fracture pour laquelle on ait pratiqué le massage avant moi est celle pour laquelle je ne le recommande pas habituellement.

En effet, je ne considère le traitement par le massage pour la fracture de rotule que comme un pis aller. Je crois cette méthode très supérieure à tous les procédés d'immobilisation de la rotule. Mais je la crois très inférieure à la suture, qui constitue pour la réparation d'une fracture la méthode idéale, quand on peut l'appliquer dans des conditions aussi favorables que cela peut être fait pour la rotule.

Il est bien certain qu'à la suite d'une fracture de rotule
il se produit de très grands désordres articulaires qui ne
pourront être qu'aggravés par l'immobilisation. L'opération
qui nous assure la solidité nous permet aussi de découvrir
pourquoi la solidité osseuse ne peut jamais être le résultat
des appareils. Au cours des opérations de suture il est
facile de s'assurer de la réalité de ces désordres. On trouve
dans l'articulation des épanchements de sang énormes encore présents souvent après des semaines. La synoviale est
infiltrée à un degré que l'on n'imagine pas. Ses replis forment des bourrelets œdématiés en masses énormes. Des
épanchements sanguins farcissent les muscles et les extrémités tendineuses. Toutes les manifestations de l'entorse
et d'une énorme contusion articulaire sont présentes, et
l'on imagine bien, à les voir, que *l'immobilisation soit là
pire des méthodes* pour traiter de semblables lésions.

Mais il y a deux faits capitaux à observer qui font comprendre pourquoi *l'appareil ne peut*, dans l'immense majorité des cas, donner aucun résultat solide et comment la
méthode du massage, tout en étant moins pernicieuse que
l'immobilisation, reste fatalement insuffisante. Ces deux
faits sont *l'interposition de tissus fibreux* aux deux fragments et la *désinsertion du triceps fémoral.*

On s'est beaucoup préoccupé de rapprocher, par la force
ou par la douceur, les fragments séparés de la rotule sans
interroger suffisamment l'anatomie pathologique. Celle-ci,
que j'ai eu une cinquantaine d'occasions de vérifier sur le
vivant, nous apprend que dans l'immense majorité des cas,
dans presque la totalité des cas, les tissus fibreux qui sont

placés en avant de la rotule ont été étirés, allongés et in-
tercalés entre les deux fragments de la rotule.

Dans ces conditions on pouvait inventer les appareils les
plus ingénieux et on devait arriver fatalement à ce résultat
accepté par tous ceux qui ont suffisamment étudié la question et appliqué des appareils variés *que, quel que fût l'appareil, la réunion est insuffisante et reste fibreuse.* Quand
l'immobilisation avait été modérée, les désordres secondaires
étaient moindres. Suivant les sujets, suivant probablement
des aptitudes individuelles, les réunions fibreuses étaient
plus ou moins solides, les cals fibreux subissaient plus ou
moins d'extension.

Le *renversement des fragments* se joint à cette disposition
pour rendre impossible toute réunion osseuse. On constate
en effet qu'en même temps que les tissus fibreux se placent
entre les fragments ceux-ci se relèvent, s'écartent plus en
avant qu'en arrière, et ne se rapprochent sans se joindre
que sur la face postérieure de l'os. Si même dans ce cas il
n'y avait pas d'intercalation, les fragments n'arriveraient
au contact que par une ligne.

Ces conditions défavorables sont palliées par certaines
formes de fractures et certainement aussi par les soins très
attentifs que certains chirurgiens ont donnés au traitement
secondaire des muscles et de l'articulation. Mais en réalité
le sujet de la fracture de rotule a toutes bonnes chances
d'être passablement infirme après son accident et de voir
une certaine part de son infirmité aller grandissant.

Est-ce à dire qu'il en soit toujours ainsi et qu'un cal
osseux ou au moins très solide soit impossible après une

fracture de rotule? Ce ne peut être en tout cas qu'un fait très rare et indépendant en quelque sorte de l'appareil qui a été appliqué. Cet étirement des parties fibreuses qui viennent s'intercaler entre les deux fragments est tout particulièrement marqué dans les fractures par action musculaire mais un peu moins prononcé dans les fractures par cause directe. On peut imaginer que dans certaines de ces fractures par cause directe il n'y ait pas d'interposition du tout. Cela expliquerait les cas très rares dans lesquels on a pensé trouver des réunions parfaites de la rotule. On ne peut donc pas rejeter *a priori* la possibilité du fait. Mais il est impossible de l'accepter comme assez commun pour permettre de fonder sur lui les espérances d'une thérapeutique.

Je n'ai, pour ma part, dans les cas extrêmement nombreux que j'ai observés, eu l'occasion d'ouvrir un seul genou vraiment indemne de cette interposition. Or je ferai remarquer, bien que la fracture de la rotule soit un traumatisme assez rare, que je fonde mon opinion sur l'examen d'un nombre considérable de faits. On peut passer toute une année dans un grand hôpital à Paris sans avoir l'occasion de soigner cette fracture. Or, depuis sept ou huit ans, on m'en a amené chaque année un si grand nombre de cas à l'hôpital où l'on savait que je m'occupais activement de les soigner, que mon expérience peut passer pour celle de plusieurs chirurgiens. Si le fait que je n'ai pas observé existe, il est juste suffisant pour donner l'explication *du fait paradoxal* d'une fracture de rotule bien réunie.

Un autre fait capital c'est la *désinsertion du triceps*. Je veux bien que cette désinsertion soit plus ou moins complète selon que les ailerons de la rotule auront ou n'auront pas été déchirés. Mais la désinsertion du droit antérieur existe toujours. Cette désinsertion a entraîné l'affaiblissement ou l'atrophie des muscles antagonistes. Comme d'autre part la rotule assure la rigidité du membre et l'appui du sujet, on conçoit que cette désinsertion musculaire constitue directement et indirectement une tare grave pour le membre.

TRAITEMENT PAR LA SUTURE.

Il suffit du court exposé ci-dessus pour faire concevoir pourquoi le traitement par le massage ne sera jamais qu'un pis aller. Il suffit aussi à démontrer qu'il n'y a qu'un traitement rationnel de la fracture de rotule, *la suture*. Non seulement la suture est le traitement nécessaire, mais *l'ouverture large de l'articulation* en est le complément indispensable, le préambule nécessaire, et toute opération économique exécutant la suture sans cette ouverture préalable *est sans valeur*.

Comme l'opération supprime les masses fibreuses intercalées aux fragments, rien ne s'oppose à ce que dans un très grand nombre de cas il n'y ait réunion osseuse. Mais on peut supposer le cas où cette réunion ne serait pas parfaite, pas solide. On aura lieu de compter encore sur la ténacité des gros fils employés pour tenir solidement réunies les parties.

Cette *solidité des fils* est si grande qu'elle peut à elle seule fournir *toute la résistance*. J'en ai donné de nombreux exemples dans des cas où il avait préexisté un écartement des fragments rotuliens, tel que tout rapprochement était impossible. Je l'ai montré aussi dans un cas où j'ai remplacé le tendon rotulien lui-même par deux de ces fils qui, plus de trois ans après, fonctionnaient très régulièrement sur un manœuvre se livrant sans interruption aux travaux les plus pénibles avec ce *tendon rotulien artificiel*[1].

A plus forte raison si les fils, rapprochant exactement les fragments, combinaient leur action avec celle de tissus fibreux nouveaux et puissants, pourrait-on compter sur une solidité très supérieure à celle des tissus fibreux ordinaires non soutenus et susceptibles d'allongement.

En réalité, dans le plus grand nombre des cas, le fil d'argent *paraît soutenir un cal osseux suffisant* et ajoute encore à la sécurité.

Or ce traitement, qui donne le maximum de puissance, procède avec une telle rapidité qu'on peut compter pour rien les atrophies musculaires et qu'on peut considérer que les complications articulaires évitées par l'ouverture large et le nettoyage de l'articulation n'existent pas.

Cela est tellement vrai que ce traitement ayant été fait, j'estime que l'on n'a besoin de s'occuper d'aucun traitement secondaire et qu'il est parfaitement inutile de perfectionner par le massage les résultats du traitement des fractures de rotule par la suture, si cette suture a été faite à une époque suffisamment rapprochée de l'accident. Après la suture une

---

1. *Académie de médecine*, uin 1893.

mobilisation méthodique et point violente est le seul traitement complémentaire auquel il faille avoir recours.

Le traitement par la suture est donc le traitement idéal,
et toutes les fois qu'il sera applicable, il faudra le faire sans
hésitation aucune.

TRAITEMENT PAR LE MASSAGE.

Mais on peut rencontrer certaines circonstances qui le
rendent impraticable, circonstances dépendant de l'âge ou
de la santé générale du sujet. Dans ces cas, je crois qu'il
faut bien se garder de retourner à l'emploi des appareils,
et le massage doit être carrément pratiqué.

EXPLORATION.

Les mouvements exécutés pour rechercher, pour vérifier
la fracture et étudier ses conditions ne sont pas difficiles. Il
faut seulement se rappeler que l'écart des fragments peut
être difficile à déterminer, et d'autre part que la fracture de
la rotule s'accompagne d'ordinaire d'une douleur très violente.

Sur un sujet chez lequel l'aspect du genou et les circonstances de l'accident font supposer une fracture de rotule,
on peut déterminer l'écart et le mouvement des fragments de
deux façons différentes. On peut d'abord saisir les fragments
avec les doigts des deux mains, et les entraîner dans deux

sens différents. En y mettant la délicatesse suffisante, ce mouvement ne présente pas d'inconvénient et permet d'ordinaire de bien constater la mobilité et, dans quelques cas rares, la crépitation.

Le mouvement de flexion du membre qui détermine une tendance à l'écart des fragments peut aussi être employé. Je rappellerai à ce sujet que ce mouvement doit être extrêmement limité. Il est absolument inutile de le porter très loin, ce qui le rendrait douloureux et peut-être préjudiciable. Si l'écart se produit, il se produira toujours dès le début de ce mouvement de flexion du membre.

Certaines contusions violentes du genou pourraient seules en imposer, car elles s'accompagnent d'un gonflement du genou, considérable comme celui qui accompagne la fracture de rotule, et il semble souvent que l'on constate avec elles un sillon rotulien sensible.

Je ferai remarquer ici, comme pour bien des circonstances analogues, que si quelque doute pouvait persister, rien ne s'opposerait à ce que l'on fît un massage complet préalable et au cours, ou à la fin de ce massage on pourrait faire les mouvements aussi amples qu'il serait nécessaire pour confirmer le diagnostic, et cela sans inconvénient ni douleur pour le patient.

MANŒUVRES DE MASSAGE.

Les manœuvres de massage seront faites tout naturellement surtout sur la face antérieure du genou.

L'action sur la face postérieure serait imparfaite et elle
devrait être limitée à des pressions larges et plutôt superficielles, des pressions en bracelet suffiront à agir d'abord
sur toute la périphérie du membre et en arrière comme en
avant.

Ce sera donc surtout sur la région antérieure du genou
qu'il faudra faire porter l'action du masseur. Comme
toujours, si on veut obtenir une action puissante, il faut fixer
solidement le membre sur lequel une surface importante va
subir le massage.

On conçoit que le membre soit solidement fixé lorsqu'il
occupe sa place toute naturelle sur le lit dans le décubitus
dorsal. Nous n'avons jamais, comme dans d'autres fractures,
à craindre que l'ébranlement d'une diaphyse ébranle le
foyer de fracture; il faudrait des mouvements de flexion
pour produire cet effet; mais tant que le membre est appuyé
dans l'extension, rien de semblable n'est à craindre. Il
suffit donc, le sujet étant allongé, de faire maintenir le
membre par un aide qui tient le pied, ou, à défaut d'aide,
d'encaisser le pied entre deux coussins de façon à l'empêcher de tourner. Ces conditions de résistance étant bien
déterminées, on peut procéder au massage.

Les premières pressions doivent être des pressions occupant toute la périphérie du membre, des pressions en bracelet. Ces pressions, qui ont pour but de diminuer la tension du membre et surtout d'amener un certain degré d'anesthésie, doivent être faites non seulement en avant mais en arrière du membre et surtout sur les côtés. Il faut les commencer beaucoup au-dessous de l'articulation du genou pour les conduire beaucoup au-dessus.

Les premières de ces pressions doivent être faites, le membre gardant la position sus-indiquée. Mais, quand il s'agit de tourner autour et surtout en arrière du membre, il faut changer celui-ci de place. Pour cela l'aide fera relever le talon sur un coussin, et le maintiendra avec la main. Ou bien l'opérateur seul fera ce relèvement du talon sur un coussin, en le fixant bien sur celui-ci.

Je ferai remarquer qu'en déplaçant ainsi le membre dans les premiers jours, alors qu'il existe beaucoup de gonflement et de douleur, il faut prendre soin de n'imprimer au membre aucun mouvement de flexion. Moyennant cette précaution, les manœuvres resteront indolores, au grand avantage du patient et au grand succès de l'opération dont les conditions deviennent toutes différentes, quand l'opérateur par ignorance ou par brutalité détermine de la douleur, surtout lors des premières phases de son intervention.

Ce mouvement d'élévation du talon est d'autant plus nécessaire, que l'on va voir par la suite que les manœuvres de massage doivent porter sur les côtés du genou plutôt que sur la ligne médiane.

En ce qui concerne les manœuvres très larges et en bracelet, disons avant de terminer, qu'elles doivent toujours

être pratiquées avec une très grande délicatesse, quand la
main vient à passer au niveau du point de séparation des
fragments. La région d'ordinaire est douloureuse et la main
doit être très légère à ce niveau.

Comme je l'ai dit nombre de fois pour les pratiques du
massage en toutes régions, ces mêmes manœuvres, larges et
de même sens, doivent être répétées fort longtemps, et d'un
mouvement régulier donnant des passes identiques, jusqu'à
ce que l'anesthésie soit obtenue. Lors des premières séances,
c'est là un point capital pour mener à bien l'opération.

Quand l'anesthésie a été obtenue, on peut passer à des
pressions plus énergiques et même localisées.

Ces pressions seront exercées soit avec un pouce, soit avec
les deux pouces, soit avec la face palmaire des extrémités
digitales d'une main, soit avec la face palmaire des extrémités
digitales des deux mains.

Quelle que soit la partie de la main employée, ces pressions
porteront sur les parties latérales de l'articulation, et
surtout sur les côtés de la rotule, en respectant la ligne
médiane. Dans le voisinage immédiat de la rotule, les parties
à masser ne sont pas très larges, mais aussitôt que l'on quitte
ce voisinage immédiat, les surfaces à masser s'élargissent
et l'énergie que l'on peut déployer est plus grande.

Si l'on n'emploie qu'un pouce, il est facile de contourner, d'envelopper en quelque sorte la rotule, en appuyant
toute la face palmaire du pouce qui masse presque jusque
sur le ligament latéral de l'articulation. Les pressions du
pouce doivent commencer bien au-dessous de l'épine tibiale

pour être conduite jusque beaucoup au-dessus des condyles du fémur.

Si on a employé un pouce, on devra employer l'autre pouce pour masser de l'autre côté de la rotule, lorsque le massage aura été terminé du premier côté.

L'emploi d'un pouce seul est indiqué au début du traitement de la fracture pour deux raisons.

D'abord avec un pouce seul, il est plus facile de modérer les pressions, ainsi qu'il est nécessaire de le faire au début.

En second lieu, l'emploi d'un seul pouce permet à l'opérateur dénué d'aides de fixer avec la main libre le membre sur lequel il masse, ce qu'il est besoin de faire chez certains sujets, surtout au début en cas de sensibilité très vive.

Avec les deux pouces, l'action devient bien plus large et bien plus énergique. On peut les employer soit seulement pour la face palmaire du pouce, soit en appuyant toute la paume de la main sur la face externe, et la face interne du genou. Dans ce dernier cas, la force déployée est considérable.

Ces pressions des pouces s'exercent d'abord sur des parties molles tuméfiées, puis peu à peu sur les saillies articulaires revenues à leur état normal.

L'action du massage doit se porter sur l'articulation de la rotule, qui est, comme on le sait, placée en avant des condyles et au-dessus du niveau du plateau tibial; l'épanchement qui soulève les fragments de la rotule et s'étale autour d'eux doit subir son action.

Mais il ne faut pas oublier que si ce sont là les parties directement atteintes, il y a beaucoup d'autres parties,

moins directement compromises, qui méritent notre attention et notre action.

Au cours des opérations de suture de la rotule pour lesquelles l'ouverture large de l'articulation permet de faire
l'anatomie pathologique vivante de la fracture de la rotule,
on se rend bien compte du siège très étendu des lésions
et des nécessités de réparation qui en découlent. Il n'y a
aucun point de l'articulation qui n'ait souffert. Les épanchements sanguins ont une importance dont il est souvent
impossible de se douter au palper ou à la vue.

Mais ce sont surtout les infiltrations sanguines qui sont
remarquables. On en rencontre partout depuis la peau jusqu'aux ligaments les plus serrés. Il est bien facile de concevoir, à ce seul aspect, combien doit être longue la réparation naturelle de ces tissus et combien il doit être possible
de l'abréger par des manœuvres bien dirigées.

Donc, le pouce qui a massé sur les côtés de la rotule et
sur les ligaments rotuliens latéraux ne doit pas manquer de
masser sur les côtés de l'articulation du genou tout à fait en
dehors de la rotule, et même sur les ligaments latéraux qui
paraissent au premier abord hors de cause. Cela est d'autant
plus facile à exécuter que sur les parties latérales, presque
sur les parties postérieures du genou, il est facile d'exercer
des pressions très énergiques sans impressionner pénible-
ment le sujet. Le pouce qui fouille les parties, et l'ensemble
de la paume de la main qui peut exercer une pression
vigoureuse, peuvent être employés là successivement à cet
effet.

Le massage, commencé par des pressions très larges et

périphériques à tout le membre, devra toujours être terminé par des pressions du même ordre circulaires sur tout le membre, et il y aura lieu de commencer ces pressions beaucoup au-dessous du genou pour les conduire bien au-dessus du milieu de la cuisse.

ÉPOQUE DU MASSAGE.

L'époque de ce massage comme pour toutes les fractures doit être l'époque la plus rapprochée du début de la fracture. Il n'y a aucune raison ni pour laisser souffrir le sujet, ni pour permettre aux épanchements primitifs et secondaires de s'installer, et si le massage doit être la méthode choisie, il n'y a rien à attendre.

EXPLICATION DES FIGURES.

Les mouvements de la main enveloppant tout le membre n'ont pas besoin de figures spéciales. Ils sont assez faciles à comprendre. Ce que nous avons cherché à montrer dans ces figures, c'est l'artifice qui permet une pression intense, un peu profonde, sans irritation directe du foyer de la fracture.

MASSAGE AU-DESSUS DE LA ROTULE AVEC LE BORD CUBITAL ET TOUTE LA MAIN.

Dans la figure 65, on peut voir que, le membre étant sur un coussin, l'opérateur fixe de sa main droite le plateau du tibia et non pas les fragments rotuliens. De sa main gauche, il masse en remontant vers la racine du membre en exerçant des pressions avec le bord cubital de la main gauche et aussi avec toute la surface des doigts et du pouce.

Après les pressions circulaires, c'est la première action un peu profonde et directe que l'on puisse exercer.

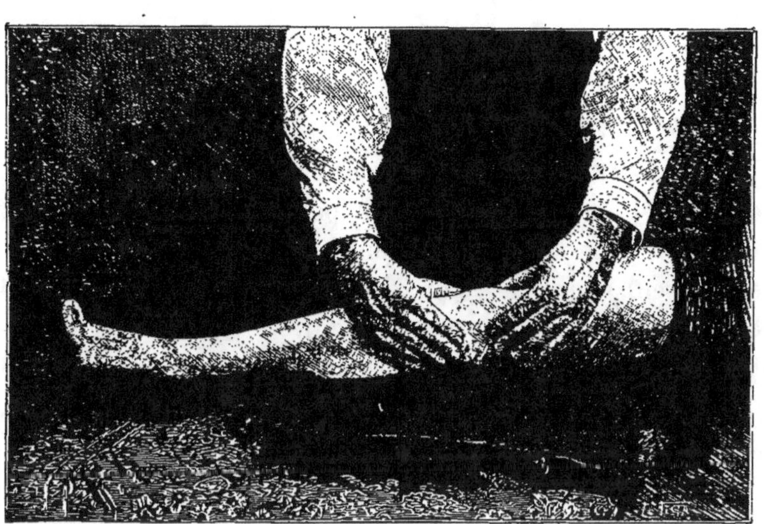

Fig. 65. — Fracture de rotule.

Massage avec la main gauche, la jambe étant fixée au niveau du genou
par la main droite.

MASSAGE AVEC LES DEUX POUCES AUTOUR DE LA ROTULE.

Dans la figure 66, nous montrons les pressions vraiment profondes et énergiques avec les pouces.

Celles-ci, comme nous l'avons dit, peuvent être faites avec un seul pouce, la main opposée fixant le tibia et la rotule comme dans le cas précédent.

Nous n'avons pas donné de figures particulières pour représenter cette manœuvre, donnant celle à deux pouces qui n'en diffère qu'en ce que le membre est fixé par son seul poids sur le coussin.

Dans le mode que représente la figure, il faut que le membre soit déjà bien anesthésié, et dès lors, la face postérieure étant bien appuyée, les deux pouces peuvent faire circulairement autour de la rotule, autour du foyer de fracture un véritable tracé de pressions énergiques.

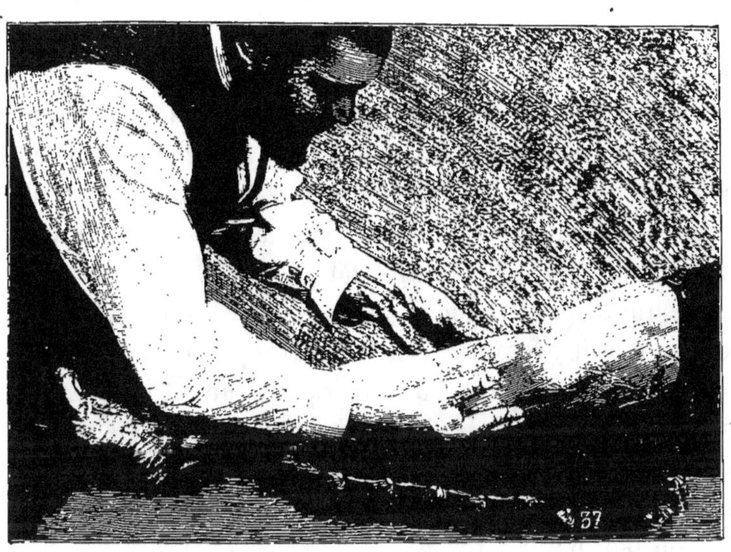

Fig. 66. — Fracture de rotule.

Massage avec les deux pouces, le genou étant fixé sur un coussin.

MOUVEMENTS PROVOQUÉS.

Les mouvements provoqués ont ici, à certains égards, moins d'importance que pour les fractures d'autres régions. Il n'y a pas lieu, en cherchant les mouvements, de déterminer des mouvements de grande amplitude et il n'y a lieu, à aucun point de vue, de forcer la flexion du membre. En effet, en forçant cette flexion, on gêne dans une certaine mesure la réparation qui doit être représentée par un tissu fibreux suffisamment fort. D'un autre côté, c'est une observation vulgaire que, pour le genou, tandis que l'immobilisation absolue conduit avec une extraordinaire rapidité à un état infirme définitif, il suffit d'une très petite quantité de mouvement pour entretenir la vie et la souplesse de l'articulation de telle sorte que lorsque la santé sera revenue, un fonctionnement régulier de l'articulation suffira à ramener les choses en bon point.

Aussi, la séance de massage terminée, il suffit de pratiquer quelques mouvements de légère flexion du membre pour s'assurer en quelque sorte qu'ils ne sont pas douloureux, et qu'on a bien réussi en massant.

Faut-il en outre permettre la marche? Tilanus, dans son remarquable mémoire sur la méthode de Metzger (1882) avait au Congrès français de chirurgie présenté comme un des avantages de la méthode, la possibilité de faire marcher le sujet au bout de très peu de jours.

Ainsi au bout de dix ou douze jours, on peut mettre les sujets sur leurs jambes.

Je ne voudrais affirmer qu'il en sera toujours ainsi, n'ayant pas toujours pu décider les malades à marcher aussi vite. Cependant j'en ai vu commencer de très bonne heure.

S'ils marchent, je leur conseille d'y mettre une certaine discrétion pour la raison que je viens d'indiquer. Ils ne doivent à ce moment viser qu'un but, la conservation de leur mouvement et de leur solidité dans l'avenir. La marche faite avec des mouvements de flexion très peu marquée leur suffira. Elle aura les avantages du mouvement, sans avoir les inconvénients des efforts trop violents faits avec un membre qui n'est pas solide et qui l'exposent à bien des accidents.

APPAREIL.

Un des principaux avantages invoqués par M. Tilanus en faveur du traitement qu'il préconisait, c'était la suppression de tout appareil. La question des appareils de fracture de rotule telle qu'elle se présente en pratique, est celle d'un supplice grave pour le patient et d'une matière fort délicate pour le médecin. Or, le massage évite tout appareil.

Il nous force à renoncer au prétendu bénéfice du rapprochement forcé des fragments ; et la seule fonction que puisse désormais remplir l'appareil, c'est d'empêcher le membre de rouler dans le lit ou de se déplacer douloureusement. Mais cela ne fait question que les premiers jours. On peut alors mettre une gouttière très peu serrée qui contient et maintient le membre. On peut encore mettre une simple bande roulée. Dans ce cas, il peut être utile de caler le membre dans le lit avec un coussin ou deux. J'utilise dans ce but de préférence les coussins de sable.

Dans bien des cas il est possible et facile de ne rien mettre du tout. Dans les cas peu douloureux on peut le faire d'emblée et, en tout cas, après quelques jours de la plus élémentaire des contentions, il est facile d'ordinaire de ne plus rien contenir du tout. Les mouvements très limités que le membre peut faire dans le lit sont plutôt favorables à la réparation des fonctions du membre.

Je ferai toutefois une remarque commune à toutes les fractures du membre inférieur. C'est que, même en l'absence de tout appareil, il y a souvent avantage à tenir les couvertures éloignées du membre par un cerceau de métal ou de bois. Le poids des couvertures sur le pied peut être cause de beaucoup de gêne. Il n'a pas ici l'inconvénient qu'il présente pour la fracture de la jambe d'entraîner la pointe du pied en dehors, et de conduire à une déformation particulière, mais il peut être une cause de fatigue, d'irritation, de douleur, et il y a lieu de tenir compte de cette observation.

DURÉE DU TRAITEMENT.

D'après Tilanus, les malades commencent à marcher du dixième au douzième jour. Ce qui ne veut pas dire qu'ils soient guéris. Ce n'est guère qu'un mois plus tard qu'on les voit marcher en bonne condition. Je vais plus loin : j'estime que si, après six semaines ainsi écoulées, les sujets vous donnent la satisfaction d'être dans une condition incomparablement supérieure à celle que peut amener l'application des appareils, si leur membre est souple et se prête à une marche encore un peu difficile, cependant ils conservent habituellement une véritable instabilité.

La raison en est que, bien que le membre soit souple, bien que l'articulation se fléchisse dans des conditions inconnues longtemps encore après l'application ordinaire des appareils, l'atrophie qui résulte de la désinsertion du droit antérieur persiste avec tous ses inconvénients. Les six semaines n'ont pas été suffisantes pour permettre à un développement des autres muscles de faire une certaine compensation au trouble fonctionnel qui en résulte, et le sujet marche avec une solidité médiocre. Il est encore incapable du soulèvement des fardeaux.

Si le traitement est sagement prolongé, non pas en faisant des massages quotidiens, mais en pratiquant encore un certain nombre de massages plus éloignés, et en faisant faire au membre une gymnastique régulière, on arrive à des résultats sensiblement meilleurs. J'estime donc que si on veut obtenir du massage pour la fracture de la rotule un bon résultat définitif, il y a lieu d'en continuer l'action pendant une période considérable. Je ferai remarquer à cette occasion que, quelque longue que soit cette période, elle sera toujours plus courte que celle réclamée par les appareils pour obtenir un médiocre résultat. Je suis donc pour cette raison décidé à donner le bénéfice du massage à tous les sujets qui ne pourront recevoir le bénéfice de la suture.

Mais je ne peux manquer de faire remarquer que dans les cas les plus heureux du massage, il est impossible d'obtenir le résultat que donne la suture, résultat qui équivaut à la *restitution complète de la rotule solide*, je dirais presque volontiers d'une rotule *plus solide* qu'elle n'était avant la fracture, puisqu'elle est consolidée par une armature métallique.

RÉSULTATS DU MASSAGE.

Ce que nous venons de dire pourrait suffire à la rigueur pour caractériser les résultats du massage. On peut cependant justifier par quelques propositions plus nettes encore le choix du massage.

Le massage donne un membre souple dans lequel les muscles n'ont perdu qu'une partie de leur valeur musculaire. Bien entendu, les parties musculaires désinsérées ont subi une atrophie importante. Mais cette atrophie s'est limitée exactement à ces parties désinsérées. Elle ne s'est pas étendue comme dans presque tous les membres atteints de fracture de rotule et soumis aux appareils à peu près à toute la musculature du membre.

L'articulation ne présente ni raideur, ni douleur. A plus forte raison toutes les articulations éloignées n'ont pas souffert comme lors de l'application des appareils.

Lorsqu'on cesse le traitement, au lieu de montrer un membre qu'il faudra travailler des mois et des années pour le ramener à un état de fonctionnement supportable, ainsi que cela se passe après l'application des appareils, nous trouvons le membre tel qu'il doit être, utile à tous les points de vue et non douloureux.

En ce qui concerne l'écartement actuel des fragments ou la tendance à l'écartement secondaire, les conditions ne sont pas sensiblement différentes des cas où les fragments ont été rapprochés avec le plus d'énergie par les appareils les plus serrés.

En effet, comme il arrive à peu près toutes les fois que l'articulation n'a pas été largement ouverte après le traumatisme, le rapprochement, la fusion des fragments est chose impossible. Le cal est fatalement un cal fibreux. Dans l'immense majorité des cas le cal est destiné à s'allonger à mesure que le temps marche et que les fonctions du membre se rétablissent plus puissantes et plus complètes. Immédiatement après la guérison par le massage, le cal fibreux existait à peu près dans les mêmes conditions qu'après l'application des appareils. Le fait de cette identité des résultats est un peu difficile à expliquer, en l'absence de tout effort fait pour le rapprochement, mais il est assez constant. Peut-être peut-on l'attribuer à ce que la disparition de l'épanchement intra-articulaire étant beaucoup plus rapide que lorsque le sujet est immobilisé, les fragments se rapprochent d'eux-mêmes et ont une tendance à la réparation plus proche que lorsqu'on cherche à les joindre par des efforts violents. Peut-être faut-il admettre que sous l'influence du massage les phénomènes de réparation se faisant plus complets et plus rapides, les moyens de réunion sont immédiatement plus puissants et plus serrés.

Quoi qu'il en soit, le cal fibreux existe avec une solidité comparable à celle qu'on peut obtenir des appareils et le membre a toute sa souplesse et beaucoup plus de puissance. Il reste toujours un peu d'incertitude pour l'avenir comme avec tout cal fibreux.

Pour l'avenir le cal fibreux qui s'est produit pendant le massage semble passible du même étirement, de la même diminution que le cal fibreux dû à l'immobilisation. Les inconvénients de cet étirement seront les mêmes dans les deux cas, c'est-à-dire que le sujet pourra marcher de plus en plus mal et surtout être privé de plus en plus de l'appui du membre et du développement de ses forces lors de l'effort.

Même en admettant des résultats incomplets on préférera le massage à l'immobilisation, surtout en tenant compte de ce fait que les résultats peuvent s'obtenir avec fort peu de repos, en permettant le retour de bien des fonctions à une époque très prochaine. Aussi je n'hésite pas à proclamer la supériorité du traitement par le massage sur l'immobilisation, tel que le professeur Tilanus, d'Amsterdam, l'avait exposé au Congrès de chirurgie et tel que je l'ai fait pratiquer un assez bon nombre de fois.

Mais s'il s'agit de comparer ce traitement au traitement par la suture immédiate, ce sera une autre affaire. Il ne faut, en effet, considérer le traitement de la fracture de la rotule par le massage que comme un pis aller. Toutes les fois que la suture est possible, il ne faut pas hésiter à l'appliquer, et on réservera pour le massage les cas où la suture est impossible ou d'un danger spécial, comme dans certaines cachexies qui ont déjà compromis la vitalité du sujet chez certains vieillards auxquels de grandes opérations ne sauraient guère convenir.

Pour toutes ces raisons, malgré son infériorité relative, le traitement de la fracture de rotule par le massage restera dans les procédés de la thérapeutique chirurgicale, et c'est pour cela que je l'ai exposée aussi complètement aujourd'hui.

CHAPITRE XXVII

Le titre de ce chapitre paraît appartenir à une catégorie
de faits toute différente des fractures dont nous nous
sommes proposé d'étudier la thérapeutique nouvelle. Cependant on a pu voir au cours de ce livre que nous avons
déjà été dans la nécessité de rapprocher certains traumatismes articulaires des fractures. En outre il est évident, si
on y réfléchit, qu'entre les lésions des traumatismes que
nous allons étudier et celles des fractures, il n'y a pas de
différence fondamentale. Des procédés thérapeutiques analogues ont donc toute chance de leur être appliqués avec
succès.

Il est bien vrai que pour ces traumatismes la thérapeutique par le massage est loin d'être nouvelle comme pour
les fractures. Mais, d'une part, si on a souffert quelques
modifications aux habitudes antiques de traitement pour
ces lésions, l'adoption définitive d'une thérapeutique rationnelle est loin d'être complète ; d'autre part, certains préceptes fort utiles me paraissent découler tout naturellement

de l'expérience donnée par le massage des fractures. Il m'a
donc paru impossible de terminer ce livre sans consacrer
quelques pages à l'étude des traumatismes articulaires avec
et sans fracture et de déterminer leur traitement comme
un corollaire nécessaire de celui que j'ai fait étudier
pour les fractures.

Dans la thérapeutique des traumatismes articulaires l'immobilisation constitue un dogme qui n'est guère moins
absolu que pour le traitement des fractures. Sans doute
cette immobilisation ne vise pas la formation du cal et ne
doit pas prévenir la déformation ; mais l'immobilisation n'en
paraît pas moins indispensable à la réparation de l'articulation lésée :

1° Pour faire disparaître la douleur ;

2° Pour prévenir l'inflammation de l'article ;

5° Pour favoriser la réparation de la synoviale et des ligaments.

Pour le lecteur attentif de ce livre, c'est à peine si nous
avons besoin de répéter que ces trois prétentions de la thérapeutique habituelle ne sont pas fondées.

Sans doute l'immobilisation dont la recherche instinctive
est si naturelle après tous les traumatismes de cet ordre
atténue *la douleur immédiate*. Il serait enfantin de vouloir
le contester. Mais il est évident également que cette immobilisation assure pour l'avenir toute une famille de douleurs

secondaires moins intenses dans leur acuité, mais indéfiniment persistantes. L'enraidissement assuré pour l'avenir par cette immobilisation nous prépare de multiples douleurs qu'une thérapeutique suffisante doit nous faire éviter.

Quant au présent on conçoit qu'il y ait autre chose à faire que d'immobiliser, et qu'on peut modifier la sensibilité, éteindre la douleur, de façon à se passer de cette immobilité, sans laisser pour cela le patient livré à ses souffrances les plus aiguës. Le massage et la mobilisation méthodique sont là pour assurer ces résultats et nous laisser une articulation assez souple pour que plus tard le retour aux mouvements se fasse facilement sans rappeler de sensation douloureuse.

En ce qui concerne l'inflammation de l'article, il faut absolument renoncer à cette doctrine de l'inflammation engendrée par le mouvement. Les doctrines actuelles sur l'inflammation sont bien faites pour faire oublier la part prépondérante attribuée au mouvement dans la genèse des inflammations. C'est à peine si dans les expérimentations on peut démontrer l'action des irritants mécaniques et chimiques. On peut donc prévoir que le mouvement ne doit pas être si pernicieux qu'on a bien voulu le dire.

Mais il y a beaucoup mieux. La preuve est faite que si une articulation est bien protégée contre les ensemencements après les *traumatismes opératoires les plus violents*, le *mouvement* n'a jamais déterminé d'*accidents inflammatoires*.

C'est là une démonstration que j'ai poursuivie depuis vingt ans dans toutes mes publications sur les ouvertures articulaires. J'ai donné les preuves dans les opérations de toutes sortes que j'ai pratiquées sur les grandes articulations (arthrotomies, résections traitées sans immobilisation, sutures de rotule, etc., etc.). Il paraît donc parfaitement légitime de conclure que si l'inflammation survient d'une façon nuisible dans une articulation après un traumatisme, c'est qu'une autre cause a été introduite. Ce n'est pas le mouvement qui est le coupable et qui a mis obstacle à une bonne thérapeutique.

Enfin, en ce qui concerne la qualité de la réparation, nous avons vu qu'elle n'était pas favorisée par l'immobilisation pour tous les détails de la réparation des muscles, des ligaments, des synoviales. Nous avons vu que l'immobilité ne favorisait même pas la réparation des os. Nous savons que tout un ensemble de manœuvres qui ont le mouvement pour base favorisent à un haut degré ces réparations élémentaires. Nous savons que l'immobilisation interrompt la vie des articulations et constitue pour elles la plus dangereuse des conditions. Nous devons donc chercher ailleurs les éléments d'une bonne thérapeutique de cet ordre de lésions.

Nous ne donnons pas un traité complet de la thérapeutique des traumatismes articulaires. Nous avons tenu seulement à montrer dans une certaine mesure comment les préceptes précédents sont applicables à trois ordres de traumatismes voisins des fractures :

L'entorse.

La contusion articulaire.

Les luxations.

Nous montrerons au cours de cette étude que ces lésions sont proches parentes des fractures, qu'elles en sont inséparables, à tel point qu'il n'est pas rare que ces lésions soient absolument mélangées. Entre elles la ligne de démarcation est souvent impossible à établir. Il était donc impossible de ne pas faire savoir tout ce qui doit être déduit de cette parenté pour un bon traitement de l'ensemble de ces traumatismes.

CHAPITRE XXVIII

TRAITEMENT DE L'ENTORSE ARTICULAIRE PAR LE MASSAGE.

L'entorse constituée essentiellement par la déchirure des ligaments articulaires est bien rapprochée de la fracture. Nombre d'entorses comprennent une lésion osseuse évidente. La déchirure des ligaments est souvent un arrachement du ligament avec surface osseuse plus ou moins importante enlevée. Comme pour l'entorse tibio-tarsienne, le type de l'entorse, il n'est pas rare que la ligne de démarcation avec la fracture soit très difficile à établir; et on a souvent vu deux diagnostics différents sur le même sujet. Il y a donc souvent une fracture de peu de surface, mais constituant néanmoins une lésion osseuse à réparer.

La déchirure ligamenteuse s'accompagne de lésions de la synoviale, d'épanchements sanguins ou séreux et même en certains cas de lésions de la peau.

Je ne dis rien de neuf en affirmant que le traitement rationnel de l'entorse est fait par le massage et la mobilisation. En principe, la pratique des rebouteurs a été pour cette lésion acceptée par la chirurgie régulière. Mais, d'une part, en acceptant cette pratique, on n'y a peut-être pas apporté les modifications qu'elle mérite et, d'autre part, on ne l'a pas généralisée ainsi qu'il serait bon de le faire.

L'entorse tibio-tarsienne est presque la seule pour laquelle on accepte régulièrement le massage. Cependant le traitement est tout aussi satisfaisant et tout aussi nécessaire pour les entorses du genou, de la hanche, du coude, du poignet, de l'épaule même, qui pour être plus rares n'en sont pas moins douloureuses et nuisibles à l'avenir des mouvements. Il ne faut donc jamais hésiter à adopter pour elles le massage et le mouvement provoqué. Il ne faut pas hésiter à l'adopter à l'époque la plus rapprochée du traumatisme.

Puis, dans cette pratique venue de l'empirisme systématique, il faut bien se garder de quelques habitudes des empiriques. J'ai montré dans tout le cours de ce livre que le massage doit être une œuvre de patience et de douceur. Or ce n'est pas ainsi que le massage est compris dans la plupart des cas. Beaucoup de rebouteurs opèrent en provoquant une douleur extrême au début et un certain nombre de masseurs plus scientifiquement instruits ont adopté cette pratique brutale. Cette pratique provoque l'étonnement, elle montre plus parfaitement le contraste des douleurs du début et le résultat obtenu par la suite des pressions. Mais elle n'a aucune utilité, et elle a des inconvénients. Elle est dans certains cas adoptée pour faire mieux apprécier l'importance de l'action du masseur. Elle est identique à cette pratique sur laquelle j'interrogeais un jour un masseur du Hammam, garçon intelligent et ayant une excellente main. Comme je lui reprochais de masser trop douloureusement alors qu'il savait très bien masser sans faire mal, il me répondit que

sur un autre il continuerait à masser douloureusement,
parce que toutes les fois qu'il massait ainsi très habilement,
il n'avait pas de pourboire, le client estimant qu'il n'était
pas bien massé s'il n'avait souffert.

Si on peut, au cours du massage pour une entorse, arriver
à un bon résultat malgré des douleurs produites par ces
manœuvres de massage, ce sont en tous cas des douleurs
absolument inutiles. La perfection du massage n'est jamais
obtenue que par des manœuvres qui ne déterminent pas de
douleurs.

Il y a un autre point capital dans le traitement de l'entorse par les rebouteurs que le masseur digne de ce nom
doit éviter. Un des grands éléments de succès du rebouteur
consiste à prescrire la marche aussitôt le massage fait. Le
client conçoit un grand étonnement de ce qu'il peut marcher, lorsque la demi-heure auparavant, tout mouvement
lui était impossible; et le crédit de l'opérateur augmente. Il
augmente d'autant plus qu'à l'heure actuelle le malade a souvent encore consulté un médecin qui lui a annoncé qu'il ne
marcherait pas avant trois ou quatre semaines de repos.

Il peut être utile de donner au malade la démonstration
de sa puissance, de lui montrer que désormais ses mouvements sont devenus possibles et indolores. Mais il faut,
surtout dans les cas graves, s'en tenir là et se rappeler que
la fonction, surtout pour le membre inférieur, n'est pas
sans inconvénient pour des ligaments dont la réparation
n'est pas acquise. Il faut donc conseiller au sujet de la modération dans les mouvements pendant quelques jours; et les
suites définitives en seront beaucoup améliorées.

Ces préliminaires établis, le massage doit être fait pour toute entorse aussitôt que possible après le traumatisme.

Quelle que soit l'articulation atteinte, ce sont surtout les passes larges et très répétées auxquelles il faut avoir recours tout d'abord. En effet, avant toutes choses, il faut viser l'anesthésie de la région ; ici, la douleur prime tout, aucune continuité n'est interrompue dans les leviers constituant le membre. La résistance des tissus constituant l'articulation n'est même pas toujours diminuée d'une façon importante. La douleur disparue, la provocation des mouvements sera facile. Le rétablissement de la fonction pourra être obtenu promptement.

A ces passes larges succéderont des pressions plus localisées sur les ligaments atteints ou sur les parties les plus douloureuses de la capsule articulaire.

La séance sera longue ; et on donnera un repos de vingt-quatre heures aux tissus pour effectuer régulièrement leur résorption. C'est-à-dire que là, comme pour la fracture, je crois que la répétition des séances dans une même journée est sans avantages, mais n'est pas sans inconvénients.

MOUVEMENTS A PROVOQUER ET A PERMETTRE.

Le plus souvent l'intervention du masseur se borne au massage proprement dit et laisse un peu à la volonté, aux forces du sujet et au hasard, les mouvements à rétablir ou les exercices à faire. Je crois qu'il y a là une faute et pour obtenir des résultats parfaits il faut suivre les malades avec

plus de soins jusqu'au bout, c'est-à-dire jusqu'au rétablissement *ad integrum* de la fonction.

Les mouvements fonctionnels peuvent être à la fois trop
amples, trop violents ou trop limités pour rendre le service
que l'on en attend.

Lorsque les manœuvres du massage ont bien éteint la
douleur, il faut provoquer dans l'articulation une suite de
mouvements comprenant successivement toutes les directions dans lesquelles peuvent être exercés les mouvements
de cette articulation. Il est inutile pour ces premiers mouvements de chercher une *grande amplitude*, il faut chercher
la multiplicité des mouvements et les accomplir dans toutes
les directions. Ces mouvements seront d'abord purement
passifs. Puis, à mesure que la guérison s'affirmera, on les
fera suivre de mouvements spontanés que l'on engagera le
sujet à suivre avec la même méthode.

A mesure aussi que la guérison s'affirme, on augmente
rapidement l'amplitude des mouvements passifs, si bien qu'on
finira par arriver promptement et facilement aux limites
extrêmes de ces mouvements.

Ces grands mouvements passifs seront suivis de mouvements actifs de même ordre. On devra toujours faire en
sorte cependant de ne pousser le patient à exécuter ces
grands mouvements que sans mettre de force. Il faudra
longtemps faire ces mouvements étendus sans action violente. De là ce précepte assez naturel de ne pas avoir recours
aux grands exercices de la gymnastique ordinaire pour
obtenir un bon retour aux fonctions. Ces exercices sont
trop violents pour y soumettre les membres récemment

atteints de traumatismes importants des ligaments. Pour mener le traitement à bien, il faut savoir ménager la force dans les mouvements de grande amplitude. Leur répétition est bien plus intéressante que leur puissance. La puissance se retrouvera tout naturellement si on ne la recherche pas trop vite.

Lorsqu'au cours du traitement d'une entorse, la douleur qui avait disparu se présente à nouveau, le traitement auquel il faut venir est encore le premier. C'est le retour aux manœuvres de massage qui arrêtera et guérira ce retour de douleurs ; et il faut y avoir recours avant de continuer les essais de mouvements. Bien que la lésion soit relativement ancienne, ce retour de douleur peut se produire assez sérieux, aussi faut-il être toujours prêt à revenir au moins pour quelques séances aux manœuvres du massage.

Tous les autres éléments d'un traitement consécutif ne peuvent être que fort accessoires à côté de celui-ci.

APPAREIL.

Y a-t-il lieu de faire suivre ce traitement de l'application de quelque appareil? Il ressort de tout ce que j'ai dit jusqu'ici que je suis opposé à l'application de tout appareil d'immobilisation dans le traitement de l'entorse. On peut remarquer toutefois que sans immobiliser l'articulation on peut la protéger ; et je crois que l'action d'une bande qui comprime légèrement peut être utile entre les séances de massage. En tout cas, elle est tout naturellement indiquée et paraît très satisfaisante aux patients. Le mieux est de choisir une bande de flanelle dont l'action douce peut avoir cependant assez d'énergie. Cette énergie doit du reste être très relative et je crois inutile de l'exagérer. A plus forte raison je crois parfaitement inutile une bande de caoutchouc. Comme je l'ai dit bien des fois, après le massage, il faut laisser la région un peu livrée à elle-même pour lui permettre de se réparer en silence, pour obtenir la résorption tranquille des parties qui ont été refoulées ou écrasées et pour laisser le repos préparer la région à mieux recevoir l'action bienfaisante des manœuvres après un silence de vingt-quatre heures.

Mais si je conseille cette compression légère qui n'immobilise pas du tout le membre et le défend seulement en le tenant au chaud, je déconseille absolument une pratique très répandue, celle de l'application des liquides dits résolutifs, qu'il s'agisse seulement de l'eau froide, ou qu'il s'agisse des liquides divers qui ont la réputation de favoriser la résolution des engorgements. Je ne connais pas de pratique pire pour installer dans les articulations traumatisées des douleurs rhumatismales qui poursuivront ensuite le sujet toute la vie et que l'on attribuera alors au traumatisme, et non, comme il faudrait le faire, au traitement. Je crois qu'il est important de le dire une bonne fois pour y faire renoncer, et c'est à propos de l'entorse surtout qu'on y peut insister.

Non seulement la balnéation a l'inconvénient de préparer pour l'avenir ces douleurs rhumatismales, mais pour le présent c'est encore une condition qui favorise les inflammations suites des inoculations de tous genres qui menacent une région ayant subi un traumatisme. La création d'un milieu humide favorise toujours les fermentations auxquelles les tissus superficiels ou profonds sont exposés; et quel que soit le traumatisme pour les entorses, comme pour les fractures, comme pour les contusions, il faut éviter de rechercher les conditions dans lesquelles les inflammations trouvent des occasions de se produire légères ou graves à la surface, ou dans la profondeur des tissus.

Je ne veux quitter ce qui concerne les topiques ou les appareils sans faire remarquer ici, comme je l'ai dit à propos des considérations générales, que la matière employée pour lubrifier les parties peut agir dans une certaine mesure comme topique, en assouplissant des tissus contus, et pour recommander encore une fois l'huile de préférence à tout autre corps gras. L'huile stérilisée est la meilleure de toutes les matières. Il serait facile du reste, si on voulait lui ajouter une action propre, d'employer une huile aromatique ou contenant une substance quelconque. A tous les points de vue on ne saurait donc trop recommander son emploi.

RÉSULTATS DU TRAITEMENT.

Comme je l'ai dit plus haut, toutes les entorses sont justiciables du massage aussi bien que l'entorse tibio-tarsienne à laquelle, dans la pratique acceptée, on a presque constamment limité son emploi. Pour l'entorse tibio-tarsienne, comme pour toutes les autres, il faut faire les réserves que j'ai faites pour diriger une bonne pratique de massage, sans brutalité et sans exagération dans l'usage du membre. Dans ces conditions le retour de la souplesse et de l'insensibilité de l'articulation est d'une extrême rapidité. Mais en outre, si le résultat immédiat est satisfaisant, le résultat secondaire l'est plus encore. Les suites des entorses que le public connaît bien et qu'il redoute avec juste raison, plus encore que les suites des fractures, ces suites sont infiniment modifiées. Les douleurs secondaires sont beaucoup plus rares, l'articulation revient promptement à son état normal. Les accidents graves secondaires, les arthrites de toute nature que prépare l'entorse ne se montrent plus guère. Pour le présent comme pour l'avenir, il faut compter sur cette pratique du massage et l'employer aussi largement que possible. Il ne reste plus même à invoquer la crainte d'une fracture méconnue qui hantait l'esprit de ceux qui voulaient bien accorder quelque crédit au traitement de l'entorse par le massage, mais redoutaient l'erreur de diagnostic et ses conséquences. Le massage est encore meilleur pour la fracture articulaire que pour l'entorse et l'on n'a plus d'excuse pour ne pas en généraliser l'emploi, même pour les circonstances où les résultats matériels du traumatisme articulaire restaient douteux.

CHAPITRE XXIX

J'ai consacré un chapitre à la contusion articulaire non seulement parce que le massage n'est guère employé pour elle que par les empiriques, alors qu'il devrait être d'un usage très général, mais parce que quelques détails sont très intéressants dans l'étude de cette très proche parente des fractures articulaires.

La contusion articulaire comporte des attritions et des déchirures des muscles et des ligaments écrasés entre le corps contondant et la surface osseuse des extrémités articulaires. Des épanchements sanguins se sont produits dans les ligaments, dans les muscles, dans les cavités péri-articulaires, et dans la cavité articulaire elle-même. Des épanchements séreux secondaires se font dans les mêmes cavités et dans le tissu cellulaire périphérique. Des vaisseaux sont rompus. Des nerfs sont contus. Ce sont toutes lésions identiques à celles que l'on trouve dans les fractures. Mais il y a plus : en nombre de cas, les lésions sont mieux confondues encore.

Avec la contusion articulaire nous pouvons trouver tous

les degrés de la lésion osseuse, depuis un simple enfoncement limité à une étroite région jusqu'au grand fracas où
toute la surface articulaire a été écrasée, paraît avoir perdu .
toute sa forme et toute sa résistance. Ce genre de contusion
étant surtout fréquent chez le vieillard.

J'en citerai plus loin quelques exemples topiques nous
donnant de précieuses indications pour le massage.

Les lésions anatomo-pathologiques constituées par les
déchirures, les épanchements, les fractures partielles ou
étendues, sont caractérisées par des douleurs très vives et
par la perte des mouvements de la région qui en est la conséquence immédiate. Or nous avons vu dans tout le cours de
ce livre que la disparition de la douleur et la réparation de
ces sortes de lésions sont le fait du massage sagement
conduit, et des mouvements bien administrés; et nous
devons conclure que le massage doit être fait ici aussi
méthodiquement que pour les fractures.

Cependant si les empiriques massent assez souvent pour
des contusions simples et graves, la chirurgie régulière n'a
pas adopté cette pratique, même limitée, comme elle l'a
fait pour l'entorse tibio-tarsienne.

Il ne faut pas hésiter à masser dans ces cas, et le massage
dans la contusion établit une communauté d'action dans le
traitement de tous les traumatismes articulaires, fractures,
entorses, contusions, luxations, qui nous donne une thérapeutique parfaitement rationnelle, satisfaisante pour l'esprit
comme elle est satisfaisante pour la pratique.

Les indications générales pour le massage ne diffèrent pas

sensiblement de celles que nous avons données pour les fractures, pas plus que les lésions anatomo-pathologiques ne diffèrent essentiellement de celles que nous avons étudiées avec les fractures. Toutefois il faut remarquer que lors des contusions directes et violentes sur des surfaces articulaires, la vitalité de la peau et des tissus sous-jacents a pu être fort affaiblie, et c'est là le point sur lequel l'attention doit être pratiquement attirée.

Ici les pratiques premières du massage doivent être très douces et très générales d'abord, non seulement parce qu'il s'agit de faire tomber promptement une douleur exquise, mais parce qu'il ne faut à aucun prix compromettre la sécurité des tissus intéressés par des pressions énergiques.

Il faut donc, d'une part, employer des passes très larges, très patiemment répétées. Il faut, d'autre part, éviter l'action directe sur les points les plus faibles, comme nous avons évité l'action directe sur les foyers des fractures.

De là découlent toutes les indications que l'on peut donner. Tout en cherchant à réduire les épanchements sanguins, on doit prendre toutes les précautions nécessaires pour ménager un gros foyer d'attrition des parties profondes et ménager avec plus de soins encore les régions où la peau a été altérée sous une forme quelconque.

Ainsi, pressions très larges et très répétées, et prudence dans les cas graves, action plus prudente encore que pour les fractures.

En ce qui concerne les mouvements provoqués, nous avons au contraire une latitude plus grande que celle que nous avions pour les fractures. Ici il n'y a pas habituellement interruption dans la continuité du levier osseux. Aussitôt que les mouvements ont cessé d'être douloureux ils redeviennent possibles, sauf le cas bien entendu où l'attrition de la peau et des tissus sous-jacents les rendrait dangereux.

Quand les mouvements sont provoqués, il suffit de fixer les segments du membre de façon à ne pas fatiguer les régions qui sont le siège de gros épanchements sanguins. La multiplicité et l'amplitude des mouvements provoqués peuvent habituellement être très grandes sans inconvénients. Il faut savoir en faire largement bénéficier le sujet qui peut d'ailleurs être privé des mouvements fonctionnels pour un temps assez long. En effet, surtout pour les membres inférieurs, la fonction ne devra reparaître que pour des membres avec lesquels il n'y ait plus de danger d'altérations des grands foyers sanguins. Elle devra attendre le rétablissement de téguments solides et réellement protecteurs. Il n'est donc pas bien facile de préciser à l'avance l'époque où ces fonctions pourront être rétablies parce que cela varie avec l'importance des lésions de la contusion qui varient de toutes les façons.

Traitement complémentaire par les appareils, les topiques.

Comme je l'ai dit dans tout le cours de ce livre, toutes les fois que l'*immobilisation absolue ne vise pas une déformation possible* du membre, il faut la proscrire. Ici, aucun danger de cette sorte ne menaçant le membre, elle doit être rejetée, au moins au sens absolu du mot. On n'immobilisera donc les articulations contuses qu'au minimum et tant que l'anesthésie n'est pas suffisamment obtenue pour que les ébranlements de la région ne soient encore douloureux. Mais même pour répondre à cette indication il suffit d'une immobilisation très imparfaite, sans appareil serré, et très rapidement atténuée ou tout à fait supprimée. Des gouttières peu serrées suffisent en général à répondre à cette indication.

On remarquera que dans tous ces cas les précautions à prendre visent, non l'avenir de l'articulation, mais l'importance des épanchements sanguins ou les altérations des téguments.

En ce qui concerne les topiques à appliquer, je tiens à insister sur une recommandation déjà faite à propos des entorses et qu'il faut renouveler dans toute la chirurgie des traumatismes. Il faut éviter les topiques humides qui sont si recommandés en général non seulement parce que l'application d'un liquide frais à la surface de la peau calme dans une certaine mesure l'intensité des sensations douloureuses, mais parce que l'on a attribué des propriétés résolutives aux topiques appliqués. Tous les topiques liquides, toutes les balnéations prolongées, constituent un danger pour les régions contuses. Ils affaiblissent certainement la résistance de la peau. Ils favorisent certainement les altérations des épanchements sanguins et les conduisent du ramollissement à la suppuration.

J'ai toujours trouvé beaucoup plus d'avantage, quand un topique me paraissait nécessaire, à employer des topiques gras, surtout de l'huile avec ou sans addition de substances dissoutes. Aussi j'ai trouvé là une des raisons pour conseiller les corps gras, l'huile en particulier pour favoriser les manœuvres du massage. Cette action topique me paraît favorable pour la réparation de la contusion.

Les grands bains, dont je ne repousse pas l'usage d'une façon absolue dans cette thérapeutique, et qui dans bien des cas calment la douleur de la contusion et la courbature des sujets qui ont subi un traumatisme violent, doivent être rejetés pour un peu plus tard si les épanchements sont gros et si la peau semble très affaiblie.

Quelle que soit la région frappée, les contusions articulaires peuvent être justiciables du massage. Tout naturellement le massage est suivi d'effets d'autant plus favorables que la région articulaire atteinte est plus superficielle et plus maniable. Je n'ai pas cru devoir faire un chapitre séparé pour les contusions de chaque région et de chaque articulation. Le chirurgien saura appliquer à chacune en particulier les principes généraux que j'ai exposés.

CHAPITRE XXX

Je n'ai pas ici la prétention de recommencer mon livre,
car j'ai eu l'intention jusqu'ici d'appliquer ma méthode
aux fractures de toutes causes et de toutes variétés. Cependant il ne me paraissait pas possible de terminer ce qui concerne les contusions articulaires sans m'arrêter un instant
sur certaines formes de fractures associées aux formes les
plus graves de la contusion articulaire.

Dans bien des cas où la région articulaire a subi un choc
violent, on trouve comme lésion anatomo-pathologique des
fractures peu étendues, une sorte d'enfoncement très limité.
La réparation de ce foyer de fracture étroit est certainement
favorisée par le massage. Il ne peut y avoir doute à ce sujet
après ce que nous avons vu pour les fractures d'une manière
générale.

Mais, dans certains cas, lorsque le traumatisme a été très
violent, ou lorsque les os étaient friables, comme il arrive
chez les vieillards, il peut se faire que l'extrémité épiphysaire tout entière soit broyée. Cela donne lieu à des
formes de fractures très graves qui participent de la contu-

sion articulaire et de la fracture. C'est à l'épaule et surtout au coude que ces sortes de fractures se rencontrent, beaucoup plus rarement au genou. Je les ai signalées à propos des fractures de ces régions.

La fracture du coude en particulier avec écrasement et bruit de noix mériterait qu'on y revînt un peu car je l'ai quelque peu laissée de côté pour décrire les autres formes de fracture du coude.

La fracture du coude avec broiement de l'extrémité épiphysaire que l'on observe surtout chez les vieillards est remarquable par l'étendue des désordres observés. Non seulement on constate que l'extrémité inférieure de l'humérus a été broyée, mais on peut admettre souvent que les extrémités des os de l'avant-bras ne sont pas indemnes. Le bruit de noix, la crépitation multiple qui les caractérise est trop connue pour qu'il y ait lieu d'y insister.

Une caractéristique de ces fractures est très curieuse. Elles ont très peu de tendance au déplacement. Sans doute la mobilité étant extrême, on peut donner à la région les positions les plus variées, mais le membre garde la position qu'on lui a donnée. Les fragments ne sont pas entraînés par les muscles dans une position anormale habituelle. Il n'y a pas de chevauchement proprement dit. On pourrait donner de ce fait des explications multiples. Il est certain d'abord que les vieillards sur lesquels on observe surtout ces fractures n'ont pas grande puissance musculaire pour amener les déviations. Puis, ces sortes de fractures ne sont pas accompagnées de beaucoup de douleur, par conséquent de beau-

coup d'excitation musculaire. Enfin, sans doute, l'effondrement de l'extrémité épiphysaire est tel que les muscles qui
ont perdu toutes leurs insertions ont peu de tendance à se
contracter d'ensemble pour amener la déformation.

Quoi qu'il soit de l'explication du fait, il existe ; et la conséquence sera, qu'à la condition de maintenir le membre
dans un appareil peu serré, on lui conserve sa forme et on
n'a à redouter aucune déformation secondaire se produisant
sous l'appareil.

Quant à la réparation proprement dite, elle présente ceci
de très remarquable, c'est qu'elle est relativement facile. Les
mouvements articulaires ne l'entravent en aucune façon;
on a donc toute liberté de tirer chaque jour le membre de
son appareil, de le masser, de le mouvoir, en lui imprimant
bien entendu des mouvements de petite amplitude : la réparation se fera très vite, très régulièrement et donnera un cal
solide.

Lorsqu'on manie un membre atteint d'une de ces fractures, le diagnostic est fait si facilement, sans tourmenter
beaucoup le sujet, qu'il n'y a pas lieu d'y beaucoup insister.
Les manœuvres de massage qui doivent suivre le diagnostic
sont bien toutes celles qui ont été décrites pour les fractures
du coude. Je ferai remarquer que la meilleure manière de
fixer le foyer de fracture pendant toutes ces manœuvres, c'est
de le placer dans une des mains de l'opérateur. En prenant
cette précaution, on met le foyer à l'abri de toute violence
et on s'assure un massage facile à pratiquer.

Ces fractures sont en général peu douloureuses, ce qui facilite encore l'application de la méthode. Mais, si elles sont dou-

loureuses, le meilleur moyen de calmer les douleurs est toujours de pratiquer le massage avec une progression très lente.

Je suis revenu d'autant plus volontiers sur cette forme de fracture du coude qu'elle est l'occasion des résultats thérapeutiques les plus satisfaisants alors qu'auparavant on pouvait compter ces fractures parmi les plus mauvaises. J'ai vu les meilleurs résultats de la thérapeutique même sur les fractures compliquées de plaie. Là, ce qui constituait le grand changement de thérapeutique, c'était la mobilisation quand même. Plus on ira dans cette voie et plus les résultats seront satisfaisants. Je n'ai jamais vu meilleur succès que chez une femme de 84 ans chez laquelle l'extrémité de l'humérus fut absolument broyée dans une chute sur le coude et qui quitta l'hôpital au bout d'un mois avec tous les mouvements du coude. La rapidité de la réparation pendant le massage avait été telle qu'au bout de très peu de jours une gouttière avait été remplacée par une bande roulée. Il n'y avait aucune déformation et il ne persistait aucune douleur.

Quelle que soit donc la forme de la contusion articulaire avec fracture petite ou étendue, le massage et la mobilisation constitueront le véritable traitement avec des résultats identiques à ceux que l'on obtient pour toutes les formes de traumatisme articulaire, pour toutes les formes de contusion.

CHAPITRE XXXI

LE MASSAGE ET LA MOBILISATION APRÈS LA RÉDUCTION DES LUXATIONS ARTICULAIRES.

On peut apporter dans la thérapeutique des luxations une réforme qui n'a pas l'importance de celles que j'ai proposées pour la thérapeutique des fractures, mais qui peut néanmoins jouer un rôle considérable et constituer une véritable révolution dans cette thérapeutique.

Ap ès la constatation d'une luxation, le premier soin du chirurgien est de réduire le plus rapidement possible la luxation. Mais à peine celle-ci est-elle réduite, à peine a-t-il constaté que le fonctionnement de l'articulation est possible, que le membre est renfermé dans un appareil d'où on ne le tire qu'après un temps assez considérable, à la durée duquel on n'attache d'ordinaire qu'une attention médiocre. Il est si bien entendu que l'immobilisation des membres n'a pas d'inconvénients qu'en attendant la reconstitution de l'articulation, sa solidité parfaite, on estime qu'il n'y a guère d'inconvénients à dépasser le temps indispensable pour acquérir cette solidité en immobilisant soigneusement la jointure.

Plus tard on constatera de la raideur articulaire, de la douleur spontanée dans les mouvements, et une impossibilité de faire fonctionner le membre complètement. Dans ce cas on accusera la violence du traumatisme, la contusion de l'articulation, l'inflammation secondaire au traumatisme et l'arthritisme. On se garde bien de mettre en cause l'action du chirurgien. c'est-à-dire l'immobilisation. Cependant c'est là la coupable véritable. La chirurgie nouvelle amenant de tout autres pratiques chirurgicales en donnera la démonstration la plus complète.

Les lésions anatomo-pathologiques des luxations articulaires sont tout naturellement de la même famille que celles de l'entorse, de la contusion articulaire, et se rapprochent aussi de celles des fractures.

Ce sont des déchirures de ligaments, de capsule, ce sont aussi des déchirures musculaires; ce sont des épanchements sanguins; un peu plus tard ce sont des épanchements séreux articulaires, des épanchements dans les gaines tendineuses et un œdème péri-articulaire non éloigné de l'articulation. Ce sont même aussi de véritables fractures comprises dans un foyer d'écrasement.

Or, pour porter remède aux lésions complexes qui constituent la luxation articulaire, on se contente de réduire le déplacement, puis on emprisonne le membre dans un appareil ordinairement serré, en certains cas, dans un appareil inamovible; on le laisse ainsi pendant une énorme période de façon à dépasser de beaucoup le temps nécessaire pour s'assurer contre tout déplacement secondaire. Rien absolument n'est fait pour les lésions précitées que l'immobilisation. Seulement lorsque l'enraidissement ou les douleurs seront acquis, on commencera à mobiliser, masser, doucher la région, et on arrivera lentement à lui restituer ses fonctions parfaites. Souvent les douleurs et la raideur persisteront indéfiniment.

Examinons donc quels sont les points sur lesquels pourrait porter une thérapeutique nouvelle.

On redoutait pour l'articulation qui a été le siège d'un traumatisme l'inflammation secondaire que doit prévenir l'immobilisation, le repos de l'articulation. La lecture de tout ce livre a bien démontré combien cette crainte était vaine; il n'y a aucune raison pour que l'articulation s'enflamme après le traumatisme sans fracture davantage qu'après le traumatisme avec fracture articulaire et il nous paraît inutile de revenir sur ce point si ce n'est pour dire que tous les essais de thérapeutique que j'ai faits en mobilisant des jointures après luxations, m'ont montré que cette prétendue inflammation ne s'est jamais montrée.

Un argument plus sérieux nous mène à rechercher l'immobilisation prolongée. On estime, avec quelque apparence de raison, que l'articulation pour laquelle on vient d'opérer la réduction est, de par les déchirures des ligaments ou les altérations de la capsule, prédisposée à une répétition de la luxation; et on pense qu'un temps relativement considérable de repos est nécessaire pour la reconstitution intégrale de la jointure atteinte par le traumatisme.

Cet argument même est beaucoup plus spécieux que sérieux. Les luxations qui donnent la prédisposition à la répétition des luxations sont dans des conditions très spéciales que l'on aurait tort de croire communes à toutes les luxations.

Déjà, d'une part, aussitôt après la réduction de certaines luxations on reconnaît qu'on aurait quelque peine à reproduire la luxation en y mettant la meilleure volonté du monde. Il faudrait, dans ces cas, chercher avec beaucoup de soin la solution de continuité de la capsule pour obtenir ce retour de la luxation.

Mais même dans des cas moins favorables on peut reconnaître très facilement que la luxation qui aurait pu se reproduire immédiatement après la réduction, n'a aucune tendance à se reproduire très peu de jours après. La rapidité de reconstitution de l'articulation est très grande. C'est là un fait qui ne paraît pas avoir été constaté par les anciens observateurs, ou du moins ils ne paraissent pas en avoir tiré tout le parti nécessaire.

En examinant les choses de près, on conçoit pourtant comment ce fait a pu échapper à la sagacité des chirurgiens. Lorsqu'on examine après quelques jours une articulation qui a été le siège d'une luxation que l'on a réduite, on la trouve très sensible ; les moindres mouvements sont pénibles. Le sujet a des manifestations de défense qui occupent celui qui l'examine et on peut craindre que les efforts ne lui soient préjudiciables.

Le sujet, du reste, qui a souffert de l'impotence fonctionnelle après la luxation a encore quelque défiance de lui-même et consent difficilement à des essais de mouvements qui l'effrayent. Si, au lieu de lui demander de mobiliser son membre lui-même, on le mobilise avec prudence ; si cette mobilisation est précédée de quelques manœuvres douces de massage, le patient s'aperçoit bien vite que les mouvements sont possibles. Mais surtout, l'opérateur reconnaît aisément que les mouvements provoqués peuvent être exécutés avec une amplitude considérable sans qu'il y ait aucune tendance à un accident nouveau. Vers le troisième ou le quatrième jour après une luxation de l'épaule on observe ce fait couramment. J'ai eu l'occasion de l'observer le quatrième jour après une luxation du coude en arrière.

Dans ce cas, enlevant tout appareil, j'ai moi-même pratiqué un massage avec beaucoup de soin et constaté, en faisant exécuter tous les mouvements, que toute tendance à un retour du déplacement n'existait plus. Si je n'ai pas rendu la liberté complète au coude dès ce jour, c'est parce que j'estime qu'il faut agir avec prudence. C'est aussi que la séance de massage une fois faite, j'avais mis mon patient à l'abri des douleurs et des enraidissements secondaires. Mais mon opération m'avait bien mis à même de constater que pour une des luxations après lesquelles on a le plus le droit de redouter la tendance au déplacement secondaire, dès le quatrième jour tous les mouvements de l'articulation pouvaient être provoqués sans cette éventualité.

En est-il toujours ainsi pour toutes les luxations ? Sans doute il y aurait exagération à l'affirmer. Les luxations des diverses articulations diffèrent entre elles profondément. Même les luxations d'une même articulation présentent des conditions très diverses. Aussi sans donner à chacune d'elles un chapitre considérable, comme je l'ai fait pour chaque fracture, je crois qu'il est bon d'examiner la conduite à tenir pour les principales et les manœuvres à appliquer.

LUXATION DE L'ÉPAULE.

Au point de vue spécial qui nous occupe, il n'y a probablement pas grande distinction à établir entre les variétés de luxations, et les indications particulières viendront de certaines conditions compliquant la luxation plutôt que de la variété. Je tiens à noter cependant que j'ai eu l'occasion de mobiliser très rapidement après massage pour un cas de luxation de l'épaule en arrière. Il s'agissait d'une luxation sous-glénoïdienne. La tête était placée en arrière et un peu en bas. La réduction faite le jour de l'accident sous le chloroforme fut très facile et je constatai la solidité de l'articulation le quatrième jour en provoquant des mouvements en tous sens et d'une assez grande amplitude. Je n'ai vu là aucune différence avec ce que j'ai observé après les luxations sous-coracoïdiennes et intra-coracoïdiennes que j'ai eu l'occasion de traiter.

Je pense donc que quelle que soit la variété de luxation on peut, d'une part, intervenir immédiatement par le massage.

Aussitôt que la réduction a été obtenue, on fera avec avantage une séance de massage assez prolongée, d'un quart d'heure à vingt minutes. En ce faisant on soulage infiniment le sujet et on facilite le placement de l'appareil.

Pour ma part je place constamment le même appareil très simple, un bandage de Mayor, en matelassant l'aisselle.

Je prends soin toutefois de ne pas emprisonner la main, ce qui est une cause de douleur, d'enraidissement inutile et ce qui fatigue le malade singulièrement plus qu'on ne pourrait croire au premier abord.

Sur les manœuvres de massage elles-mêmes, je n'ai pas grand'chose à dire, si ce n'est qu'il faut exécuter des manœuvres très larges comprenant toute l'articulation, commençant au-dessous du deltoïde et enveloppant tout le moignon de l'épaule jusque vers la partie postérieure de l'omoplate. Ces manœuvres très larges doivent être très progressives et une fois l'anesthésie obtenue peuvent devenir profondes et énergiques sans inconvénient aucun.

Quant aux mouvements à faire exécuter à ce moment, ce sont des mouvements de tous sens. Il est d'autant plus naturel de le faire qu'en général, pour démontrer que la luxation est bien réduite, on tente ces mouvements immédiatement après les manœuvres de réduction, seulement on les exécute alors dans des conditions moins bonnes que si on les combine avec des manœuvres de massage.

Il n'y a que des avantages à faire tous les jours des manœuvres de massage soit en tirant le membre complètement de son appareil, soit sans déplacer le membre pendant quelques jours. J'ai fait procéder des deux manières. Mais à l'hôpital où il ne s'agit guère pour nous que de sujets traités à la consultation externe, je n'ai pas toujours eu le loisir de suivre personnellement les manœuvres et de les diriger à mon gré.

En tous cas je recommande de ne pas laisser le bandage en place plus de quatre jours sans le déplacer. A cette époque on doit défaire le bandage. On pratique sur l'épaule le massage pendant un quart d'heure et on procède aux mouvements de mobilisation. Si on agit ainsi, on constate la facilité de ces mouvements et l'absence de toute douleur et on pourrait alors dès cet instant rendre la liberté au membre. Je suis convaincu, pour ma part, que dans un très grand nombre de cas, cela n'aurait aucun inconvénient. Mais, comme lorsque l'on a massé et mobilisé il n'y a plus d'inconvénient à laisser encore un peu de temps l'immobilisation, je remets un appareil.

Dans ces cas je n'ai pas toujours procédé de la même manière. Il m'est arrivé de libérer assez le membre en remettant une écharpe de simple suspension. Il m'est arrivé aussi, ce qui en somme est plus simple et plus sûr, pour se défendre contre l'indocilité du malade et contre les mouvements intempestifs que ne manquera pas de faire un sujet qui ne souffre pas, de remettre tout simplement l'écharpe de Mayor. À partir de ce moment le véritable traitement devrait consister dans le massage et la mobilisation répétés tous les jours. Malheureusement, à l'hôpital, nous n'avons pas toujours les facilités de procéder ainsi et j'ai indiqué aux élèves comme un minimum le retour du sujet au bout de quatre jours pour le masser et le mobiliser à nouveau. Ordinairement alors il est facile de lui mettre le bras dans une écharpe simple et de lui permettre les mouvements en leur donnant une amplitude modérée.

En pratique, à partir du moment où on leur a donné cette permission, on ne les revoit plus beaucoup et ils commencent à se servir régulièrement de leur membre.

Je crois qu'on ne pourra affirmer que cette conduite est sans inconvénient que lorsqu'on l'aura suivie exactement pendant un temps considérable, parce que les cas exceptionnels peuvent exister, quoique assez rares, et on peut toujours faire quelques réserves. Mais, avec cette manière de procéder, la surveillance du chirurgien ne saurait abdiquer, et elle me paraît bien suffire à toutes les éventualités.

En tous cas le résultat d'une semblable manière de faire est très séduisant. On obtient une souplesse et une absence de douleurs secondaires, après les luxations, qui étaient chose inconnue avec le maintien de l'immobilisation. Il est vrai que ce maintien de l'immobilisation varie un peu avec les chirurgiens; mais je le vois d'une manière assez régulière osciller entre quinze jours et un mois avec des appareils souvent très serrés et souvent même très difficiles à supporter.

J'ai suivi assez de cas à présent pour avoir constaté que si chez certains sujets ce traumatisme grave que représente la luxation de l'épaule laisse encore des douleurs secondaires, elles sont infiniment moins graves et moins persistantes; et j'ai eu l'occasion d'observer cette amélioration même chez des sujets avancés en âge chez lesquels ces accidents secondaires sont plus communs et plus intenses.

LUXATION DE L'ÉPAULE AVEC TENDANCE A LA RÉCIDIVE.

Les luxations peuvent se présenter dans des conditions différentes. Il y a au moins une forme bien faite pour embarrasser le chirurgien. Certaines luxations reviennent

en quelque sorte immédiatement après la réduction ; la tête
ne tient pas en place. Le fait se produit soit avec des fractures du rebord glénoïdien, soit avec de très grandes déchirures de la capsule. Mais quelle que soit l'explication donnée, le cas est fort embarrassant. J'ai eu l'occasion d'observer et de suivre en ville un cas très topique à cet égard
et très instructif pour la conduite à tenir et les résultats
obtenus.

J'ai vu en ville avec mon confrère le Dr Mervy une dame
âgée de 66 ans à laquelle la veille il avait réduit une luxation de l'épaule produite pendant une chute dans un escalier. Il avait placé un appareil assez serré ; et malgré cela
la luxation était reproduite le lendemain. Je constatai alors
chez cette dame un déplacement de la tête en avant et en
dedans ; une luxation intra-coracoïdienne. Même la tête
était très mobile et il était facile, en imprimant des mouvements à l'humérus, d'augmenter le déplacement. Il y avait
une ecchymose énorme. Je ne constatai pas de crépitation ;
et, si je soupçonnai une fracture de la cavité glénoïde, au
moins il m'aurait été impossible de l'affirmer. La luxation
était facile à réduire, car quelques tractions suffirent à
remettre les choses en l'état. Mais il était facile de voir
qu'en abandonnant le membre à lui-même la luxation se
reproduisait instantanément.

Je réussis à lui placer une écharpe de Mayor en matelassant l'aisselle et en ramenant le coude en avant. La main
était laissée au dehors de l'appareil et nous avions disposé
les vêtements de telle sorte que la malade emphysémateuse
pût rester levée autant qu'il lui plairait. M. Mervy voulut

bien la revoir tous les jours pour s'assurer que cet appareil suffisait, et faire sur le moignon de l'épaule une sorte de petit massage quotidien. Au bout de huit jours nous déplaçâmes l'appareil en partie et pûmes nous assurer en faisant exécuter à la tête de petits mouvements qu'elle était bien restée en place et qu'elle n'avait plus la même tendance au déplacement. Le même appareil peu serré fut laissé en place et un petit massage quotidien fut fait sur le moignon de l'épaule.

Le dix-septième jour nous retirâmes l'appareil. La jointure fut bien largement mobilisée. A partir de ce moment l'avant-bras seulement fut suspendu et des mouvements de la main furent permis. Du massage fut fait sur l'articulation d'une façon régulière.

De ce traitement très simple et très rapide les suites ont été excellentes. Cette femme âgée a bien conservé l'intégrité de ses mouvements et malgré une tendance rhumatismale des plus prononcées s'est trouvée dans l'état le plus satisfaisant, exempte des douleurs secondaires.

Si j'ai rapporté cette observation, c'est qu'elle m'a paru typique et qu'elle permet d'établir la conduite à suivre dans ces cas qui peuvent compter parmi les plus difficiles que le chirurgien ait à traiter, parmi ceux qui donnaient d'habitude les plus mauvais résultats pour la fonction et même pour la santé générale quand il s'agit de vieillards auxquels on imposait une immobilisation qui paraissait absolument indispensable.

Qu'il s'agisse donc des formes les plus habituelles des luxations de l'épaule ou qu'il s'agisse des formes les plus

rares et les plus difficiles, il y a lieu de modifier profondément la pratique classique et on modifiera complètement
les suites aussi bien dans leur durée infiniment trop longue
jusqu'ici que dans leur gravité menaçante pour les mouvements et quelquefois pour l'état général du sujet. Toutes
réserves sont faites naturellement pour des différences de
pratiques nécessaires à adopter avec les variétés de lésions
ainsi que l'expérience seule permettra de les déterminer
avec précision.

LUXATION DU COUDE EN ARRIÈRE.

Comme je l'ai dit plus haut, j'ai eu l'occasion d'appliquer
un même traitement à la luxation du coude en arrière. On
pourrait ici craindre de ne pas rencontrer des conditions
aussi favorables, d'avoir affaire à une luxation dont la reproduction facile serait favorisée par les essais de mouvements.
Je puis affirmer après expérience que si on y met la prudence suffisante on pourra procéder tout à fait de la même
façon. Du reste, les chirurgiens qui ont réduit des luxations
du coude peuvent se rappeler que dans les mouvements
d'essais que l'on fait exécuter au membre pour s'assurer
si la réduction est bien accomplie, on n'a pas la sensation
que la tendance au retour du déplacement soit très grande,
au moins dans les cas les plus ordinaires. Aussi n'ai-je pas
hésité, après réduction de luxation du coude, à faire un
massage régulier. Les préceptes à donner en pareil cas sont
faciles et ne diffèrent pas sensiblement de ceux que l'on
doit appliquer dans le massage pour les fractures du coude.

Il y a lieu toutefois d'insister sur ce fait que le coude doit
être particulièrement bien soutenu. Il doit être fixé soit par
l'opérateur, soit par un aide. L'opérateur le fixe très bien
dans une main tandis qu'il masse de l'autre. S'il se fait
aider par un aide, il fait tenir par celui ci l'avant-bras dans
une main et le bras dans l'autre.

Chaque jour le coude sera mobilisé de la sorte après
massage.

Pendant les premiers jours il est sage de protéger le
coude contre tout retour de traumatisme et le placement
d'une gouttière de coude est tout indiqué. Au bout de six
à huit jours le coude sera placé dans une écharpe.

On doit comprendre que cette manière de faire reste très
prudente en ce qui concerne la contention, puisque le chirurgien faisant lui-même exécuter des mouvements chaque
jour est tout à fait en mesure de constater si une tendance
au déplacement se produit. Je dirai même qu'en procédant
ainsi il est tout à fait apte à juger de l'instant bon pour
libérer le membre. Or il est d'ordinaire assez difficile d'établir cet instant et l'on dénoue le plus souvent la difficulté
en imposant au sujet un surcroît d'immobilisation qui est
à la fois dangereux et inutile. J'ai pour ma part longtemps
cherché la solution du problème et je crois être arrivé à
une manière de faire extrêmement précieuse en pratique.

En ce qui concerne les difficultés du massage primitif,
on peut être assuré qu'on n'en trouvera aucune. Deux circonstances peuvent se produire : ou bien la réduction est
facile et peut être effectuée sans chloroforme, alors le sujet
accepte bien volontiers le massage qui calme ses douleurs;

ou bien le sujet a été endormi et on doit le masser avant qu'il soit éveillé. Je crois qu'il y a lieu d'insister sur la nécessité de ce massage, parce que la luxation du coude est suivie bien communément d'un enraidissement qui a tendance à durer indéfiniment. De longue date j'avais cherché à y remédier par la mobilisation prématurée et j'avais amélioré ma pratique. Mais, d'une part, je n'obtenais pas des résultats aussi complets que je l'aurais voulu et même en mobilisant dès le troisième ou le quatrième jour j'observais des raideurs assez longues encore. Et puis je trouvais un obstacle dans la douleur, les malades se prêtant mal à une opération de mobilisation un peu douloureuse et moi-même mettant de la discrétion de peur que le sujet ne fît quelque mouvement intempestif de résistance qui pût ramener le déplacement. Avec le massage tous ces inconvénients disparaissent et on peut entrer dans une pratique régulière et heureuse.

En ce qui concerne les mouvements provoqués, je ne saurais trop répéter qu'il est inutile, pour la souplesse du coude, de provoquer des mouvements de grande amplitude. Flexion et extension modérée et aussi pronation et supination alternatives suffisent à entretenir la souplesse. Plus tardivement on recherchera les mouvements extrêmes pour restituer à l'articulation son état normal. Les fonctions ne seront permises que tardivement, si elles doivent être violentes.

LUXATION DE LA HANCHE.

Les suites du traitement des luxations de la hanche sont assez mal indiquées par les auteurs et la pratique varie beaucoup après la réduction. Ce qui les caractérise toutefois c'est que, dans la crainte de voir le déplacement faire retour, on condamne le sujet à un long séjour au lit et on lui applique des appareils contentifs plus ou moins serrés. J'ai vu laisser les sujets dans l'immobilité depuis quinze jours jusqu'à quarante jours. Le minimum d'immobilisation était représenté par des serviettes et alèzes fixant les deux membres inférieurs ensemble et les réunissant dans une alèze roulée en cravate et attachée aux côtés du lit. Mais d'autres étaient placés dans une gouttière de Bonnet et les plus grands soins étaient recommandés pour tous les mouvements indispensables.

La durée de ce séjour dans l'immobilisation, tout en étant variable, était toujours très longue et la mobilisation, toujours représentée par les tentatives de marche, était toujours fort reculée et paraissait périlleuse.

On conçoit du reste une certaine incertitude dans une pratique qui a trait en somme à un accident rare. Pourtant depuis longtemps il m'a semblé que la mobilisation donnait en partie au moins la solution du problème, si le chirurgien prend soin de mobiliser lui-même la cuisse, de lui faire faire une série de mouvements passifs. Il peut dès les premiers jours commencer sa mobilisation, et lorsque quelques jours de mobilisation l'ont bien assuré que le membre est libre, qu'il est souple, il peut faire exécuter des mouvements par le sujet en commençant par les mouvements à faire sur le lit avant de permettre les mouvements de marche qui seront toujours des mouvements de force auxquels il ne faut arriver qu'en dernier lieu.

Mais même pour ces mouvements de force, il faut bien savoir qu'ils sont possibles de très bonne heure. Lorsque les choses se sont passées régulièrement, je n'ai pas prolongé le séjour au lit au delà de quinze jours et je m'en suis très bien trouvé. Mais dès le quatrième ou le cinquième jour j'avais moi-même mobilisé le membre, et puis progressivement au bout d'une semaine j'avais amené le sujet à exécuter sur son lit ou sur un canapé tous les mouvements possibles. Aussi lorsqu'il vint à se lever il trouva tous ses mouvements faciles et la marche put être effectuée sans peine.

Cela est très important à tous égards. D'abord il n'est pas indifférent pour le sujet de ne pas souffrir dans ses premiers essais. Puis s'il est facile de constater que les mouvements ordinaires de la tête fémorale ne sont pas très dangereux pour un déplacement éventuel, lent et de peu d'étendue, il n'en serait probablement pas de même pour les efforts faits au cours d'une chute. Il est donc très important que ces premiers essais ne soient pas maladroits et ne soient accompagnés d'aucun effort intempestif.

Pour donner à la réparation de la luxation toute la perfection désirable, il faut compléter les mouvements provoqués par un massage très large quotidiennement fait en même temps que les manœuvres de mobilisation.

Les manœuvres de massage doivent être superficielles au début, larges et douces pour anesthésier la région, mais elles peuvent aussi rapidement être beaucoup plus énergiques que pour le traitement d'une fracture.

Elles seront d'autant plus utiles que les luxations de la hanche sont accompagnées souvent de grandes déchirures musculaires et surtout d'épanchement sanguin assez considérable. J'ai même vu, sur un sujet qui avait été suffisamment mobilisé mais insuffisamment massé, se produire un incident sur lequel il n'est pas inutile d'appeler l'attention.

Sur ce malade j'observai presque immédiatement après la luxation une tumeur formée au voisinage de la tête fémorale, si bien que plusieurs témoins estimèrent qu'il s'agissait d'une récidive de la luxation de la hanche. Cependant l'accident ne s'accompagnait pas d'un raccourcissement appréciable, mais seulement d'un renversement du pied en dehors. La marche était douloureuse et impossible par le fait. La masse constituée au voisinage de la tête fémorale un peu en arrière et au-dessous d'elle était aussi dure que l'os. J'annonçai qu'il s'agissait d'un épanchement sanguin profond, que cette masse se résorberait progressivement et qu'à mesure que cette résorption se ferait, la possibilité des mouvements reviendrait avec la disparition des douleurs.

Les choses se passèrent bien ainsi et le sujet guérit sans que de nouveaux efforts de réduction eussent été faits. On le soumit pendant quelques jours à l'extension continue qui parut soulager les douleurs, mais qui ne fut ni assez forte ni assez continuée pour exercer une influence quelconque sur un déplacement.

Ici les manœuvres de massage ne furent pas bien exécutées. Je suis convaincu que si on les avait pratiquées avec patience et avec régularité, on aurait beaucoup abrégé la durée du mal. Plusieurs semaines furent nécessaires pour le retour à l'état normal.

Je le dis d'autant plus volontiers que j'ai observé un incident du même ordre en d'autres circonstances et justiciables d'une même thérapeutique. J'ai vu à la suite de rupture musculaire se produire le long du fémur, au-dessous de l'articulation coxo-fémorale, une tumeur volumineuse, douloureuse, gênant considérablement la marche, simulant à s'y méprendre les désordres qui accompagnent une fracture ou une luxation, parce qu'il semblait que l'on sentît une masse osseuse en une région où il n'y a pas normalement de saillie osseuse. De fait, dans ce cas que j'ai observé en ville, on avait fait sur le même sujet les deux diagnostics, fracture et luxation, avec une certaine vraisemblance. Il y avait un renversement du pied en dehors très marqué. Toutefois la marche très douloureuse et très maladroite était possible, et malade et médecins furent surpris de vérifier le fait. La lésion observée sur un sujet obèse, très lourd, ne disparut qu'avec une extrême lenteur. La mobilisation régulière et le massage rendirent les services les plus évidents.

J'ai vu des faits du même ordre après divers traumatismes de la cuisse, et je pense que les apparences sont déterminées par des épanchements volumineux répandus surtout sous le périoste. Ces épanchements sont d'une dureté extrême, très douloureux, et je les ai vus s'accompagner du renversement de la cuisse en dehors. Dans le dernier cas que j'ai cité, on admettait aisément que ce renversement du pied accompagnait une fracture du fémur. Dans le cas précédent, consécutif à la réduction d'une luxation de la tête fémorale dans la fosse iliaque externe, l'explication paraissait moins naturelle et l'on aurait volontiers admis une luxation nouvelle en avant. Mais la saillie anormale était sentie plutôt en arrière et ce me fut une raison pour repousser le diagnostic de déplacement nouveau.

Sans doute, si après réduction de la luxation, j'avais condamné mon patient à quatre ou cinq semaines de repos au lit, j'aurais moins bien constaté ces phénomènes. Mais aussi j'aurais trouvé à l'expiration de ce temps mon patient dans une situation telle que ses facultés de marche ne se fussent peut-être jamais restaurées.

Si je cite ce fait, qui peut paraître un hors-d'œuvre dans ce livre, c'est précisément qu'il donne la démonstration qu'il existe autour des luxations un bon nombre de complications qui appellent une thérapeutique autre *que le rien faire*. C'est que l'immobilisation ne suffit pas à remplir toutes les indications, le chirurgien ayant fourni tout son effort intellectuel pour les besoins de la *réduction*, de la *restitution de la forme*. On a pris l'habitude bien singulière, après la réduction, d'attendre patiemment que les lésions du traumatisme aient donné tous leurs effets nuisibles pour chercher à les modérer ensuite par les bains, par les douches ou par d'autres remèdes du même genre aussi parfaitement impuissants. Il faut évidemment procéder d'autre façon, et je considère les préceptes que j'ai donnés non comme des principes fixes, mais comme le commencement, l'inauguration d'une thérapeutique active à laquelle on ajoutera de précieux éléments nouveaux une fois qu'on sera bien convaincu qu'il faut soigner immédiatement les sujets du traumatisme.

AUTRES LUXATIONS.

J'ai consacré un chapitre à celles des luxations pour lesquelles j'ai eu plusieurs fois l'occasion d'intervenir suivant les préceptes nouveaux que j'ai établis et je ne prendrai pas la peine de faire un autre chapitre semblable pour chacune des autres luxations pour lesquelles il serait possible d'intervenir. Ce livre est un livre d'expérience et je n'ai rien voulu y avancer que je ne l'aie prouvé par une preuve personnelle ordinairement très répétée. Cependant avant de quitter le sujet, je dois faire observer que les préceptes excellents pour une luxation restent bons pour une autre. On ne pourrait être arrêté dans leur application que par la crainte de nuire, par la crainte de favoriser le retour d'une luxation. Or cette crainte est ordinairement peu fondée, et, quand elle peut exister, on peut toujours recourir à des artifices qui rendent l'application de la méthode inoffensive. Même pour les petites articulations, on ne saurait méconnaître que les désordres articulaires sont au moins aussi importants que ceux de l'entorse. Or il est d'expérience vulgaire qu'après une entorse, même d'une petite articu-

lation, des troubles très préjudiciables à la fonction per-
sistent souvent pendant un temps considérable. Il ne peut
donc subsister aucun doute sur l'opportunité d'intervenir,
et le mode de l'intervention seul peut faire question. Or ce
mode d'intervention devra être guidé par les préceptes les
plus simples.

Le massage comprendra des manœuvres progressives
comme celles que nous avons indiquées pour les fractures.
Mais une fois l'anesthésie obtenue, les manœuvres pourront
sans inconvénient être plus profondes. Elles pourront aussi,
d'une façon plus précise, être appliquées dans la région car
ici nous n'avons pas de foyer de fracture à ménager. Elles
seront donc plus simples.

Au début et alors que l'on peut encore craindre un retour
du déplacement, l'articulation, siège de la luxation, devra
être soutenue par la main de l'opérateur même. Cette
manière de soutenir directement le foyer du traumatisme
vous met absolument à l'abri des chances de retour.

La provocation des mouvements doit être faite avec la
même méthode que pour les fractures. Si on veut qu'elle ne
présente aucun danger de retour de la luxation, il faut
prendre deux précautions :

1° Les mouvements sont faits, l'articulation luxée étant
placée dans une main de l'opérateur. C'est un excellent
moyen de mesurer très sûrement les mouvements possibles.

2° Les mouvements que l'on provoque doivent être variés, ils doivent être de tous les sens. Mais il est inutile de leur donner une grande amplitude. C'est le cas de répéter ici ce que j'ai dit bien des fois, c'est que pour assurer le retour des fonctions d'une articulation, il est inutile, au début, de provoquer des mouvements de grande amplitude; il suffit d'esquisser en quelque sorte tous les mouvements principaux sans les conduire à fond. On diminue ainsi ou on supprime tout danger de récidive du déplacement et on assure quand même pour l'avenir la perfection des fonctions.

Les préceptes que j'ai indiqués peuvent parfaitement suffire pour guider dans les soins à donner après la réduction des luxations d'une région quelconque. Qu'il s'agisse d'une petite articulation ou d'une articulation plus large et de plus grande importance, il faudra les appliquer sauf à les varier suivant le tact et l'expérience du chirurgien.

TABLE DES MATIÈRES

CHAPITRE III

CHAPITRE IV

CHAPITRE V

CHAPITRE VI

CHAPITRE VII

CHAPITRE VIII

CHAPITRE IX

CHAPITRE X

CHAPITRE XI

CHAPITRE XII

CHAPITRE XIII

CHAPITRE XIV

CHAPITRE XV

CHAPITRE XVI

CHAPITRE XVII

CHAPITRE XVIII

CHAPITRE XIX

CHAPITRE XX

CHAPITRE XXI

CHAPITRE XXII

CHAPITRE XXIII

CHAPITRE XXIV

CHAPITRE XXV

CHAPITRE XXVI

CHAPITRE XXVII

CHAPITRE XXVIII

CHAPITRE XXIX

CHAPITRE XXX

CHAPITRE XXXI

TABLE DES FIGURES

MASSAGE POUR FRACTURE DE L'HUMÉRUS.

MASSAGE POUR FRACTURE DE L'EXTRÉMITÉ SUPÉRIEURE DE L'HUMÉRUS.

FIGURES POUR DÉMONTRER LE MASSAGE DU COUDE POUR TOUTES LES FRACTURES
DE L'EXTRÉMITÉ INFÉRIEURE DE L'HUMÉRUS, INTÉRESSANT OU NON L'ARTICULATION.

FRACTURE DE L'OLÉCRANE.

FRACTURE DE CLAVICULE.

FRACTURE DU PÉRONÉ.

FRACTURE BIMALLÉOLAIRE.

FRACTURE DU FÉMUR A L'EXTRÉMITÉ INFÉRIEURE.

FRACTURE DE ROTULE.

27055. — Imprimerie Générale Lahure, rue de Fleurus, 9, Paris.

9 782019 289843